跨国药企成功启示录

Success Revelation of Pharmaceutical Multinationals

魏利军　王立峰　王海盛◎编写

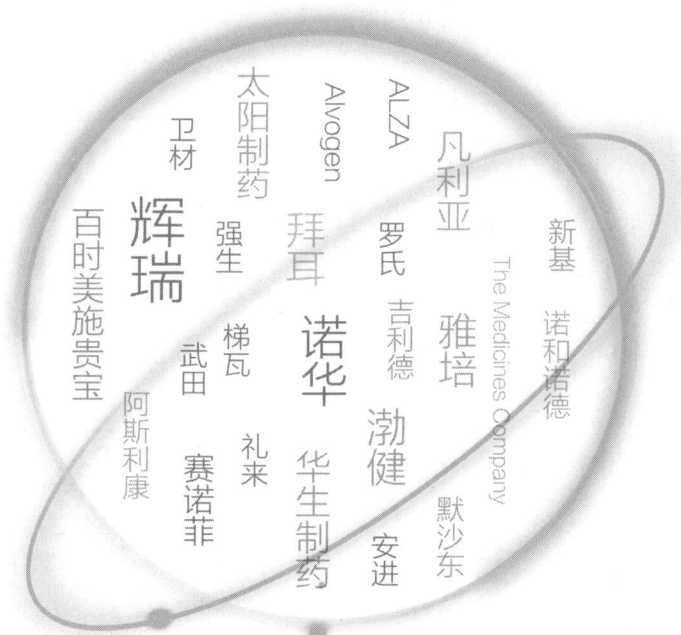

新基　诺和诺德

凡利亚　雅培　默沙东

The Medicines Company

ALZA　罗氏　吉利德　渤健　安进

Alvogen　拜耳　诺华　华生制药

太阳制药　强生　梯瓦　礼来

卫材　武田　赛诺菲

辉瑞　阿斯利康

百时美施贵宝

中国健康传媒集团

中国医药科技出版社

内 容 提 要

本书共 28 章，介绍了制药业的百年发展历程和 26 家国际制药企业的兴衰成败。26 家企业来自不同国家，起源于不同时代背景，发展模式也迥异，它们的发家模式和经典案例，可为我国广大企业的转型战略和产品布局提供参考和启示，对厘清国际市场和国家政策、更好地把握行业发展方向也有极大的帮助。本书内容言简意赅、通俗易懂，最大的特点是在读"故事"时即可深入了解制药企业的发展秘诀。

本书适合医药企业管理人员及关注医药企业发展的人员参考。

图书在版编目（CIP）数据

跨国药企成功启示录 / 魏利军，王立峰，王海盛编写 . — 北京：中国医药科技出版社，2022.1

ISBN 978-7-5214-2909-1

Ⅰ . ①跨⋯　Ⅱ . ①魏⋯ ②王⋯ ③王⋯　Ⅲ . ①制药工业－工业企业－工业企业管理－经验－世界　Ⅳ . ① F416.77

中国版本图书馆 CIP 数据核字（2022）第 014415 号

美术编辑　陈君杞
版式设计　也　在

出版　**中国健康传媒集团** | 中国医药科技出版社
地址　北京市海淀区文慧园北路甲 22 号
邮编　100082
电话　发行：010-62227427　邮购：010-62236938
网址　www.cmstp.com
规格　710×1000mm $^1/_{16}$
印张　23 $^1/_4$
字数　542 千字
版次　2022 年 1 月第 1 版
印次　2023 年 5 月第 3 次印刷
印刷　三河市万龙印装有限公司
经销　全国各地新华书店
书号　ISBN 978-7-5214-2909-1
定价　**98.00 元**

获取新书信息、投稿、为图书纠错，请扫码联系我们。

作者简介

魏利军 延边大学医学硕士，副主任药师，云南大理人。现就职于哈药集团，先后担任产品战略总监和立项总监职务。多年来一直从事产品分析立项、产品线规划布局工作，专注于药品信息追踪梳理，致力于国际药政和国际医药市场的研究，2016年创办了微信公众号"药事纵横"，其经过多年发展已成为业界最具影响力的平台之一。2021年"药事纵横"与医药界知名平台药融圈实现战略合作。

王立峰 本科毕业于沈阳药科大学，获得南开大学法律硕士学位，执业药师，高级工程师。现就职于北京沣瑞医药科技有限公司。曾在华诺通、方正集团、济民可信集团、振东集团就职。主要从事新药立项评估工作，完成170余项创新药估值、500余项新药立项决策、7家公司上市募投计划书撰写、10余个医药化工类园区规划、50余家医药企业产品线规划。曾为《中国医药报》《中国高新技术产业导报》等多家医药媒体撰写专栏，发表各类文章300余篇。

王海盛 兰州大学化学学士，北京大学药物化学博士，美国密苏里大学圣路易斯分校及奥本大学博士后；中欧国际工商学院EMBA；教授级高级工程师。哈药集团股份有限公司副总裁；药酚享智库创始人；曾担任扬子江药业集团北京海燕有限公司副总经理、百济神州（北京）科技有限公司运营总监兼资深主任研究员、保诺科技有限公司药物化学总监等职。曾兼任中国医药质量管理协会仿制药分会副主任委员；AAPS（美国药学科学家协会）中国讨论组主席；中国生物医药学会生物信息学分会委员；北京大学药学院兼职教授，专业硕士导师；哈尔滨工业大学兼职教授；发表论文近30篇，发明专利20余项。

序　一

本书梳理了 26 家国际制药企业的成功之路，其中既有历史悠久的企业，如拜耳、默沙东，也有新兴的后起之秀安进、吉利德；既有专注于自身特色产品的诺和诺德、ALZA，也有仿制药巨头梯瓦、太阳。他们从起步到壮大有成功的经验，也有惨痛的教训。但是他们成功都是归功于拥有持久的创新产品和创新团队；能够抓住瞬息万变的市场机遇；能够尽快执行政府和监管部门的政策和法规。企业决策层对创新药发展的科学判断，对社会需求的分析，对资本市场的运作以及营销策略的制定，对企业的成功发展都起到了重要作用。这些企业虽然处在和我国企业不同的社会制度和市场环境中，但是他们成功之路上获得的经验和教训，仍然值得我们借鉴。

我国的医药工业是在旧中国空白的基础上建立起来的，走过了一条从无到有、从小到大的道路。1949 年 10 月 1 日中华人民共和国成立，百废待兴，为了满足人民医疗卫生的要求，逐渐发展自己的医药工业。到 1967 年，我国已经建成了以东北制药厂、华北制药厂、新华制药厂、太原制药厂等为代表的国有医药工业，能生产 6 大类化学药、抗菌药等产品 13000 吨，年产总值 72 亿。基本解决了我国临床用药的问题。1978 年后，特别是改革开放以来，党和政府实行了一系列促进生产、发展经济的措施和政策，学习国际医药工业发展的经验和引进外资，我国的医药工业也快速发展，民营企业大量涌现。1995 年全国医药企业达到 3257 家，总产值超过 1000 亿元。但是我国医药工业产品研发基本都是仿制药，生产技术和药品质量控制也比较落后。随着改革开放深入和加入 WTO，我国的医药工业发展越来越和国际标准接轨，越来越重视知识产权的保护和产品创新。2008 年国家实行了"重大新药创制"科技重大专项。到 2020 年，12 年中总共投入 233 亿元，对新药创新平台、技术和创新药物立项 3000 多项。极大地推动了我国医药工业的发展和创新药物的发展，据统计，2008~2018 年在"重大新药创制"科技重大专项支持下，产生了 41 个一类新药，其中 2018 年 10 个，2019 年 12 个，2020 年 15 个。但是也应该清醒地看到，我国的创新药物仍然处于跟踪创新阶段；我国的医药市场仍然比较小；我国的监管部门的政策和法规仍然跟不上创新药物的发展。我国的医药工业产品如何从"仿制、跟踪"到"源头创新"，如何从国内市场走向国际市场，如何从适应国内规章制度到适应国际"竞赛规则"，如何从科学进展的成果中、国内外环境的瞬息变化中抓住机遇发展壮大，都是我们医药领域的同行们应该关心的问题。目前我国的医药工业已经到了一个如何从大到强的发展转折点。相信本书提供的信息将会对大家有所帮助。

中国科学院院士

北京大学药学院教授

2021 年 7 月

序　二

我国医药工业的发展，自中华人民共和国成立以来大致经历了四个阶段：第一阶段是 1949~1978 年，是由政府主导的公益性、普适性发展，当时的医疗环境是以公费医疗、劳保医疗、农村合作医疗相结合的方式，制药工业的发展是以满足人民"缺医少药"的需求为主；第二阶段是 1978~2003 年，随着改革开放的深入和社会主义市场化的确立，医疗卫生公益性衰减，医疗卫生事业改革的放权让利，制药行业逐渐形成了"以药养医"的市场氛围；第三阶段是 2003~2015 年，由于 SARS 暴发后的多方面的反思，迎来了医药行业蓬勃而快速发展，然而，也形成了我国医药市场分布集中，生产高度分散，制药企业"多、小、散"的竞争格局日益加剧；第四阶段起始于 2015 年的"7·22 临床核查"，特别是《国务院关于改革药品医疗器械审评审批制度的意见》（国发〔2015〕44 号）发布之后，医药行业发生了巨大的变化；随着医药行业供给侧结构性改革，特别是国家药品监督管理局逐步实施 ICH 各版块规则等措施的实施，对我国的制药企业提出了巨大的挑战，同时也给生物医药创新提供了机遇。

我国创新药物研究水平也已经从跟踪仿制阶段（1950~1990 年）发展到模仿创新阶段（从 1990 年至今），正向原始创新阶段迈进。2008 年国家推出"重大新药创制"国家科技重大专项，在"十一五""十二五""十三五"期间，我国中央财政投入 233 亿元人民币来支持医药创新，新政策的出台和资金的持续投入形成了全社会支持医药创新的氛围。专项实施以来，在肿瘤、心脑血管等疾病领域产出了一批自主创新重大品种。截至 2020 年 12 月，专项支持获批上市的 1 类创新药已达近 60 个，数量是自中华人民共和国成立后至立项前的近 60 年的 11 倍。同时，在专项的支持下，建立的国家药物创新技术体系（包括与国际接轨的临床研究中心和药物安全性评价中心），极大地提升了我国药物研发的自主创新能力；促进了我国制药企业的国际化能力的提升，许多企业研发的新药进入欧美开展临床试验；专项前瞻性部署了丝状病毒（埃博拉）和冠状病毒等防治药物和疫苗的研究任务，为我国抗击新冠肺炎疫情做出重大贡献。

经过"十一五""十二五"和"十三五"三个五年计划"重大新药创制"国家科技重大专项的连续支持，我国生物制药一些领军企业已经成为科技创新的主体，特别是一批新药研发技术型公司正在崛起，企业成为科技创新主体的态势正在形成。然而，制药企业在新的监管和市场环境下，特别是紧跟国际科技发展趋势，结合中国国情，采取什么样的发展策略才能持续发展、基业长青，是摆在我国制药企业面前的一个重要课题。本书较为系统地介绍了 26 家跨国药企的发展历程。这 26 家企业，既有创新药的巨头辉瑞、默沙东、礼来等，也有在仿制药领域风生水起的梯瓦、华生、太阳制药，更有"小而精"的 The Medicine Company、安沃勤、ALZA 等独具特色的企业。不少企业案例是首次与国内读者见面。这些药企的发展史，特别是面临监管环境和市场环境发生重大变化时，企业采取的战略调整和发展策略，对我国的制药企业具有很强的借鉴意义。"他山之石，可以攻玉"，这本书的内容深入浅出，可读性强；对于想了解这些制药企业的成功模式，洞察它们的发展规律的读者，是一部不可多得的读物。

中国科学院院士

中国科学院上海药物研究所研究员

薛华良

2021 年 7 月

前　言

经过三十几年的高速发展，我国在 2015 年前后成为全球第二大医药市场，但与发达国家相比，我国医药市场的规范性和成熟度还存在较大的差距。一是仿制药销售额占比远高于发达国家，同质化产品竞争激烈；二是创新动力不足，临床急需的创新药基本依赖进口；三是行业资源高度分散，企业多而不强，缺乏国际竞争力。

2015 年之后，国家进一步加大了医改的力度，从"顶层上设计"来逐渐引导行业转变。从最宏观上讲，国家政策从"腾笼换鸟"和"鼓励创新"两个大方向上发力，其中"腾笼换鸟"，让"提高质量""降低价格"成为仿制药的主要基调，这让广大依靠"仿制药爆品"起家的中小企业受到巨大的生存压力。虽然少数大企业在创新药研发上已取得了突破，但依然没有摆脱"仿制"和"跟随"的思想桎梏，最终 me-too 药物严重"扎堆"，从低质量重复上升到高质量重复，而随着"医保谈判"的实施，"me-too"也并非广大企业的"诗和远方"，转型依然是迫切的问题。

在行业巨变之下，不转型几乎等于"等死"，而转型不成功就是"找死"，面对这种进退两难的境地，很多企业开始不知所措，甚至病急乱投医。笔者此前曾站在企业角度设身处地地思考，也曾与多个企业管理层进行了深入地交流，在了解了企业所想所需之后，邀请了王海盛和王立峰两位行业专家一起编写了本书，希望借本书中跨国药企的兴衰案例能为我国广大医药企业解惑，为他们的转型之路开启一盏明灯。

本书共 28 章，主要讲述了制药业的百年发展历程和 26 家跨国制药企业的兴衰成败。行业发展史可以帮助读者厘清国际市场和国家政策的逻辑，以更好地把握行业发展方向，同时也警示"投机者们"要着眼于长远，重视社会的责任。书中 26 家企业来自不同国家，诞生于不同时代，发展模式也迥异，它们的发展历程，也可为广大企业的转型战略和产品布局提供参考和启示。最后一章，笔者基于 26 家跨国企业的案例，为我国广大药企的转型提出了微薄但中肯的建议。另外，为便于论证或描述，书中列举了大量的数据，这些数据均来自参考文献或企业年报，文中注明 IMS 来源的数据，也是取自公开的文章或报告。

本书内容言简意赅、通俗易懂，最大的特点是把案例融汇于故事，广大读者可在读"故事"中思考转型。26 家跨国企业的案例各有侧重，每个企业都被定性为一个"典型"，虽然在典型之外内容被一笔带过，但依然有可能为企业的转型或产品布局带来思路。因为篇幅有限，笔者希望通过本书的"抛砖引玉"来激发"有志者"的灵感，引导他们进一步深入研究，然后结合企业的自身情况，规划出适合自己企业的通天大道。

最后，笔者代表编者团队诚挚地感谢张礼和与蒋华良两位院士，他们的序言为本书增添了色彩，起到画龙点睛的效果。另外也感谢与我一道创办和运营"药事纵横"的志愿者，因为他们的协助与建议，才让我们更好、更快地完成了本书。

魏利军

2021 年 10 月

| 目　录 |

第一章

绪 论

　　制药企业想要更好地生存，就必须全面地了解行业；想要实现基业长青，就必须有效地建立和实施能够符合治疗趋势、科技发展、政策环境、社会文化和自身优势的战略。制药企业的竞争实质上是产品的竞争，要想永葆活力，就必须保持产品线的持续更新，未雨绸缪地解决好专利悬崖问题，通过研发、投资、并购、代卖等多种途径不断丰富自己的产品线。

　　现代制药行业已有上百年历史，然而有不少企业在行业成型之前就已经存在，他们的发家故事见证了行业的变迁，而在这种"沧海桑田"的变化中，他们如何曲折前行，实现了基业的百年长青，值得广大读者去深思和研究。

一、"茹毛饮血"般的制药时代

　　现代制药业的起源可追溯到两个方面，一是提取药物，二是合成药物。提取药物的起源相对较早，19世纪中叶就已初具规模，其中最具代表性的企业是默克。提取药物具有很大的局限性，产品仅限于容易提纯的吗啡、奎宁和士的宁等生物碱，而且基本都是汤剂，稳定性不好，服用不便，不适于长途运输，产品大多是药店自产自销，或者是直接向医生销售药品。19世纪后期，得益于化学和染料工业的高速发展，德国和瑞士的化工巨头开始用化学方法合成药品，19世纪末20世纪初，化学药品开始如雨后春笋般涌现，诸如乙酰苯胺、非那西丁、肾上腺素、阿司匹林、磺胺、巴比妥、普鲁卡因等等，人类疾病治疗因化学药的诞生而出现了质的飞跃，现代制药也开始渐渐地演变成一种行业而发展至今。

尽管人类的制药技术和产业规模在迅速发展，药理学认识也在不断提高，但彼时的行业依然非常混乱。19 世纪的美国，药品不需要注册，也不需要注明成分，还可以随意申请专利。市场上流行着各种"包治百病"的神药，有人为了谋取高额利润，开始在广告上动起"歪脑筋"，搞出各种"土著秘方""传统秘方"……几乎世界各地的"神药"都齐聚美国，因为配方获得专利保护而不被公开，疗效不得而知。后来研究发现，很多"万能神药"大多不过是含乙醇的吗啡。经过长达近半个世纪的斗争，美国开始出现了全球第一个药品监管者——美国化学局，即美国食品药品管理局（FDA）的前身。

虽然美国化学局在 1862 年就已经成立，但要收拾如此大的一个"烂摊子"，依然是任重而道远。为了揭露"神药"的谎言，化学局的成员组织"敢死队"进行人体试药，经过数十年的斗争，最终让《纯净食品和药品法》在 1906 年获得通过，该法案规定药品须达到《美国药典》（USP）规定的纯度，说明书上必须标明成分，自此"神药"的谎言不攻自破，各种"神药"最终退出历史的舞台。

在化学制药产业高速发展的同时，生物制药行业也开始了萌芽。19 世纪末，人类已经开发出数种关键性的疫苗，如破伤风疫苗、白喉疫苗等，20 世纪初期，以罗氏为代表的公司已开始销售蛋白或多肽药物，全球第一支提取胰岛素在 1923 年首次上市，糖尿病不再是恐怖的绝症。

除此以外，19 世纪末期，药品在制剂创新和制剂现代化方面也取得了巨大的进步，胶囊、片剂等现代化的制剂开始在市场上流行，汤剂渐渐淡出人们的视线。现代化制剂的诞生，使得药品的大范围销售成为可能。20 世纪初，欧洲和美国制药公司的规模开始迅速扩大，药品销售模式也从直接向医生售药渐渐地转变为向药店、批发商供货。

二、逐步成型的现代制药

20 世纪初，制药技术迅猛发展，人类不但获得了大量的化学药物，而且开始接触到生物制品，有的公司开始建立专门的研发实验室开发新药，开始积极与医生合作，在医生们的帮助下进行药品创新。与此同时，药品流水线生产的理念逐渐被引入，现代化的制药工厂逐步建立起来。

彼时，化工技术最发达的国家是德国；最早尝试化学药品大规模生产的，也是德国的企业，麻醉药品、止痛药品、肾上腺素、抗癫痫药、胰岛素、维生素相继被开发上市。在鼎盛时期，德国原料药产量占到全球的 80%。然而因为两次世界大战的"洗礼"，德国制药行业的优势地位逐渐被美国所取代。二战以后，法本公司被迫解散，礼来公司成为当时最大的制药巨头。

然而，在 20 世纪初，药品上市前不需要进行安全性和有效性评估，药品的安全性依然是一颗深埋的定时炸弹。在此期间，海洛因被不法商人当作止咳镇痛的非处方药（OTC）销售，最终导致大量患者染上毒瘾；磺胺因被发现有抗菌活性而被过度神化，导致了 1937 年的磺胺过量中毒事件，107 名患者因此丧命。巨大悲痛之后，制药领域最终迎来了变革——1938 年 6 月，美国通过了《联邦食品药品和化妆品法》，自此，药品上市之前需要接受 FDA 的安全性和有效性评估，获批准后方可上市。该法案的通过，开启了标准化制药的先河，小作坊做药的时代正式终结。

1928 年，英国科学家弗莱明发现了青霉素，为制药业的初期繁荣奠定了基础。青霉素在 20 世纪 40 年代初期开始量产，虽然刚开始青霉素只供军用，但很多制药巨头依然在战争中借此积累了大量财富；二战以后，抗生素被允许民用，制药经济因抗生素的发展得到早期的繁荣。到了 20 世纪 50 年代，第二代青霉素类抗生素、氯霉素、氨基糖苷类抗生素、大环内酯类抗生素、四环素类抗生素和多种疫苗相继被成功研发上市，人类的感染性疾病得到了很大程度的控制，婴儿死亡率大幅下降，结核病、白喉和肺炎等疾病不再是绝症，人均预期寿命得以大幅延长。除了抗感染药物，其他领域的药品研发也开始逐渐得到重视，合成糖皮质激素的上市让天价药物走入寻常百姓家，让诸多免疫性疾病得到有效的治疗；氢氯噻嗪的上市，为高血压患者带来了希望。

三、创新药发展的黄金时代

二战以后，全球制药的中心从德国向美国转移，美国巨头开始逐渐脱颖而出。青霉素丰厚的投资回报让化工巨头们对制药垂涎欲滴，于是众多化工巨头把战略聚焦于制药。由于青霉素没有专利，巨头们为了维持基业长青，逐渐加大了研发投入，广泛布局创新药研发，创新药在 20 世纪 50 年代得以蓬勃发展。合成维生素、利尿剂、抗生素、激素（如甲状腺素、催产素、皮质类固醇等）、精神药物、抗组胺药和各种新型疫苗先后被开发出来，平均每年获批上市的新药数量高达 50 种左右，几乎是 20 世纪 40 年代水平的 2.5 倍。

由于 20 世纪 50 年代的美国，法规体系还不够成熟，药品广告非常普遍，甚至有的企业挤压研发投入，用以扩大广告宣传。药品广告的回报是非常直观的，但并非是立足长远的做法。研发投入的下滑，让创新药的发展很快步入瓶颈，1963 ～ 1969 年间，每年平均新获批上市的新药数量下降至 20 个以内，甚至不足 20 世纪 40 年代的水平。

制药业务的发展遇到了坎坷，而多元化的理论逐渐趋于成熟，于是化工和制药巨头们陆续加入了多元化的大流。从业务相关多元化到广泛多元化，在整个 20 世纪 60 年代，销售和兼并几乎贯穿了始终。多元化的优点是可以均摊企业风险，获得协同作用，带来新增长点，可迅速扩大企业规模；但缺点是运营成本升高，资源被分散，决策效率降低，现金流压力大，冒然进入不熟悉的多元化领域容易错选产品，错误用人，让企业深陷泥潭。多元化虽然让巨头们销售规模大幅、快速增长，但利润贡献很小。部分制药巨头意识到无利可图后，在 20 世纪 70 年代后再度将战略重心转移回制药。

1972 年，史克科学家建立了现代化的模型方法并筛选出首个 H_2 受体阻断剂西咪替丁，使得药物的研发效率得到大幅提高；同一时期，美国科学家将外源基因整合到质粒上，并成功在大肠埃希菌中表达，开启了基因工程的序幕。1975 年，英国和阿根廷科学家使用杂交瘤技术首次得到单抗隆抗体……一次又一次的诺奖级突破，为制药业带来了质的飞升。

就在制药巨头们重新强势回归制药之时，受到石油危机影响的化工巨头们也开始向制药转型。在技术和资源的双重驱动之下，创新药迎来了飞速发展的春天。H_2 受体阻断剂上市后，消化道溃疡不再是致命性疾病，一次又一次地刷新着药品销售纪录。进入 20 世纪 80 年代以后，钙离子拮抗剂（地平类）、血管紧张素转化酶抑制剂（普利类）、HMG-CoA 还原酶 A 抑制剂（他汀类）相继被研发出来，人类的心血管疾病得到良好控制，死亡率大幅下降。且几乎在同一年代，生物技术的飞越式发展，让生物技术公司（Biotech）成为资本的宠儿，在众多生物技术公司的竞相角逐中，各种细胞因子和生理激素以基因重组的方式被生产，让这些曾经无人问津的天价药可以造福更多患者。

进入 20 世纪 90 年代以后，血管紧张素Ⅱ受体抑制剂（沙坦类）、质子泵抑制剂（拉唑类）、抗病毒药物飞速发展；单抗技术也获得了巨大的突破，不但解决了产能问题，还成功克服了免疫原性问题。这些产品的上市，一次又一次引爆了药品市场。20 世纪 90 年代以后，肿瘤靶向治疗的理念首次被提出，酪氨酸激酶抑制剂又被推向了市场。

自 20 世纪 70 年代突破瓶颈以来，人类迎来了创新药发展的黄金时期，各种新机制的创新药被研发上市，常见疾病的治疗需求得到巨大的满足。高血压、高血脂、消化道溃疡、糖尿病等慢性病逐渐获得良好控制，人类的预期寿命再次得以延长。短短 20 年间，大量的小分子药物被开发出来，重组生物制品和单抗药物逐渐崭露头角，PhRMA 数据显示全球药品市场几乎翻了 9 倍，从 220 亿美元增加到 1820 亿美元。

近 20 年来，尽管制药技术仍在高速发展，但鲜有 20 世纪 70 年代那种历史性的突破出现。因为治疗需求已经得到一定程度的满足，这种爆发式的增长恐怕很难再现。20 世纪 90 年代以后，药品市场增速放缓，尽管在 2017 年已经突破 1 万亿美元，但在 30 年时间里，翻了不到 6 倍。或许随着核酸技术和人工智能技术的不断成熟，人类的创新药发展会再次打破瓶颈，进入新的黄金时代。

四、高速攀升的研发成本

自 20 世纪 70 年代至今，FDA 约批准了 1300 个新分子实体上市，基本治疗需求得到一定程度的满足，人们对创新药的疗效和安全性要求由此逐步提高，创新药的研发难度也在日益增大，风险和成本也日趋高涨。PhRMA 数据显示，1970 年时，PhRMA 会员企业的总处方药销售额为 66.4 亿美元，平均研发投入为销售额的 9.3%，成功研发一个新药的平均成本只有 1.79 亿美元；而 1990 年时，虽然总药品销售额达到 583.3 亿美元，但研发投入却增加到 14.4%，成功研发一个新药的平均成本高达 10 亿美元。

虽然研发成本高涨，但丰厚的投资回报让化工巨头们为之垂涎，加之化工行业的周期性衰退，迫使它们完全转型为制药公司。化工巨头的转型，为创新药的研发带来了大量资本，随着"烧钱"的新药研发有更多钱可烧，这把"火"自然也越烧越旺。20 世纪 90 年代以后，抗肿瘤药的研发初露锋芒，生物制品的市场地位也开始逐渐提高，药品市场规模持续高速上涨，到 2010 年，全球药品总销售额首次达到 8000 亿美元（数据来源：IMS）。市场足够大，利润自然也足够多，但相应地，研发成本也水涨船高。根据 PhRMA 数据，如果计算失败项目的成本，成功上市一个创新药的成本高达 26 亿美元，因此研发效率和研发布局逐渐成为制药巨头胜败的关键性因素（表 1-1）。

为了应对高昂的研发成本，以及在激烈的竞争中保持不败地位，制药巨头在不断加大研发投入的同时，也在积极追求资本重组，通过合并或收购的方式迅速扩大自己的规模，提高抗风险能力。合并不但可以集中优势资源做研发和销售，还能降低运营成本，甚至提高国际影响力。在过去的 30 年间，制药巨头们的地位发生了剧烈的变化，有的一鸣惊人，如吉利德、赛诺菲；有的则悄然退出历史舞台，如 Hoechst（赫切特）、American Home Product……制药巨头地位的残酷竞争，反映出制药行业高回报但也高风险的特征——胜败只在一瞬间的把握，生死只在一刹那的平衡。

表 1-1　2011 ～ 2020 年国外制药企业研发投入排名（亿美元）

公司	2011	2012	2013	2014	2015	2016	2017	2018	2019	2020	合计
罗氏	91	103	103	103	97	115	114	121	129	144	1120
强生	75	77	82	85	90	91	106	108	114	122	950
诺华	96	93	99	91	89	90	90	91	94	90	923
默沙东	85	82	75	72	67	101	102	98	99	136	917
辉瑞	87	75	67	84	77	79	77	80	87	94	807
赛诺菲	65	64	65	60	56	56	64	67	67	66	630
葛兰素史克	63	64	64	55	54	45	59	50	59	67	580
百时美施贵宝	38	39	37	45	59	49	64	63	61	111	566

续表

公司	2011	2012	2013	2014	2015	2016	2017	2018	2019	2020	合计
阿斯利康	55	52	48	56	60	59	58	59	61	60	568
礼来	50	53	55	47	48	52	53	53	56	61	528
拜耳	40	39	43	45	47	50	53	60	59	85	521
艾伯维	26	31	28	33	43	44	50	103	64	66	488
吉利德	12	18	21	29	30	51	37	50	91	50	389
安进	32	34	41	43	41	38	36	37	41	42	385
勃林格殷格翰	34	36	37	33	33	34	36	36	38	44	361
武田	40	40	34	33	29	29	29	33	45	43	355
默克雪兰诺	20	20	20	21	19	21	25	25	25	27	223
诺和诺德	17	19	21	23	20	21	22	23	21	25	212
渤健	12	13	14	19	20	20	23	26	23	40	210
安斯泰来	25	20	19	18	19	19	20	19	21	21	201
第一三共	24	23	19	17	17	20	21	18	18	22	199
大冢	21	24	25	15	17	15	16	19	20	21	193
雅培	15	15	15	13	14	14	22	23	24	24	179
再生元	5	6	9	13	16	21	21	22	30	27	170
梯瓦	11	14	14	15	15	21	18	12	10	10	140
卫材	16	15	13	12	10	10	12	13	13	14	128
优时比	10	11	12	12	11	11	12	13	14	19	125
Vertex	7	8	9	9	10	10	13	14	18	18	116
住友	7	7	7	6	7	7	8	9	11	13	82
Incyte	2	2	3	3	5	6	13	12	12	22	80
三菱田边	9	8	7	6	6	6	7	8	7	7	71
百特	9	12	6	6	6	6	6	7	6	5	69
CSL	4	4	5	5	6	6	7	8	9	10	64
JAZZ	1	2	3	5	7	8	9	7	9	10	61
晖致	3	4	5	6	7	8	8	7	6	6	60
灵北	6	5	5	5	12	4	4	5	5	7	58
费森尤斯	4	4	5	5	5	6	7	8	7	9	60

续表

公司	2011	2012	2013	2014	2015	2016	2017	2018	2019	2020	合计
盐野义	7	7	5	4	4	5	6	7	4	5	54
小野制药	6	6	4	4	4	5	6	6	6	6	53
麒麟	6	6	4	4	4	1	4	4	5		43
Alnylam	0	1	1	2	3	4	4	5	7	7	34
益普生	3	3	4	2	2	2	3	3	4	5	31
Ionis	2	2	2	2	3	3	4	4	5	5	32
博士伦	1	1	2	2	3	4	4	4	5	5	31
ALkermes				3	3	4	4	4	5	4	27
太阳制药	1	1	2	3	3	3	3	3	3	3	25
马林克罗特	1	2	2	2	3	3	3	4	3	3	26
盖立覆	1	2	2	2	2	2	3	3	3	4	24
参天	2	2	2	2	2	2	2	2	2	2	20
Endo	2	2	1	2	1	2	2	2	1	2	17
合计	1149	1171	1166	1182	1206	1283	1370	1458	1527	1694	13206

注：数据来自各公司年报，罗氏、强生和拜耳等多业务巨头，其研发投入并非完全用于药品研发，为统一数据口径，在统计时并未剔除。

五、创新药发展与人类疾病谱的变化

创新药的快速发展以科技进步为依托，而创新药市场则随治疗趋势的改变而更迭。在100多年以前，人类的平均寿命只有30～40岁，感染是致死的最主要原因。所以在漫长的制药历史中，解决感染问题是第一大要务。为了攻克疟疾，人们发现了奎宁，奎宁也在很长一段时期内成为畅销药。然而奎宁解决不了细菌感染，为了解决创口感染，人们只能在敷料上做文章。20世纪初，因为磺胺的出现，人类的感染疾病得到初步遏制，但依然得不到最有效的解决。青霉素的出现为抗生素的研发提供了思路，随着各类抗生素的研发和问世，感染问题得到有效控制，人类的预期寿命也被延长到50岁以上。

50岁以后，随着身体机能的逐渐衰退，高血压、高血脂、心衰、糖尿病逐渐取代感染，成为人类的最主要死因，于是创新药的研发趋势又开始逐渐向心血管疾病和糖尿病转移。20 世纪 60 年代以后，β 肾上腺素受体阻断剂陆续问世，20 世纪 80 年代以后又相继出现了钙离子拮抗剂、血管紧张素转化酶抑制剂、血管紧张素受体抑制剂和羟甲基戊二酰辅酶 A 还原酶抑制剂，这些新药的出现大幅降低了心血管疾病的死亡率。糖尿病方面，因为重组胰岛素和磺脲类等口服降糖药的出现，这种"口渴症"不再是绝症。因为心血管疾病和糖尿病都得到了有效控制，人类的预期寿命再次被提高至 60 ～ 70 岁。

随着寿命的进一步延长，新的疾病谱再一次成为人类治疗的重点。20 世纪 90 年代以后，人们开始考虑如何有效地治疗癌症。事实上，人类对癌症治疗用药的探索，始于 20 世纪 40 年代。当时科学家们发现战场上使用的毒气（氮芥）可延长癌症患者的生存期，但是不良反应非常大，于是在氮芥的基础上改良出第一代化疗药。在后来的十几年中，环磷酰胺、氟尿嘧啶等产品相继问世。然而在人均寿命较低的 20 世纪 50 年代，癌症还不是医学要解决的首要问题和主要矛盾，所以市场表现一般，也没有人开展深入的研究。20 世纪 60 年代以后，美国一些富有远见卓识的科学家已经预示到未来癌症对人类健康的影响，于是美国的多个科研院所开始从自然植物中提取和筛选具有抗癌作用的物质，通过对成千上万个化合物的筛选，发现以紫杉醇为代表的二代化疗药物。这些科研院所在长达十几年的筛选和优化中得到的物质，大部分产品通过授权给百时美公司推出上市。

尽管科学家研究抗癌药已经持续了近半个世纪，但癌症治疗依旧不是最主要的医药市场。直到感染性疾病、心血管疾病、糖尿病等疾病得到逐步解决，癌症才引起制药企业的足够重视。人类基因组计划的实施，让科学家认识到癌症与基因突变密切相关，并将基因学说与药物开发相关联起来，将癌症的治疗推向基因靶向时代。2000 年之后，随着生物技术的不断成熟，免疫治疗、细胞治疗、肿瘤疫苗、溶瘤病毒再次进入到人们的视野。经过科学家们的不懈努力，人类在对抗癌症的战役中也取得了关键性的进展，美国癌症协会显示，1991 ～ 2015 年间，美国的癌症死亡率已经下降了 26%，部分类型的癌症（如慢性髓细胞白血病）甚至成为慢性疾病。

抗癌药的发展使得抗肿瘤市场呈现出爆炸式的增长，由于癌症问题尚未得到根本解决，抗肿瘤药依然是创新药发展的最主要方向。然而在人们主攻癌症的同时，感染性疾病、心血管疾病、糖尿病、呼吸系统疾病等慢性疾病的治疗水准也逐渐被提高，人类的预期寿命普遍被提高到 70 岁以上，部分国家甚至超过了 80 岁。随着寿命的再一次延长，新的疾病谱又再次出现，在癌症之后，以阿尔茨海默病（AD）为代表的神经退行性疾病将会是人类亟待攻克的首要问题。根据美国卫生研究院（NIH）的数据，在过去的 15 年间，美国 AD 死亡率增加了 123%，是死亡率不降反增的主要疾病。

总而言之，科技进步决定着创新药的发展速度，而人类疾病谱的变化决定创新药发展的主要趋势。人类疾病谱的改变与创新药市场的改变相互关联，疾病的治疗需求引导着创新药发展，而创新药的出现将逐渐满足治疗需求。治疗需求的满足，让人类预期寿命得以延长，然而随着寿命的延长，又会衍生出新的疾病谱。新疾病谱必将产生新的治疗需求，新的治疗需求又会引导治疗市场向新的方向发展。因此在制定企业战略、打造产品线时，应重视科技进步所带来的契机，预见性地顺应人类疾病谱的变化，积极布局朝阳产业，及时脱离夕阳产业。

六、美国医疗政策对创新药发展的影响

美国是全球第一大创新药市场，美国的医疗政策影响着全球创新药的发展。1938 年，美国通过了《联邦食品、药品和化妆品法案》，结束了制药行业混乱的时代。该法案的实施，让美国药品走向注册时代，而这种注册申报机制被世界各国广泛采纳，并沿用至今。尽管药企提交新药申请（NDA）可以有效遏制假药、劣药走向市场，但各种虚假宣传、虚假广告依然广泛存在，且更为甚者，部分企业把重金投向广告，而非研发。为了遏制这种市场的乱象，20 世纪 60 年代初，美国又通过了《Kefauver-Harris 修正案》。该法案不但强调安全性管理，要求企业在开展临床试验前必须提交临床注册申请（IND），规定药品必须在良好的药品生产质量管理规范（GMP）条件下生产，还规范了药品广告宣传，要求药品标签上加入不良反应。该法案的实施，让那些浑水摸鱼的人逃离制药业，而认真做药的企业更加坚定信心。

随着法规制度的不断完善，20 世纪 60 年代的美国药品市场已经逐渐规范，但高昂的药价开始引起美国政府的重视。20 世纪 70 年代初期，美国各州

陆续废止了反替代法，允许仿制药替代原研药，药房成为医生与销售公司之间的中间商。而为了协调药房、保险和经销商间的利益，药品福利管理组织（PBM）应运而生。PBM 在美国药品销售环节占有关键地位，负责药价的谈判。因为美国政府不得直接干涉药品价格，美国的药品定价成为一种完全的市场行为。这种市场行为的优点是促进了创新药的飞速发展，但也让美国成为全球药品价格最高昂的国家，医疗支出居高不下。

为了有效地遏制药价，1984 年，美国又推出了《Hatch-Waxman 法案》，寄希望于仿制药替代来节省药品开支。《Hatch-Waxman 法案》允许仿制药使用文献数据代替安全有效性证据，只需要开展生物等效性（BE）试验证明与原研药生物等效，就可以申请上市。为了鼓励仿制药替代，该法案还予以挑战专利上市的首仿药 180 天的市场独占期，让仿制药开发商有利可图，以积极地挑战原研药专利。《Hatch-Waxman 法案》的实施，开辟了一片仿制药的天地，在大幅节省医疗开支的同时，让原研药不再是"常青树"，制药巨头只能通过持续不断地创新才能长远地生存，反过来又促进了创新药的发展。

在《Hatch-Waxman 法案》实施的同一时期（1983 年），美国还通过了《孤儿药法案》。该法案规定孤儿药在审评审批中可以走"快速通道"，可以获得税收减免和市场独占期延长等一系列优惠政策，上市后还能制定高昂的售价。基于《孤儿药法案》带来的诸多红利，罕见病治疗市场不再无利可图，罕见病治疗也逐渐发展成为创新药研发的一大趋势。近年来，随着常见病的创新药研发逐渐步入瓶颈，孤儿药的研发变得越来越热门，且最新数据显示，美国在罕见病方面的医疗支出占比已经超过 10%，已悄然成为一个庞大的市场。

经过近一百年时间的不断演变，美国创新药形成了市场化的价格机制，这种价格机制让美国成为创新药的天堂，也让美国的创新药政策影响着全球创新药的发展。美国的市场机制成就了美国创新药行业的繁荣，但高昂的药价也让美国民众苦不堪言。为了汲取美国的经验教训，全球第二大创新药市场日本就采取了谈判入医保的机制，在满足创新药发展的同时，药价得到了有效遏制。

七、持续动荡的制药格局

受以上诸多因素的影响，全球制药企业格局瞬息万变。有的新兴企业抓住了时代的机遇而迅猛发展，有的百年巨擘一着不慎即消失在历史的长河。从制药巨头的近 30 年排名中，可以清晰地看到高风险、高利润的创新药行业的残酷竞争。

进入创新药的黄金时期后，1990 年时，全球处方药市场已达 1820 亿美元，其中前十五大制药巨头的总销售额仅有 500 亿美元，仅占全球 28% 的市场，相对比较分散。20 世纪 80 年代后期，百时美公司因为改胶囊事件，OTC 业务受到致命打击；施贵宝则创新药研发失败，业绩下滑，股票持续走低。两家公司为了摆脱困境，最终选择了抱团取暖。当时的百时美与施贵宝合并并非个案，同在 1989 年合并的还有必成集团和史克贝克曼，相比百时美与施贵宝的合并，史克必成的交易额更大。

20 世纪 80 ～ 90 年代，默沙东的研发以高效、高产著称，尽管其他制药巨头交易不断，但默沙东在 1984 ～ 1998 年间保持不败，连续 15 次蝉联世界第一大制药巨头的桂冠。20 世纪 90 年代以后，化工行业出现周期性衰退，化工巨头们为了谋取发展，把战略中心转向了制药。制药行业一时间大量的资本涌入，创新药的研发投入不断被拉高，投资并购也日趋火爆。1995 年，葛兰素收购威康，法玛西亚与普强合并，大规模交易的序幕正式拉开，在 20 世纪的最后 5 年里，制药巨头的资本交换高达 3000 多亿美元。

1995 年，葛兰素因为收购威康再次坐上了药界第二把交椅，法玛西亚因为与普强合并首次跻身前十榜单；1996 年，业务遇到瓶颈的汽巴–嘉基与山德士合并为诺华，成为全球第三大制药巨头；1998 年，瑞典制药巨头阿斯特拉与英国捷利康强强联姻，首次进入世界前五；1999 年，Rhône-Poulenc 与 Hoechst 合并成安万特，保住了前十的地位，辉瑞收购华纳兰伯特，一鸣惊人地成为世界第一大制药巨头；2000 年，葛兰素威康与史克必成合并，再次夺回全球第二大制药巨头的地位……

在跨世纪的 5 年间，制药巨头的资本交易异常活跃，大公司为了谋求发展积极并购，小公司为了不被收购而积极合并，经过一番资本的重组，制药巨头的销售额规模大幅加大，排名顺序也发生了巨大的变化。传统巨头默沙东、百时美施贵宝和礼来因为奉行不合并的战略，排名出现了明显下滑。辉瑞因为推出了络活喜、万艾可等畅销品，且倾其所有收购了华纳兰伯特，排名从第 14 位跃升到第 1 位。新合并的阿斯利康因为有奥美拉唑吸金，首次上榜并成为第四大制药巨头。因为不断地合并重组，全球制药格局出现了明显的集中化趋势，前十五位制药巨头总销售额超过 1800 亿美元，占到全球药品市场的 52%。

进入 21 世纪后，合并重组的步伐依然没有停止，辉瑞收购了法玛西亚和惠氏，扩大了领先的优势；赛诺菲的氯吡格雷大获成功，并以小吃大吞掉了安万特而首次进入前十；罗氏产品线爆发并全资收购了基因泰克，排名迅速上移；Amgen 也因为重组促红素和重组粒细胞集落刺激因子日益走俏而榜上有名；默沙东为了挽回颓势，收购了先灵葆雅；诺华收购了爱尔康，拜耳收购了德国先灵，雅培收购了巴斯夫（BASF）和苏威的制药部门……制药巨头的格局再次发生天翻地覆的变化。在榜单之外，很多"小巨头"也不安于现状，为抵制被收购而不断合并，例如藤泽与山之内合并组建安斯泰来，第一制药和三共制药合并组建第一三共，田边制药与三菱合并组建田边三菱……

因为有新兴生物技术公司在不盈利的条件下就成功上市的先例，加之受日趋活跃的创新药资本市场的影响，2000 年以后，新兴生物技术公司的融资变得十分容易，它们不需要再依赖于药企生存。由于科技型公司的大量出现，全球创新药研发资源逐渐分散化。因为各种研发公司遍地开花，制药巨头想要维持销售额规模只能持续不断地兼并。另外，2000 年以来，美国的专利挑战制度逐渐完善，专利悬崖成为创新药企业挥之不去的阴影，在创新乏力的情况下，兼并是制药巨头在面对专利悬崖时必不可少的举措。经过一次次的合并重组，全球药品市场格局进一步集中，前十五位制药巨头的销售额占到整个处方药市场的 56%。

2010 年之后，前十大制药巨头发起的合并或交易日渐减少，2010 ~ 2015 年间仅有赛诺菲收购健赞，大规模并购主要来自排名在十名以外的药企，如华生收购阿特维斯、森林实验室和艾尔建，武田收购奈科明等。2015 年之后，大规模兼并再次活跃起来，例如强生收购了爱泰隆，艾伯维收购了艾尔建，百时美施贵宝收购了新基，武田收购了夏尔，制药巨头的格局再一次发生了剧烈的动荡。然而，尽管交易并购一直在继续，但创新药研发资源正在变得更加分散，全球创新药的市场格局也开始随之走向多极化，2020 年，前十五大制药巨头在全球处方药市场中的占有率下降至 53%。

在过去的 10 年中，辉瑞收购阿斯利康和艾尔建均以失败而告终，吉利德虽然成功吃掉了 Kite 和 Immunomedics，但依然缓解不了产品线的危机，默沙东因为 Keytruda 的走俏和西格列汀的专利悬崖，都极有可能发起巨额并购。除了以上三大巨头，安进、阿斯利康和诺华也是极有可能发动史诗级并购的巨头，制药巨头的格局在未来的三五年还将进一步大幅改写。

制药巨头的格局之所以持续动荡，根本在于创新药行业极其激烈的竞争，一旦遇到产品专利悬崖，巨头们就必须及时向产品线中补充新产品，如果创新乏力，并购交易则在所难免。表 1-2 通过 4 个时间截点管窥了 20 世纪 90 年代至今全球制药巨头的销售额排名变化。表 1-3 详细总结了 1970 年至今的制药企业并购事件。

表 1-2　1990 ～ 2020 年全球制药巨头销售额排名变化

排名	1990年		2000年		2010年		2020年	
	制药公司	处方药销售额/亿美元	制药公司	处方药销售额/亿美元	制药公司	处方药销售额/亿美元	制药公司	处方药销售额/亿美元
1	默沙东	52.21	辉瑞	231.47	辉瑞	578.40	罗氏	505.94
2	百时美施贵宝	47.21	葛兰素史克	220.36	诺华	474.79	诺华	486.59
3	葛兰素	45.47	默沙东	164.89	赛诺菲	381.89	强生	455.72
4	史克必成	40.00	阿斯利康	142.28	默沙东	376.98	艾伯维	458.04
5	汽巴－嘉基	38.28	百时美施贵宝	132.79	阿斯利康	364.52	默沙东	430.21
6	惠氏	35.45	诺华	124.14	葛兰素史克	340.67	百时美施贵宝	425.18
7	赫切特	34.84	强生	123.61	罗氏	332.71	辉瑞	419.08
8	强生	33.48	安万特	113.07	强生	275.94	赛诺菲	360.78
9	礼来	30.30	法玛西亚	102.46	梯瓦	249.17	葛兰素史克	310.09

排名	1990年		2000年		2010年		2020年	
	制药公司	处方药销售额/亿美元	制药公司	处方药销售额/亿美元	制药公司	处方药销售额/亿美元	制药公司	处方药销售额/亿美元
10	拜耳	29.53	惠氏	95.68	雅培	242.56	武田	307.62
11	罗氏	29.38	礼来	93.24	礼来	224.48	阿斯利康	258.90
12	山德士	29.25	罗氏	92.53	武田	172.84	安进	254.24
13	罗纳普朗克	28.62	雅培	78.13	安进	160.22	礼来	245.40
14	辉瑞	28.44	先灵葆雅	77.39	百时美施贵宝	159.95	吉利德	243.55
15	先灵葆雅	22.05	拜耳	61.55	拜耳	155.75	拜耳	196.81

注：1990～2010年数据参考自公开文章中的IMS数据，而2020年为各企业年报的处方药销售额汇总。

表1-3 制药行业的史诗级并购（100亿美元以上）

年份	收购者	标的	交易形势	新公司	交易金额/亿美元
1970	嘉基	汽巴	合并	汽巴-嘉基	未知
1989	百时美	施贵宝	合并	百时美施贵宝	120
1989	史克贝克曼	必成集团	合并	史克必成	未知
1994	AHP	American Cyanamid	收购	AHP（后来改名惠氏）	100
1995	葛兰素集团	威康	合并	葛兰素威康	142
1995	法玛西亚	普强	合并	法玛西亚普强	150
1996	山德士	汽巴-嘉基	合并	诺华	290
1997	罗氏	Boehringer Manheim	收购	罗氏	110
1998	捷利康	阿斯特拉	合并	阿斯利康	304
1999	辉瑞	华纳兰伯特	收购	辉瑞	1180
1999	孟山都	法玛西亚	合并	法玛西亚	265
1999	罗纳普朗克	赫切特	合并	安万特	215
1999	赛诺菲	Synthelabo	合并	赛诺菲-Synthelabo	131

续表

年份	收购者	标的	交易形势	新公司	交易金额/亿美元
2000	葛兰素威康	史克必成	合并	葛兰素史克	760
2001	强生	ALZA	收购	强生	110
2002	安进	Immunex	收购	安进	168
2002	辉瑞	法玛西亚普强	收购	辉瑞	643
2004	赛诺菲	安万特	收购	赛诺菲安万特	735
2006	拜耳	德国先灵	收购	拜耳先灵	184
2006	强生	辉瑞保健业务	收购部门	强生	166
2006	德国默克	雪兰诺	收购	默克雪兰诺	132
2007	阿斯利康	Medimmune	收购	阿斯利康	147
2007	先灵葆雅	Organon	收购	先灵葆雅	145
2009	辉瑞	惠氏	收购	辉瑞	680
2009	默沙东	先灵葆雅	收购	默沙东	471
2009	罗氏	基因泰克	收购	罗氏	440
2010	诺华	爱尔康	收购	诺华	393
2011	赛诺菲安万特	健赞	收购	赛诺菲	201
2011	吉利德	Pharmasset	收购	吉利德	112
2012	强生	Synthes	收购	强生	197
2013	安进	Onyx	收购	安进	104
2014	阿特维斯	森林实验室	收购	阿特维斯	207
2014	诺华	GSK 肿瘤业务	收购部门	诺华	160
2014	拜耳	默沙东保健业务	收购部门	拜耳	142
2015	辉瑞	Hospira	收购	辉瑞	170
2015	阿特维斯	艾尔建	收购	艾尔建	705
2015	梯瓦	阿特维斯	收购部门	梯瓦	405
2015	艾伯维	Pharmacyclics	收购	艾伯维	210
2015	瓦伦特	Salix	收购	瓦仑特	158
2016	夏尔	Baxalta	收购	夏尔	320
2016	勃林格殷格翰	赛诺菲动物保健业务	收购部门	勃林格殷格翰	124
2017	强生	爱泰隆	收购	强生	300

续表

年份	收购者	标的	交易形势	新公司	交易金额/亿美元
2017	吉利德	Kite	收购	吉利德	119
2018	武田	夏尔	收购	武田	620
2018	葛兰素史克	诺华保健部门	收购部门	葛兰素史克	130
2018	赛诺菲	Bioverativ	收购	赛诺菲	116
2019	迈兰	普强	合并	Viatris	未知
2019	百时美施贵宝	新基	收购	百时美施贵宝	730
2019	艾伯维	艾尔建	收购	艾伯维	630
2020	吉利德	Immunomedics	收购	吉利德	210
2020	阿斯利康	Alexion	收购	阿斯利康	390
2020	葛兰素史克	辉瑞保健业务	业务合并	葛兰素史克	未知

八、创新药的发展趋势

如前所述，20 世纪 70 年代一个创新药的平均研发成本仅为 1.79 亿美元，而 20 世纪 90 年代已经飙升至 10 亿美元，进入 21 世纪后再一次攀升至 26 亿美元。由于研发成本高昂，效率低下的制药巨头逐渐力不从心，而灵活、高效的小型科技公司与日俱增，逐渐成为全球创新药研发的主角，于是与科技公司合作或直接收购科技公司成为制药巨头打造产品线的主要方式。

科技型公司的大量出现，从不同角度和方向共同推进了技术的进步。随着人工智能（AI）辅助药物设计、现代化药物表型筛选和核酸修饰与递送技术的逐渐成熟，全球创新药的发展有望步入一个新的历史性阶段，全球每年获批上市的新药数量也会随之增长。AI 辅助药物设计和现代化药物表型筛选技术的应用与普及，必将大幅提高小分子药物的筛选效率，且在传统模型筛选中被淘汰的成千上万个分子有望被二次定位，小分子创新药的研发瓶颈有望被突破，研发成本也有可能相应下降。在 AI 辅助药物设计和现代化药物表型筛选之外，将会为创新药研发带来巨大变革的技术就是核酸的修饰与递送技术。尽管人们知道，核酸所能调控的疾病靶点数量远超过小分子化合物和蛋白质，但碍于跨膜递送技术的限制，核酸药物的发展持续多年止步不前。

然而随着近年来脂质包裹技术、N-乙酰化的半乳糖胺（GalNAc）修饰技术的成熟，核酸药物将迈向飞速发展的历史性新阶段。在过去的10年里，尤其是2015年以来，全球已经有10个核酸药物被批准上市，Inclisiran的获批，代表着核酸药物开始从罕见病迈向了常见病治疗。相信在不远的将来，从代谢性疾病到感染性疾病、到疫苗领域，再到肿瘤都会有大量的核酸药物出现。

从治疗领域方面讲，癌症依然是人们最亟待攻克的疾病。为了有效地治疗癌症，人类已经相继成功开发了放疗、化疗、靶向治疗、免疫疗法等诸多疗法，晚期癌症患者的总生存期已经有了显著性提高，其中最具代表的是间变性淋巴瘤激酶（ALK）阳性的非小细胞肺癌，无进展生存期从几个月被延长到2年以上。尽管癌症治疗已经取得巨大进展，但距离完全攻克癌症，人类还有漫长的路要走。在攻克癌症以前，抗肿瘤治疗市场将持续引领全球制药市场的发展。在过去的几年里，抗体药物偶联物（ADC）、双特异性抗体、嵌合抗原受体T细胞免疫疗法（CAR-T）和溶瘤病毒技术逐渐成熟，未来几年里将会陆续有大量的药物获批上市，在不断提高患者生存期的同时，治疗成本也会大幅下降。除此以外，多肽药物偶联物（PDC）、蛋白降解靶向嵌合体（PROTAC）、肿瘤疫苗、光免疫疗法、硼中子疗法和抗肿瘤核酸等新概念都是创新药资本市场争相追捧的宠儿，相信在不久的将来，也会有相关新产品出现。

得益于美国优越的孤儿药政策，在过去的10年里，FDA每年批准的孤儿药数量持续上涨，孤儿药的研发也成为热点。目前人们已知的罕见病已有几千种，且数量还在持续增加。然而这些罕见病大多无药可治，即便是少数病种有药品可以治疗，但治疗满足度也非常低，因此研发孤儿药的成功率远高于常规疾病。一方面是研发成功率高、开发速度快，另一方面是美国对孤儿药给足了政策优惠，所以孤儿药成为小型科技公司的首选目标。从免疫、代谢类罕见病，到小患者群体肿瘤，再到罕见精神疾病都是创新药研发的热门领域。

除了肿瘤与罕见病，神经退行性疾病、非酒精性脂肪性肝炎（NASH）、慢性乙肝、耐药菌感染、衰老、肥胖也都是各大制药巨头争相布局的方向。神经退行性疾病，尤其是AD，是人类疾病谱发展规律所指向的下一个大市场，而NASH、慢性乙肝和耐药菌感染的药物研发须得益于理论和技术的实质性突破。

总而言之，创新药研发是一种高投入、高风险的赌博，有不少小企业因为一两个爆品而平步青云，也有很多制药巨头因创新不足而陷入危机。然而没有任何一个企业能够持续保持创新活力，因此，并购对于制药企业发展而言，是亘古不变的话题。

九、制药企业常青树

制药行业的竞争归根结底是创新能力的竞争，然而历史证明没有任何企业能够保持连续不断地创新，在研发投资回报不成比例的时候，就必须及时调整战略，及时对外合作引进或通过并购来缓解产品线的危机，对于销售能力较强的企业，还可以通过多元化的方式来均摊风险，以熬过寒冬，维持企业的基业常青。

对于百年巨头而言，整体都是成功的，但局部也有失败，兴衰更多是过程，而非结果。在这长达百年的行业持续巨变中，他们可能因为一时的高效创新，一时的市场机遇而扶摇直上，也可能因一时的创新乏力，一时的战略失误而深陷泥潭。对于中小企业而言，时间往往不会给予太多的机会，一步走错，就可能消失在历史的长河。因此，制定一个符合时代发展、顺应行业发展、适合企业自身发展的战略至关重要。基于创新药研发的高风险特点，制药企业在制定战略时，除了需要考虑自身特点及政治、经济、社会、技术等常规外部因素外，还需要结合治疗需求的变化和人类疾病谱的衍变。通常，创新药的发展，以科学技术的革新为动力，以人类疾病谱变迁为趋势，以顺应政策环境为依托，因此企业在制定发展战略时，必须结合内外部因素，实时定期地进行 SWOT 分析。

绝大部分企业都能建立自己的战略，而事实上只有其中少数企业能够建立起符合治疗趋势、科技发展、政策环境和自身优势的战略，能够及时制定合理战略并有效实施的企业则更是少之又少。为此，笔者撰写本书，分享二十余家制药巨头的成功发家案例，希望为广大生物医药研究领域的同仁提供思路与参考。

在战略之外，历史已经证明，制药企业要做到基业长青，必须着眼于长远发展，在追求利润的同时，还应该肩负社会责任！

参考文献

［1］Daemmrich A，Bowden ME. The Top Pharmaceuticals That Changed The World ［J］. C&EN special issue, 2005, 83（25）: 102

［2］王建英. 美国药品申报与法规管理［M］. 北京：中国医药科技出版社，2005

［3］Colorantshistory. Patent Medicines［DB/OL］. http://colorantshistory.org/ PatentMedicines.html

［4］Pharmatech.Decades of Change for the Top Pharmaceutical Companies ［DB/OL］. http://www.pharmtech.com/decades-change-top-pharmaceutical- companies

［5］Eli Lilly and company.Financial report 1994［DB/OL］. https://www.sec.gov/

［6］PhRMA. Profile report 2009-2020［EB/OL］. https://www.phrma.org/

［7］FDA. Milestones in U.S. Food and Drug Law［DB/OL］. https://www.fda.gov/ about-fda/fda-history/milestones-us-food-and-drug-law

［8］Sneader WE. History of Drug Discovery［M］. Wiley online. 2001 https://doi. org/10.1038/npg.els.0003090

［9］Armstrong GL, Conn LA, Pinner RW. Trends in Infectious Disease Mortality in the United States During the 20th Century［J］. JAMA, 1999, 281（1）: 61-66

［10］Siegel RL, Miller KD, Jemal A. Cancer statistics, 2020［J］. CA Cancer J Clin, 2020, 70（1）: 7-30

［11］Desborough MJR, Keeling DM. The aspirin story-from willow to wonder drug ［J］. Br J Haematol, 2017, 177（5）: 674-683

［12］Mohr KI. History of Antibiotics Research［J］. Curr Top Microbiol Immunol, 2016, 398: 237-272

［13］Aminov R. History of antimicrobial drug discovery: Major classes and health impact［J］. BiochemPharmacol, 2017; 133: 4-19

［14］Burns CM. The History of Cortisone Discovery and Development［J］. Rheum Dis Clin North Am, 2016, 42（1）: 1-14

［15］Pattichis K, Louca LL. Histamine, histamine H_2-receptor antagonists, gastric acid secretion and ulcers: an overview [J]. Drug Metabol Drug Interact, 1995, 12 (1): 1–36

[16] Falzone L, Salomone S, Libra M. Evolution of Cancer Pharmacological Treatments at the Turn of the Third Millennium [J]. Front Pharmacol, 2018, 91: 300

[17] Wall ME, Wani MC. Camptothecin and taxol: from discovery to clinic [J]. J Ethnopharmacol, 1996, 51 (1–3): 239–253

[18] Vincent T. DeVita Jr, Edward Chu. A Historyof Cancer Chemotherapy [J]. Cancer Research, 2008, 68: 8643–8653

[19] Okazaki T, Honjo T. PD-1 and PD-1 ligands: from discovery to clinical application The Japanese Society for Immunology [J]. INT IMMUNOL, 2007, 19 (7): 813–824

[20] Cross D, Burmester JK. Gene therapy for cancer treatment: past, present and future [J]. Clin Med Res, 2006, 4 (3): 218–227

[21] Dobosz P, Dzieciątkowski T. The Intriguing History of Cancer Immunotherapy [J]. Front Immunol, 2019, 10: 2965

[22] Tobert J. Lovastatin and beyond: the history of the HMG-CoA reductase inhibitors [J]. Nat Rev Drug Discov, 2003, 2 (7): 517–526

[23] The MJ. Human insulin: DNA technology's first drug [J]. Am J Hosp Pharm, 1989, 46 (11 Suppl 2): S9–11

[24] Bliss M. The history of insulin [J]. Diabetes Care, 1993, 16(Suppl 3): 4–7

[25] Lu RM, Hwang YC, Liu IJ, et al. Development of therapeutic antibodies for the treatment of diseases [J]. J Biomed Sci, 2020, 27 (1): 1–30

[26] Steenland K, MacNeil J, Vega I, et al. Recent trends in Alzheimer disease mortality in the United States, 1999 to 2004 [J]. Alzheimer Dis Assoc Disord, 2009, 23 (2): 165–170

[27] Eder J, Herrling PL. Trends in Modern Drug Discovery [J]. Handb Exp Pharmacol, 2016, 232: 3–22

[28] Schuhmacher A, Wilisch L, Kuss M, et al. R&D efficiency of leading pharmaceutical companies–A 20-year analysis [J]. Drug Discov Today,

2021, S1359-6446（21）: 00236-1

［29］ Santos R, Ursu O, Gaulton A, et al. A comprehensive map of molecular drug targets［J］. Nat Rev Drug Discov, 2017（16）: 19-34

［30］ Warner KD, Hajdin CE, Weeks KM. Principles for targeting RNA with drug-like small molecules［J］. Nat Rev Drug Discov, 2018, 17（8）: 547-558

［31］ Sun X, Gao H, Yang Y, et al. PROTACs: great opportunities for academia and industry［J］. Signal Transduct Target Ther, 2019, 4（64）: 64

［32］ Hessler G, Baringhaus KH. Artificial Intelligence in Drug Design［J］. Molecules, 2018, 23（10）: 2520

［33］ Chan HCS, Shan H, Dahoun T, et al. Advancing Drug Discovery via Artificial Intelligence［J］. Trends Pharmacol Sci, 2019, 40（8）: 592-604

［34］ Kumar BR. Wealth Creation in the World's Largest Mergers andAcquisitions［M］. Switzerland: Springer Nature, 2019

［35］ Alfred D, Chandler Jr. Shaping the Industrial Century The Remarkable Story of the Evolution of the Modern Chemical and Pharmaceutical Industries［M］. Massachusetts, US: Harvard university press, 2009

第二章

辉瑞：现代药品销售的缔造者和
并购交易的集大成者

辉瑞总部位于美国纽约，2020 年拥有员工 7.85 万名，总营收达 419 亿美元。作为全球的制药巨头之一，辉瑞在全球拥有 40 个生产基地，业务遍布约 125 个国家和地区。这家成立于 1849 年的制药公司，最初是从化工业起家，它之所以成功，是巧妙地抓住了每一次创新药发展的黄金时期，是投资并购的集大成者和现代药品销售模式的缔造者。在过去的 30 多年里，辉瑞的快速发展成为制药界的佳话，其全球药品销售额排名从 1990 年的第 14 名很快跻身于 2000 年的第 1 名，并连续 10 余年蝉联桂冠。辉瑞的发展史充满传奇色彩，许多事迹值得广大业界同仁学习和借鉴。

一、故事从柠檬酸说起

1849 年，来自德国的两位表兄弟联合创建了辉瑞，其中表弟 Charles Pfizer 是一位化学家，表兄 Charles Erhart 是一位糖果商人。尽管这两位德国人家境殷实，但富有冒险精神的他们选择移民美国，开拓事业。初到美国的两兄弟发现，当时美国并不具备生产特种化学品的能力，于是开始考虑在美国生产这些产品以替代高价进口，并用 3500 美元在布鲁克林创办了自己的公司。公司成立后的第一个产品是 santonin（一种味极苦的驱虫药），为了解决味苦的问题，两兄弟引入了"糖果"的元素，产品很快取得了巨大的成功。在此之后，该公司又陆续生产出多种产品，包括硼砂、樟脑、酒石酸和碘等。

1861 年，美国南北战争爆发，为辉瑞公司的特种化学品带来了绝佳的发展机遇，在战争期间，辉瑞持续向军方提供军需药品，生意迅速做大，到 1865 年时，辉瑞的年销售额已达 140 万美元。南北战争结束以后，辉瑞迅速改变了赚钱思路，开始向软饮料生产商供应柠檬酸，到 19 世纪末 20 世纪初，辉瑞已经成为美国最大的化工企业之一。早期的辉瑞"以高质量的产品""精湛的技术""可靠的性能"和"以客户为中心"而闻名全美，销售额在 1906 年时就已达 340 万美元。尽管业务发展非常迅速，但提取柠檬酸的原材料一直只能从欧洲进口，一战爆发后，意大利中断了柠檬酸原材料的供应，辉瑞遇到了前所未有的危机。

好在天无绝人之路，辉瑞没过多久就找到了化学家 James Currie，而 Currie 因为发现乳制品发酵的副产物中含有柠檬酸而引起了辉瑞的注意。加入辉瑞后，James Currie 和他的助手 Jasper Kane 开始着手发酵生产柠檬酸的研究，经过不断地改良发酵工艺，最终获得了技术突破。最终，发酵方法逐渐替代了传统提取工艺，到 1929 年时，辉瑞已经不需要再进口任何柑橘制品来生产柠檬酸。

发酵技术让辉瑞摆脱了柠檬酸的进口依赖，这对企业而言意义非常巨大；但发酵为辉瑞带来的转机不止是柠檬酸，还有青霉素。

二、抗生素带来的飞黄腾达

1928 年，英国人亚历山大–弗莱明发现了青霉素，因为青霉素巨大的药用潜力，当时很多科学家都致力于青霉素的产业化研究。1941 年二战爆发，期间纳粹对伦敦进行频繁空袭，大量的伤者使得英国人对青霉素工业化的需求更加迫切。为了争取美国科学家的帮助，牛津大学的霍华德弗洛里博士前往美国，请求美国政府给予帮助。

考虑到辉瑞曾经使用发酵技术生产柠檬酸，美国政府率先接洽了辉瑞。此后不久，Jasper Kane 博士就开始了青霉素的实验室研究，1942 年，辉瑞生产出一烧瓶的青霉素，经过分装后卖给军方，赚到 15 万美元，同年辉瑞在特拉华州挂牌上市。1943 年，辉瑞使用盘式发酵得到 24mg 的青霉素，经论证后，1944 年辉瑞花费 300 万美元在布鲁克林买下一座老冰厂，改用罐式发酵法批量生产青霉素，经过 4 个月的基础设施改造，建成了在当时规模最大的青霉素工厂。经过不断的工艺改进，1944 年辉瑞的青霉素终于实现量产。这一年，辉瑞为法国登陆作战的联军提供了 90% 的青霉素；至 1944 年底，辉瑞生产的青霉素总量高达 75kg（1250 亿牛津单位）。

二战以后，美国政府放开了对青霉素的管制，允许青霉素民用化。1946 年，辉瑞买下二战时期的旧造船厂（Groton Victory Yard）用于提高青霉素的产能。随着青霉素的大量生产，辉瑞赚到了一大桶金。这一年，辉瑞的销售额达到了 4300 万美元。在随后的几年内，这座装备 10000 加仑发酵罐的五层建筑开足马力地为辉瑞生产青霉素，使得辉瑞的青霉素产量达到全美的 85%，占全世界的一半。

然而，由于青霉素没有专利，这块共享的大蛋糕很快被瓜分殆尽。短短几年内，就有 20 家公司能够量产青霉素，激烈的竞争使得青霉素价格迅速下滑。然而通过青霉素赚得大把美钞的辉瑞已经有能力开发新的产品来接替青霉素。辉瑞最初研发的是链霉素，然后是土霉素。1950 年，辉瑞的土霉素获批上市，相比于青霉素，土霉素的抗菌谱更广，根据当时的研究报道，土霉素可对 100 种疾病有效。依靠土霉素，辉瑞正式进军制药行业，土霉素成为辉瑞史上的第一个品牌药，两年间其销售额就达到 4500 万美元。在随后的十几年里，土霉素为辉瑞带来约 5 亿美元的销售收入。

三、多元化的困境

说到辉瑞，就不能不提销售天才 John McKeen。McKeen 其实是一名化学工程师，1926 年毕业后就加入了辉瑞，因卓越的才华，1945 年被提升为副总裁，并在 20 世纪 50 年代晋升为 CEO、董事会主席。因为 McKeen，辉瑞推出了首个抗生素品牌药土霉素，也使得辉瑞成为当时抗生素行业的遥遥领先者。由于缺少销售资源，McKeen 决定绕开分销公司，直接把土霉素卖给零售商和医院，并让销售人员负责指定的区域，通过会议、电话、赞助活动等方式向医务人员推广产品。这种在当时被看作"奇葩"的销售策略却获得了极大的成功，土霉素上市后第一年的销售额就高达 1500 万美元。为了增加产品的影响力，该公司还在美国医学会杂志（*Journal of the American Medical Association*）上投放了大量广告，有资料显示，该公司两年时间花掉的广告费就达到 750 万美元。

McKeen 的销售模式与当今的药品销售方式已经非常接近，1953 年时，辉瑞的销售额已经暴涨至 1.27 亿美元，这几乎是一年前的 2 倍，而销售人员也从 1950 年的 55 人扩张到 1953 年的 1300 人。1954 年，辉瑞的技术人员对氯四环素结构修饰，合成出四环素（tetracyn），1957 年又改造出了 sigmamycin，随着产品的增多，辉瑞在抗生素市场的控制力进一步增强。20 世纪 50 年代后期，McKeen 已经不满足美国市场所带来的利润，于是开启了全球化的战略，从欧洲开始，市场逐渐扩张到其他国家和地区。

1960 年，McKeen 提出了一个 "5 × 5" 计划，要在 1965 年（5 年）实现 5 亿美元的销售目标。然而，理想很丰满，现实总是不尽如人意。20 世纪 60 年代以后，美国政府开始整顿药品广告，对药价进行了限制，迫于营收的压力，辉瑞只能加大全球化的力度，并开始跟随大流一起多元化。在 1961 ～ 1965 年间，辉瑞以股票或现金形式支出了 1.3 亿美元，收购了 14 家经营领域包括维生素、动物抗生素、化学药品和化妆品的公司，到 1965 年时，辉瑞旗下已经有 38 家子公司，主营领域拓展至滴眼液、涂敷药、肥皂、化妆品、护肤品、香水、剃须皂等等，总销售额为 2.2 亿美元，与 McKeen 的预期依然相差甚远。

20 世纪 60 年代后期，创新药的春风初次席卷美国大地，制药领域似乎又迎来了新的黄金时期。1965 年，McKeen 的多元化战略几乎宣告失败，Jack Powers 接替 McKeen 成为新的 CEO，相比于 McKeen，Powers 的运营思路相对保守，更加注重于处方药的培育，在他主导辉瑞的 7 年时间里，制药业务有了明显的起色。

尽管 McKeen 的多元化战略未让辉瑞达到预期的销售目标，但对辉瑞发展产生了极其深远的影响。他认为在救人之外，辉瑞的目标是从一切可营利的东西上获得利润。或许在他这种观点的影响下，辉瑞才有此后接二连三的大规模并购。

四、重新聚焦处方药

进入 20 世纪 70 年代以后，化工行业的发展速度开始下降，而制药行业的发展却日新月异。在此期间，美国的新药如雨后春笋般涌现，从降压药到降糖药，再到精神病药等等。除了创新药物研发，载药系统的研究也在美国遍地开花，生物制药亦开始渐渐萌芽。在 Powers 的主导之下，1971 年，辉瑞成立了中央研究部（Central Research），在持续增加研发投入的同时，逐渐加大对外合作的力度。在整个 20 世纪 70 年代，辉瑞得到非常显著的发展，销售额从不足 10 亿美元增长到 30 亿美元。但进入 20 世纪 80 年代以后，辉瑞感觉到其在制药行业的绝对优势正在渐渐淡去，而当时从创新药中得到甜头的默沙东营收却扶摇直上。认清现状的公司高层进一步把重心挪回到处方药业务，将研发投入与销售额的占比从 1980 年的 5% 增加到 1988 年的 9%。

早期巨大的研发投入没有让辉瑞失望，进入 20 世纪 80 年代后，辉瑞先后收获了降压药 Procardia（硝苯地平，拜耳授权）、利糖妥（格列吡嗪）、解热镇痛药 Feldene（吡罗昔康）、抗真菌药大扶康（氟康唑）、抗生素先锋必（头孢哌酮）等产品，这些产品先后为辉瑞带来巨大的销售收入，其中吡罗昔康还成为"重磅炸弹"药物。

此外，辉瑞还非常重视产品的升级，邀请 ALZA 合作，对硝苯地平、格列吡嗪和多沙唑嗪等产品进行升级，制成渗透泵片以延长产品生命周期，其中 1989 年上市的 Procardia XL 还达到"重磅炸弹"级别，成为辉瑞 20 世纪 90 年代初最畅销的产品之一。

尝到药物创新的甜头后，辉瑞在斯特尔的领导下重新聚焦于制药主业，1990 年，辉瑞卖掉了经营百年的柠檬酸业务，1992 年剥离了专业化学品和难溶化学品业务，后来又出售了化妆品和香水业务，把刚到手两年的漱口水业务卖给高露洁，把心脏瓣膜业务卖给意大利菲亚特的子公司……经过一系列的资源优化，辉瑞集中优势兵力对创新药发起了总攻。

20 世纪 90 年代初，辉瑞开始进入创新药研发的收获期。左洛复（舍曲林）、希舒美（阿奇霉素）和络活喜（氨氯地平）三大产品在 1992 年上市，且先后达到"重磅炸弹"级别。尽管如此，辉瑞在当时的美国制药巨头里还排不到一线，1993 年，辉瑞以 74 亿美元的年销售额排在全美制药业第 6 位，落后于百时美施贵宝、默沙东、史克必成、雅培和 AHP（惠氏）；如果把范围放大到全世界，辉瑞排名还进不了前十强。20 世纪 90 年代中后期，随着络活喜、左洛复和希舒美三大产品的走俏，辉瑞的销售额开始稳健上升。随着研发的逐渐推进，辉瑞又收获了万艾可，药品销售额从 1989 年的 42 亿美元上升到 1999 年的 162 亿美元，平均增长率达 284%。此间，辉瑞的研发投入也翻了 6 倍，高达 28 亿美元。

五、成为辉瑞爆款的万艾可

谈辉瑞，就不得不提到万艾可。

早在 20 世纪 60 年代，药理学家就开始关注男性的勃起功能障碍（ED），在长达十几二十年的研究中，逐渐对该疾病有了全面的认识，但遗憾的是创新药研发迟迟未获突破，ED 一直是医学界棘手的难题。

西地那非其实早在 1989 年就被合成了出来，但辉瑞合成西地那非的初衷并不是治疗 ED，而是用于心绞痛和高血压。1991 年，西地那非进入了临床试验。在 1991 ~ 1992 年开展的早期临床试验中，研究人员发现西地那非具有一定的血管舒张活性，可使健康受试者的血压下降，而且更为有趣的是单用西地那非时，血压下降幅度不大，但与硝酸甘油联合使用时，血压会大幅下降。西地那非半衰期较短，且连续服用会发生多种不良反应，因此在降血压的道路上，西地那非的前景并不明朗。

然而其中的一种不良反应引起了研究人员的注意：在一项临床试验中，8 名接受了 75mg 西地那非治疗的男性，其中 5 名出现生殖器勃起倾向增加，9 名接受 50mg 治疗的男性，3 名出现生殖器勃起倾向增加。在另一项针对心绞痛设计的临床试验中也出现了相似的结果，而且研究人员发现连续 10 天高剂量服用西地那非，一些受试者报告称生殖器勃起比平时更频繁或持续时间更长。起初，这种"不良反应"的报告并未引起重视，1991 年 4 月，西地那非的一项临床试验宣告失败，但有趣的事情发生了——参与临床试验的受试者都不愿意交出余下的药物，于是辉瑞的研究人员开始觉得西地那非在 ED 适应证上还可以"做文章"。

1993 年之后，辉瑞内部开始在 ED 人群中开展了小规模的临床试验，尽管疗效很出色，但西地那非的作用机制依然不明确。而几乎在西地那非进入临床试验的同一时期，ED 的病理学研究也取得了很大的突破，科学家们意识到，生殖器的勃起是阴茎血管扩张引起的，而在勃起过程中起关键性作用的是一种名为一氧化氮的分子。基于学术界已经逐渐成熟的理论，辉瑞研究员在 1994 年发现了 5 型磷酸二酯酶（PDE5）在海绵体和血管系统中高表达，选择性抑制 PDE5 可增强性刺激释放 NO 引起的 cGMP 信号，从而使得生殖器在受性刺激时获得更持久的勃起。

这种独特的作用方式让西地那非相比于传统的 ED 疗法更具优势，并赋予西地那非巨大的商业价值。1994 年之后，西地那非开始进入 ED 适应证的全面开发阶段，经过长达 4 年的大规模临床试验，最终获得 FDA 批准上市，商品名为万艾可（也名为"伟哥"）。万艾可在上市后第 2 年就达到"重磅炸弹"级别，并很快成为家喻户晓的明星药物。在西地那非上市之后，辉瑞再次回过头来考虑该药在心血管疾病方面的成药性，最终获批用于肺动脉高压治疗。

截至 2018 年，西地那非已为辉瑞带来近 380 亿美元的销售额，为辉瑞发动大规模并购提供了巨大的财力支持。不得不说，不论是辉瑞的发家史还是万艾可的研发历程，都是药界的传奇故事；可以说辉瑞成就了万艾可，也可以说万艾可成就了辉瑞……

六、并购与研发

如果说辉瑞的发展史可以分三大阶段，那么初期起家阶段的最大成功是巧妙地将药与糖结合，中期发展阶段的最大成功是开创了全新的药品销售模式，而近期强盛阶段的最大成功就是巧妙地并购。基于成功的并购，辉瑞在全球制药巨头中的排名，从 1990 年的 16 名上升到 1999 年的第 1 名，并独霸榜首近 20 年。

20 世纪 90 年代后期，创新药物开发成本整体飙升，美国新药研发平均成本从 1975 年的 1.38 亿美元上升到 2000 年的 8.02 亿美元。创新药开发成本的飙升使得利润日益单薄，风险却日趋增大。不仅如此，辉瑞的研发系统自身也存在问题，辉瑞的研发效率低于制药巨头的平均水平。有数据显示，1996 ～ 2001 年间，辉瑞申请了 1217 项新化合物专利，平均每项成本为 1750 万美元，默沙东申请了 1933 种化合物专利，平均每项成本仅为 600 万美元。尽管如此，辉瑞也并没有放弃研发，2000 ～ 2020 年间的累积研发投入高达 1600 亿美元，是除罗氏之外，在过去 20 年里累积研发投入最多的企业。

由于研发效率低下，支撑营收持续高速上涨的后续产品匮乏，企业的高管们不得不另辟蹊径谋出路，随着压力的剧增，当年 McKeen 的战略再一次被放到台前，而第一个进入辉瑞视野的是合作伙伴 Warner-Lambert（华纳－兰伯特）。1996 年，辉瑞从华纳－兰伯特的子公司 Parke-Davis 获得了立普妥（阿托伐他汀）的美国分销权，然而这个 "me-too" 药物的市场影响力大大超过了辉瑞的预期，在第三个完整财年的销售额就超过了 30 亿美元。为了 "肥水不流外人田"，辉瑞在 2000 年拿出了 "倾其所有" 也要吃掉华纳－兰伯特的决心，最终以 900 亿美元的代价将该公司收入麾下。通过对华纳－兰伯特的并购，辉瑞的销售额首次达到 280 亿美元规模。

辉瑞兼并华纳－兰伯特堪称药界的史诗级并购案，通过这起收购，辉瑞不仅获得了立普妥的独家权益，还获得了 Viracept(奈非那韦)、普瑞巴林（在研）和李施德林（漱口水）、Benadryl（抗过敏药）、Sudafed（盐酸伪麻黄碱）、Wilkinson（剃须刀）等一系列知名消费品。合并后的新辉瑞将拥有 8 个年销售额超过 10 亿美元的产品，而且在合并后的三年内可节省开支达 16 亿美元，收益也有望在三年内以 25% 的复合增长率增长。不仅如此，因为集两家公司之所长，辉瑞在完成对华纳－兰伯特的收购之后，研发投入可达到 47 亿美元，研发管线里汇集了 130 多个产品，将持续保证辉瑞在心血管和中枢神经系统领域的领先地位。成功地兼并华纳－兰伯特让辉瑞股价大涨，而股价的上涨，让辉瑞可以募集更多的资金用于发动新的并购。

在辉瑞的产品线中，西乐葆（塞来昔布）一直都是一个潜力股，然而西乐葆是由 Searle 研发，辉瑞只是取得了共同销售权益。为了独享重磅炸弹带来的红利，2002 年，辉瑞以 600 亿美元的开价，对 Searle 的母公司法玛西亚发起了收购。除了西乐葆，辉瑞在这起兼并中，还获得了 Bextra（伐地考昔）、得妥（托特罗定）、Xanax（阿普唑仑）、适利达（拉坦前列素）和斯沃（利奈唑胺）等知名产品，除了处方药，OTC 和保健业务也可获得大幅的加强。在完成对法玛西亚的兼并之后，辉瑞的药品销售额首次超过了 460 亿美元，不但巩固了全球第一大制药巨头的地位，而且随着法玛西亚研发管线的并入，辉瑞将在心血管、内分泌、中枢神经系统、骨骼肌肉、泌尿和眼科建立起领先的地位。

尽管并购法玛西亚并没有像收购华纳–兰伯特一样，股票在一年内出现大幅上涨，但在辉瑞强大的销售之下，十几个产品最终成为医药市场的重磅炸弹，立普妥更是成为年销售额突破 130 亿美元的"药王"。然而任何产品都有生命周期，辉瑞的多个重磅炸弹都在 2010～2015 年间面临专利悬崖，为了应对这种即将到来的危机，未雨绸缪的辉瑞在 2009 年再次发动了一起史诗级的并购案。最终，辉瑞以 680 亿美元的代价让惠氏进入了他的怀抱。

通过对惠氏的收购，辉瑞获得了 Geodon（齐拉西酮）、Sutent（舒尼替尼）、Enbrel（依那西普）、Prevnar（肺炎疫苗）等重磅产品，让产品线中年销售额超过 10 亿美元的产品数量增加到 17 个，与此同时，研发管线也得到了有效补充，新增了 6 个疫苗和 27 个治疗用生物制品。这一次收购不仅让辉瑞成为全球领先的妇女保健巨头和生物制药巨头，还让辉瑞在三年之内节省开支达 40 亿美元。

三次大规模成功并购让辉瑞高管觉得资本扩张策略屡试不爽，以致辉瑞在后来的几年里，一旦营收出现压力就想到并购。2010 年以来，辉瑞一直没有放弃寻找大规模并购的目标，从阿斯利康到艾尔建，开价从 1170 亿到 1600 亿，尽管两次并购均以失败告终，但也说明辉瑞的资金的确很充裕。中小规模的并购方面，辉瑞在 2010 年收购了 King Pharma，获得阿片药物管线，2015 年收购了 Hospria 获得医疗器械业务，2016 年又收购了 Medivation 和 Anacor，获得恩杂鲁胺和克立硼罗等小分子药物，但这些中小规模的并购无法让辉瑞在制药巨头中保持绝对的优势。在高速发展的生物药的驱动下，罗氏、强生、诺华和默沙东的销售额增长都非常迅速，如果辉瑞没有一笔大规模的并购，在未来的 5 年里（2020~2024），或许会跌出排行榜的前五，甚至落后于大手笔并购了艾尔建的艾伯维以及并购了 celgene 的百时美施贵宝。

辉瑞人坚信："在救人之外，我们的目标是从一切可盈利的东西上获得利润"。在完成了战略调整和对普强的剥离之后，辉瑞的人均效能大幅提高，似乎已经为发动新一轮并购做好了准备，或许并购之箭已经在弦上……

七、辉瑞成功的启示

辉瑞成功的秘诀之一：辉瑞是一家善于利用手头重磅产品去换取更多重磅产品的公司，首先通过络活喜等系列产品获取的资源并购到了华纳－兰伯特，获得重磅炸弹立普妥和乐瑞卡。此后又基于立普妥、络活喜和万艾可等产品的资源兼并了法玛西亚普强，获得西乐葆；再后来又吞并惠氏，拿下沛儿。这一系列的演化过程犹如"贪吃蛇"游戏。

辉瑞成功的秘诀之二：能够将并购来的资源完美整合。或许很多研发人对辉瑞的评价不高，因为辉瑞几乎每一次大规模并购后都要大规模裁员。然而裁员就是一种资源整合的过程，剥离手中重复的、不需要的资源可以让企业"瘦身"，使运营成本下降，利润最大化。对于企业而言，只有利润高才能有更多钱去做更多的事情。

辉瑞成功的秘诀之三：对产品的巧妙包装，从多元化角度打造自己的产品线。尽管自研和收购的产品线已经很全面，但辉瑞仍然不忘代卖产品，通过代卖产品，辉瑞将销售成本降到最低。与此同时，只有产品越多，销售管线才会越强大，然而强大的销售管线往往是产品市场冲击力的保证。坦白地说，如果抛开辉瑞，很多产品的销售额都不一定能达到今天的高度。

辉瑞成功的秘诀之四：强大的销售。辉瑞是最擅长卖药的公司之一，如果抛开辉瑞，很多明星药品的销售额都可能无法达到今天的高度，如立普妥。尽管立普妥疗效有一定的优势，但当时 Parke–Davis 的母公司华纳－兰伯特依然没有充足的信心，因为辉瑞强大的销售能力，该公司才将立普妥的美国分销权给了辉瑞。辉瑞为了将立普妥做成"超级重磅炸弹"，一方面积极开展临床试验，并通过上万名销售代表将立普妥的安全有效性证据第一时间传递给临床医生；另一方面，辉瑞还巧妙地设计了用药剂量相关的价格策略，尽管立普妥 FDA 批准的最大剂量是 80mg，但 10mg 剂量的疗效就能与其他他汀类药物媲美，这样 10mg 对医生、患者而言，就有一种"安全有效""经济实惠"的感觉，10mg 就可实现与其他产品的价格差异化，而且为预防用药做好了铺垫。除此以外，辉瑞还投放了大量的广告，通过文章、协会、活动、新闻等各种途径影响患者，以快速提高药品的用户群和使用率。通过巧妙地、综合地运用各种策略，辉瑞不但让立普妥在众多他汀中很快脱颖而出，还让它最终成为了史诗级的药王。

辉瑞成功的秘诀之五：开放的产品研究和开发。大公司做研发效率低，发展多渠道的合作是必然趋势。近年来美国很多中小型研发公司因模式灵活，运作效率极高，偶尔还能研发出潜在的"重磅炸弹"。面对这样的情况，实行"拿来主义"既可以有效利用研发资源，又能有效利用现金资源，一举两得。尽管近年来辉瑞奉行"拿来主义"，在一定程度上压缩了研发人员规模，但就此认为辉瑞不注重研发是有失偏颇的。辉瑞只是将研发和兼并有效地融合，自 2000 年以来，辉瑞累积研发投入仅次于罗氏，高于其他任何制药巨头。

辉瑞成功的秘诀之六：不攒钱。尽管辉瑞资产规模非常大，但持有的现金却不多，一有钱就寻找投资或收购目标将钱花掉。另外，从辉瑞 2003 年以前的财务报告中不难发现，尽管辉瑞的营收和利润在高速上涨，但辉瑞的中长期债务也在高速上涨，2002 年的债务高达 118 亿美元。

附：辉瑞及其子公司吞并的企业一览

2000 年辉瑞收购 Warner-Lambert，900 亿美元

　→ 1955 年 William R.Warner 与 Lambert Pharma 合并组成 Warner-Lambert

　→ 1976 年 Warner-Lambert 收购 Parke-Davis

　→ 1993 年 Warner-Lambert 收购 Wilkinson Sword

　→ 1999 年 Warner-Lambert 收购 Agouron

2002 年辉瑞收购 Pharmacia，690 亿美元

　→ 1995 年 Farmitalia、Kabi Pharma 和 Pharmacia Aktiebolaget 合并成 Pharmacia AB

　→ 2000 年 Pharmacia AB 与 The Upjohn Company 合并组成 Pharmacia & Upjohn

　→ 2000 年 Pharmacia & Upjohn 收购 Monsanto

　→ 2000 年 Pharmacia & Upjohn 收购 Searle

　→ 2002 年 Pharmacia 剥离 Monsanto

2003 年辉瑞收购 Esperion Therapeutics

2004 年辉瑞收购 Meridica，1.25 亿美元

2005 年辉瑞收购 Vicuron Pharma，19 亿美元

2005 年辉瑞收购 Idun pharma，3 亿美元

2005 年辉瑞收购 Angiosyn，5.27 亿美元

2005 年辉瑞收购 Bioren

2006 年辉瑞收购 Powermed

2006 年辉瑞收购 Rinat neuroscience

2007 年辉瑞收购 Coley Pharma，1.64 亿美元

2007 年辉瑞收购 CovX

2008 年辉瑞收购 Encysive Pharma，1.95 亿美元

2008 年辉瑞收购 Serenex

2008 年辉瑞剥离 Esperion Therapeutics，13 亿美元

2009 年辉瑞收购惠氏，680 亿美元

→ 1931 年 American Home Products 收购 Wyeth 组成新 Wyeth

→ Wyeth 收购 Chef Boyardee

→ Wyeth 收购 S.M.A. Corporation

→ 1943 年 Wyeth 收购 Ayerst Laboratories

→ 1945 年 Wyeth 收购 Fort Dodge Serum Company

→ Wyeth 收购 Bristol–Myers 动物保健部门

→ Wyeth 收购 Parke–Davis 动物保健部门

→ Wyeth 收购 A.H. Robins

→ 1982 年 Wyeth 收购 Sherwood Medical

→ 1994 年 Wyeth 收购 American Cyanamid

→ Wyeth 收购 Lederle Laboratories

→ 1995 年 Wyeth 收购 Solvay 动物保健部门

→ 2002 年 Wyeth 收购 Genetics Institute, Inc.

2010 年辉瑞收购 King Pharma，36 亿美元

→ Monarch Pharma John

→ King Pharma

→ Meridian Medical

→ Parkedale Pharma

→ Monarch Pharma

2010 年辉瑞收购 Foldrx

2011 年辉瑞收购 Synbiotics Corporation

2011 年辉瑞收购 Icagen

2011 年辉瑞收购 Ferrosan 非处方药业务

2011 年辉瑞收购 Excaliard Pharma

2012 年辉瑞收购 Alacer Corp

2012 年辉瑞收购 Next Wave Pharma，6.8 亿美元

2013 年辉瑞剥离 Zoetis

2014 年辉瑞收购 Innopharma，2.25 亿美元

2014 年辉瑞收购 Baxter Int 疫苗业务，3.65 亿美元

2015 年辉瑞收购 Redvax GmbH

2015 年辉瑞收购 Hospira，170 亿美元

　　→ 2007 年 Hospira 收购 Mayne Pharma

　　→ Hospira 收购 Pliva–Croatia

　　→ 2009 年 Hospira 收购 Orchid Chemicals & Pharma 仿制药和注射剂
　　　部门

　　→ 2010 年 Hospira 收购 JavelinPharma

　　→ 2010 年 Hospira 收购 TheraDoc

2016 年辉瑞收购 Anacor Pharma，52 亿美元

2016 年辉瑞收购 Bamboo Therapeutics，6.54 亿美元

2016 年辉瑞收购 Medivation，140 亿美元

2016 年辉瑞收购阿斯利康抗生素部门，15.75 亿美元

2016 年辉瑞收购 Bind Therapeutics，0.4 亿美元

2019 年辉瑞收购 VivetTherap 15% 股权，6.86 亿美元

2019 年辉瑞收购 Therachon Holding，8.1 亿美元

2020 年辉瑞收购 Arixa Pharma，价格未知

参考文献

［1］Company-Histories. Pfizer Inc［DB/OL］. http://www.company-histories.com/Pfizer-Inc-Company-History.html

［2］Pederson JP. International Directory of Company Histories，Vol.38［M］. Mississippi US：St. James Press，2001

［3］Pfizer. Pfizer history［DB/OL］. https://www.pfizer.com/people/history

［4］Pfizer Inc. Company Profile，Information，Business Description，History，Background Information on Pfizer Inc［DB/OL］. https://www.referenceforbusiness.com/history2/42/Pfizer-Inc.html

［5］Pfizer. Financial Report 1998-2020［DB/OL］. https://www.sec.gov

［6］FDA 数据库［DB/OL］. https://www.fda.gov/

［7］Joseph G. Lombardino：A Brief History of Pfizer Central Research［J］. Bull His Chem，2000，25（1）：10-15

［8］Kingston W. Antibiotics，invention and innovation［J］. Research Policy，2000，29（6）：679-710

［9］Eenstweber. National Academy of Engineering-Memorial Tributes：Volume 1（John E. McKeen）［M］. 1979. The National Academies Press. https://doi.org/10.17226/578

［10］Kumar BR.（2019）Acquisitions by Pfizer. In：Wealth Creation in the World's Largest Mergers and Acquisitions. Management for Professionals［M］. Springer，Cham. https://doi.org/10.1007/978-3-030-02363-8_8

［11］Harrison JS，Gowan RM，Neill KO，et al. Pfizer（case study 2017）Robins schoolofbusiness：https://robins.richmond.edu/documents/cases/Pfizer2017.pdf

［12］Kazda S. The Story of Nifedipine. In：Lichtlen PR，Reale A.（eds）Adalat［M］. Springer. 1991. https://doi.org/10.1007/978-3-642-85498-9_3

［13］Osterloh IH. The discovery and development of Viagra®（sildenafil citrate）. In：Dunzendorfer U.（eds）Sildenafil. Milestones in Drug Therapy MDT［M］. Switzerland：Birkhäuser，Basel. 2004. https://doi.org/10.1007/978-3-

0348-7945-3_1

［14］ Roth BD. The discovery and development of atorvastatin, a potent novel hypolipidemic agent ［J］. Prog Med Chem, 2002（40）: 1-22

［15］ Pederson JP. International Directory of Company Histories, Vol. 10 ［M］. Mississippi US: St. James Press, 1995

［16］ VottelerT. International Directory of Company Histories, Vol. 50 ［M］. Mississippi US: St. James Press, 2003.

［17］ Pederson JP. International Directory of Company Histories, Vol. 8 ［M］. Mississippi US: St. James Press, 1994

［18］ Kumar BR. Acquisitions by Pfizer. In: Wealth Creation in the World's Largest Mergers and Acquisitions. Management for Professionals ［M］. Springer online, 2019. https://doi.org/10.1007/978-3-030-02363-8_8

［19］ 中国医保商会信息部. 辉瑞：并购大佬启示录 ［J］. 国际技术贸易, 2011, 000（005）: 82

［20］ 舒华丽. 试论跨国制药巨头的并购——通过并购做大做强的辉瑞模式案例研究 ［D］. 广州: 中山大学, 2011

［21］ 陈福. 王凡（摄影）. 辉瑞大药模式——营销＋并购研发后进的现实选择 ［J］. 新财富, 2010（10）: 70-86

［22］ 白东鲁, 沈竞康. 新药研发案例研究——明星药物如何从实验室走向市场 ［M］. 北京: 化学工业出版社, 2014

第三章

The Medicines Company："临床二次定位，变废为宝"模式的开创者和成功者

The Medicines Company（以下简称 Medicines MDCO）是美国的一家中型公司，一开始在全球范围内名不见经传，直到 2019 年，诺华以 97 亿美元的价格收购 Medicines，这家公司才进入很多业界同仁的视野。其实这个时候的 Medicines 已经打包卖掉了所有上市品种及相关业务，几乎只留下一个推进 Inclisiran（ALN–PCSsc）的团队。Inclisiran 的确很受人期待，是预期年销售额峰值达 40 亿～ 60 亿美元的超级"重磅炸弹"；但笔者相信，诺华花费 97 亿美元收购的不止是 Inclisiran，也包括 Medicines 的团队。抛开 Inclisiran 项目，Medicines 如何起家、如何获得 Inclisiran 非常值得深思。

Medicines 成立于 1996 年，创始人 Clive Meanwell 博士曾是罗氏的一位研发总监，在罗氏任职的时候，他就对新药研发的"捷径"提出了自己的独特见解，但遗憾的是没有被罗氏所采纳，因此他选择离开了罗氏，成立了 Medicines。20 世纪 90 年代后期的创新药研发成本已经高达几亿乃至几十亿美元，不仅一般初创型小公司承担不起，而且制药巨头也会因某些项目的开发失败而惨遭"滑铁卢"。Clive Meanwell 从其中寻觅到了商机，因此他把自己的发家思路定义为临床研发失败项目的二次定位和开发。简单来说，就是梳理临床试验失败项目，分析试验失败的原因，找出因临床定位不准确或临床试验设计失误而被淘汰的项目，与临床专家和 FDA 沟通，寻找二次开发的

路径和价值，再低价买下开发权，并试图复活那些"失败品"。

一、故事从比伐芦定说起

逻辑很简单，但实际运营过程永远比想象的复杂，故事就从水蛭素的类似物说起。

20世纪90年代初期，Biogen公司正在开展一种水蛭素类似物（BG8967，即比伐芦定）的抗凝研究，最终临床结果显示其疗效不及肝素，因而未达到试验终点。尽管已经进行了两项样本量多达4000人的大规模临床试验，但心灰意冷的Biogen于1994年终止了该项目的研发，随后，该项目作为一个巨大的伤痛而渐渐消失在人们的视野。然而就3年之后，Biogen收到了一份来自Medicines公司的意外惊喜。1997年3月，Biogen同意以200万美元（首付款）+800万美元（里程碑付款）的方式将比伐芦定的全球权益转让给Medicines，包括Biogen持有的临床试验数据、商标和专利。尽管金额不高，但对双方而言可谓皆大欢喜，毕竟当时的Biogen还是一个年净利润仅有4000万～5000万美元的Biotech公司，几百万美元已经是一笔不小的收入。

获得比伐芦定的全球商业化权益之后，Medicines重新评估了梗塞后心绞痛（急性心脏病发作后的胸痛）患者亚组的临床数据，并发现比伐芦定在该亚组患者中的安全性和有效性比肝素有明显的优势，这为产品的二次临床定位提供了强有力的线索。1997年8月，Medicines联系了FDA，召开了pre-NDA会议，并在同年12月首次向FDA提交了NDA。尽管该公司阐述了比伐芦定在治疗由经皮冠状动脉腔内成形术（PTCA）或肝素引起的血小板减少症（HAT）和血小板减少伴血栓形成（HITTS）方面的优势，且4次补充临床药理学和生物药剂学数据，但FDA专家委员会于1998年10月仍以缺乏安全性和有效性数据为由，投票否决了该产品。

首战受挫，对一个新公司而言是一个巨大的打击，但Medicines并未气馁，其分析总结了失败的原因，对此前提交的数据进行二次统计分析，得到了有力的回顾性分析结果，再次于1999年3月向FDA提交了NDA。然而，FDA并不为新增的回顾性分析结果而买单，最终第二轮NDA还是惨遭拒绝。不过这一轮NDA中，FDA给予了非常明确的指导性意见，认为该产品缺乏强有力的临床试验数据证明该产品的安全性和有效性，哪怕是非劣效性、等效性证据都能够接受。

经过两次失败后，1999 年 11 月，Medicines 第三次向 FDA 提交了 NDA。然而令 FDA 好奇的是，该公司并未新增任何临床试验的证据，只是改了适应证，更新了已开展临床试验的安全性数据。于是 FDA 很快与该公司召开了电话会议，提出了 FDA 所考虑的问题。在与 FDA 交涉之后，该公司在 1999 年开展了两项小规模临床试验，调整了剂量，最终第四轮 NDA 于 2000 年 12 月获得了 FDA 批准，适应证是与阿司匹林联用于 PTCA 术后不稳定型心绞痛患者的抗凝治疗。在获批上市的同时，FDA 要求其继续完成相关的有效性临床试验，有意思的是，FDA 批准该产品上市的主要依据，依然是此前那两项证明比伐芦定抗凝效果不及肝素的临床试验（C92-304-1 和 C92-304-2）。

虽然经历了多番周折，但仅 4 年时间，几百万美元的代价，Clive Meanwell 就成就了一个新药，不得不让业内同仁为之称道。比伐芦定的成功，对旁观者而言，故事似乎已经结束，但对 Medicines 而言，故事才刚刚开始。比伐芦定虽然获得了 FDA 的批准，但批准的适应证被严格限制，这或许只是 FDA 对临床需求的妥协，而且在批准产品时给 Medicines 留了"作业"——要求完成相关的安全性和有效性临床研究。为了扩大适用人群，Medicines 在产品上市之后，开展了多项临床试验，将经皮冠状动脉介入治疗（PCI）术后的抗凝纳入了说明书，又花 500 万美元从奈科明手中买回欧洲的销售权，并通过降低生产成本，把产品的利润做到最大。

产品上市是莫大的欢喜，但懂得未雨绸缪的 Medicines 却高兴不起来。由于比伐芦定的研发时间太长，专利保护期所剩无几，如果没有有效的专利保护，这无异于为他人作嫁衣。于是漫长的专利补偿申诉战又开始了。尽管在上市后不久，该公司就向美国专利局提交了专利补偿申请，但以"未及时申请"为由被拒绝，此后的多年里，该公司以多种理由多次向美国专利局提起申诉，但均未获得成功。直至 2009 年，该公司的儿科用药方案获得了 FDA 的批准，专利保护期依法获得 6 个月的延长至 2010 年 9 月。在多次申请专利延长受挫后，Medicines 于 2010 年起诉了美国专利局和美国卫生与公共服务部（FDA 所在机构），经过几轮的官司战，Medicines 获胜，专利期被延长至 2015 年 6 月。

　　至此，比伐芦定的传奇故事告一段落，该产品为 Medicines 累计带来了近50 亿美元的销售收入。

二、Medicines 与 Inclisiran 的渊源

　　有钱之后，扩大管线、降低运营成本是任何一个企业家都能想到的事情。在比伐芦定上市之后不久，该公司又物色了多个产品，最终从阿斯利康买下了氯维地平和坎格雷洛。这 2 个产品都是阿斯利康的"弃子"，共同的特点是半衰期都很短，不适合日常口服用药，Medicines 经过二次定位以后，以超低的价格将这 2 个药物买进，并推向了临床试验。可喜可贺的是氯维地平并没有给该公司带来太大的挑战，FDA 在 2008 年批准了该产品上市，用于手术中的高血压的控制。因为半衰期较短，医生可以通过调控滴注速度来及时控制患者的血压，Medicines 再一次变废为宝。但遗憾的是该产品是乳剂，生产工艺较为复杂，因为产品中出现金属颗粒而被 FDA 警告，适用情景也被严格限制，销售额几乎没超过 1000 万美元。相比于氯维地平，坎格雷洛的上市之路就坎坷了许多，2003 年买进该产品，2013 年才提交 NDA，首轮 NDA 还被FDA 拒绝，直到 2015 年才被批准上市。不过坎格雷洛的市场表现比氯维地平稍强，或许具有年销售额突破 1 亿美元的潜力。

　　在具有一定的资金基础后，Medicines 的扩张之路也不再限于二次定位的思维。迫于比伐芦定专利悬崖的巨大压力，该公司在 2009 年以 4200 万美元的价格收购了 Targanta Therap，获得抗生素 Orbactiv（奥利万星），2013 年分别又以 4.74 亿美元收购 Rempex、以 2.4 亿美元收购 ProFibrix，获得了 RPX–602（米诺环素注射剂）、Vaborbactam、Recothrom（凝血酶）等项目，建立了抗耐药菌感染和手术期止血的管线，加上已有产品，形成了围手术期降压、止血、抗凝和抗感染的产品群。

　　Medicines 与 Inclisiran 结缘始于 2012 年。众所周知，2010 年前后的几年是核酸药物研发史上最"黑暗时期"，但这也是"黎明前的黑暗"。在此期间，数家研究核酸的生物公司几经易手（如 arrowhead），干扰 RNA 引领者Alnylam 也遭遇到了资金紧缺的危机。看不到"曙光"的 Alnylam，最终于2013 年以 2500 万美元的首付款 +1.8 亿美元的里程碑付款 + 销售额提成的方

式，将 Inclisiran 的全球商业化权益转让给了 Medicines。事实上，当时已经有 2 个 PCSK9 单抗初现锋芒，Alnylam 对自己的 PCSK9 药物也没有多少信心，而 Medicines 的眼光和"变废为宝"的能力已经大名远扬。对于 Alnylam 而言，GalNAc 修饰递送技术平台几近成熟，管线非常强大，急需资金去推进项目，因此以 2500 万美元"低价甩卖"也是你情我愿的事情。

在收购 Inclisiran 之后，Medicines 根据自己的成功经验，巧妙地设计了临床试验，很快 I 期和 II 期临床试验就收获了喜人的数据。2015 年之后，Medicines 已经认识到 Inclisiran 的巨大发展潜力，但"重磅炸弹"往往是钱砸出来的。为了不影响项目的推进，Medicines 从 2015 年开始狂甩资产套现，先后打包卖掉了抗凝管线［Recothram（重组凝血酶）、PreveLeak（纤维蛋白）和 Raplixa（纤维蛋白）］、心血管管线［坎格雷洛、氯维地平和阿加曲班］和抗生素管线［Vabomere（Vaborbactam/美罗培南）、Orbactiv（奥利万星）和 Minocin（米诺环素）］，套现首付款＋里程碑付款合计约 15 亿美元。2017 年之后，全球大型 III 期临床试验正式开启，2018 年之后，III 期临床试验诱人的结果相继被曝出，于是就有了诺华 97 亿美元收购 Medicines 的焦点事件。

三、Medicines 带来的启示

尽管从诞生到消失（被收购），Medicines 只存在了 23 年的时间，但这 23 年时间里，该公司用平凡创造了奇迹。在创新药研发成本日益飙升的大背景之下，相信在 Medicines 之后，还会有多个企业延续"Medicines"的模式，其中杭州索元生物就是一个重要的"开拓者"。虽然杭州索元生物也是一家专门从事失败项目二次定位的公司，但该公司主要收购对部分患者表现出疗效的"失败项目"，通过基因筛选的方式，挑选出对药物敏感的患者群，精准缩小受试者范围后二次临床定位，以实现项目的"变废为宝"。

索元生物特色鲜明的发展模式让该公司成为我国资本市场的宠儿，索元生物的成功不仅进一步阐释了"Medicines"模式的可行性，而且在原有模式的基础上形成了崭新的 2.0 版本，相信随着各种新技术的不断普及，这种模式的应用场景还有望被进一步拓宽。

回顾历史不难发现，在过去的 100 年中，全球约有四五千个药物分子获

批上市，但这几千个药物的背后有几万个临床试验失败的项目（新药的临床研发成功率约 10%），只要不是因为安全性问题失败的项目，就有重新被定位的机会。在此之前，已经有多个公司重视到这一捷径，辉瑞的西地那非就是通过这种思路二次定位上市的。随着研发成本的不断攀升，临床失败产品的二次定位也必然越来越受人们的重视，在 2020 年获批上市的产品中，瑞德西韦也是一个范式案例。

思路转回到中国。集采之后，仿制药的投资回报率大幅下滑，国内大大小小的公司都开始大搞创新，但创新并不限于做创新药，技术创新、模式创新也是创新。如果不认清形势，一味地跟风，必然会重蹈 PD-1 的困局。江浙沪有几百家 Biotech 公司，几乎只要是有点潜力的靶点，早已经成为 "me too" 的红海，如果别人已经 "me too"，我们再进就变成了 "us too"，而 "us too" 的结局必然是集采。因此，笔者建议大家，不要轻易跟大流，要认清形势，找到适合自己的特色活法，而 Medicines 的发展历程，或许就可以提供一种范式的思路。

附：MDCO 收购的公司一览

2008 年，收购 Curacyte，价格未知

2009 年，4200 万美元收购 Targanta Therap，获得抗生素 Orbactiv（奥利万星）

2009 年，收购 Milano，价格未知

2012 年，2.9 亿美元收购 Incline Therap，这是一家专注术后疼痛管理的公司

2013 年，2.4 亿美元收购 ProFibrix，获得凝血酶和对抗耐药菌的抗生素管线

2013 年，收购 Tenaxis Medica，价格未知，这是一家做手术密封剂的公司

2013 年，4.74 亿美元收购 Rempex Pharma，获得对抗耐药菌的抗生素管线

2015 年，收购 Annovation，价格未知，这是一家做麻醉品和手术密封剂的公司

参考文献

［1］Anne Marie Knott. The Medicines Company（2019）：Innovating Innovation［EB/OL］. https://www.forbes.com/sites/annemarieknott/2019/03/11/the–medicines–company–innovating–innovation/?sh=51ba02ab5ae1

［2］FDA. Angiomax reviews（2020）［DB/OL］. https://www.accessdata.fda.gov/drugsatfda_docs/nda/2000/20873_Angiomax.cfm

［3］The Medicines Company. Annual Report 2000–2018［DB/OL］. https://www.sec.gov/

［4］Zacks investment research. The Medicines Company analysereport（2015）［EB/OL］. http://nt4.zacks.com/ZResearch/PublSnapshotPdf/MDCO.PDF

［5］Novartis. Novartis successfully completes acquisition of The Medicines Company，adding a potentially first–in–class，investigational cholesterol–lowering therapy inclisiran（2020）［EB/OL］. https://www.novartis.com/news/media–releases/novartis–successfully–completes–acquisition–medicines–company–adding–potentially–first–class–investigational–cholesterol–lowering–therapy–inclisiran

第四章

ALZA：创新制剂的先驱和集大成者

ALZA 是全球载药技术的先驱，也是集大成者，虽然早在 2001 年就已经被强生收购，但因为 ALZA 的成就至今仍有大量的拥趸。ALZA 凭借超前的设计和数十年如一日的钻研，让诸多的"不可能"变成了可能，用技术一次次地改变了药物的临床治疗。从透皮贴到渗透泵，再到脂质体和植入剂，ALZA 一次又一次让老药二次焕发青春。由于没有一家载药公司能够像 ALZA 一样同时精通各种技术，而且还都是赛道的领头羊，ALZA 成为资本市场的宠儿。ALZA 的成功离不开创始人 Alejandro Zaffaroni 超前的思维和独特的管理，然而在 ALZA 如日中天之际，77 岁高龄的 Zaffaroni 将 ALZA 卖给了强生，自己再去开辟全新的赛道。Zaffaroni 是一个一生都在用才华和技术改变临床治疗的人，他的故事也非常值得后人传颂和学习。在我国仿制药严重内卷的形势之下，很多企业都在寻求转型，而 ALZA 和 Zaffaroni 的成功案例正好可为广大同仁提供参考，希望广大读者在本文的基础上，进一步研究学习，以获得其中的精髓。

一、ALZA 与 Alejandro Zaffaroni

ALZA 成立于 1968 年，创始人 Alejandro Zaffaroni 使用他本人名字中的 4 个字母合成了"ALZA"一词。Zaffaroni 于 1923 年出生于乌拉圭，1945 年乘船来到美国纽约，然后在罗切斯特大学学习和深造。在罗切斯特大学攻读博士学位期间，他提出了用纸色谱分离甾体激素的方法，后来该方法进一步被发展成为"Zaffaroni 技术"，这种技术成为当时重要的分析方法，帮助 Upjohn 公司首次合成了可的松。1949 年，Zaffaroni 获得了罗切斯特大学的生物化学博士学位，并于 1951 年获得了美国国立卫生研究院（NIH）的奖学金。

因为攻读博士期间一直从事甾体激素研究，他毕业后进入了一家从事避孕药物开发的墨西哥小公司 Syntex。仅仅 5 年时间，才华横溢的 Zaffaroni 就成为该公司的董事兼执行副总裁，期间也申请了大量甾体激素相关的专利。20 世纪 60 年代初，Syntex 公司的业务拓展到美国，Zaffaroni 被任命为加州总部的负责人。随着 Syntex 在美国业务的快速成长，Zaffaroni 觉得创业时机也已成熟，于是他卖掉了 Syntex 的股份换得 300 万美元，开始另立门户。

虽然 Zaffaroni 是合成生物学背景，但他看到了载药技术的巨大潜力，于是立志用载药技术改变药物的临床治疗。当时药物仅有注射剂、片剂、胶囊、颗粒剂、粉剂等简单的剂型，而且药物分子本身也存在很多缺陷，改良的空间非常巨大。因为概念新颖，当时有人将其潜力形象地比喻为：ALZA 未来的产品可以填满一车队的卡车。ALZA 最早开发的是透皮贴剂，然而从 1968 年诞生到 1979 年第一个产品获批，中间隔了 11 年，在这漫长的岁月中，ALZA 几乎没有收入，但 Zaffaroni 从未放弃创新和探索。因为经济极其困难，1977 年，化工巨头 Ciba-Geigy 投资并控股了 ALZA，然而在 1982 年，ALZA 再次独立，并于次年登陆美国证券交易所。因为有这段渊源，Ciba-Geigy 乃至后来的诺华，产品升级和改良一直是丰富产品管线的一大重要手段。

1982 年 ALZA 首次开发出年销售额突破 1 亿美元的产品，开始崭露锋芒。在随后的几年里，ALZA 逐渐向巅峰迈进，年平均营收增长率达 48%，利润增长率达 220%。1989 年，ALZA 成功开发出年销售额超过 10 亿美元的产品 Procardia XL，1990 年又开发出年销售额超过 20 亿美元的产品 Duragesic，两大产品的上市，让 ALZA 成为载药技术领域的"神话"。1990 年时，ALZA 的营收达到了 1.1 亿美元，研发管线里积攒了 40 多个产品。

尽管 20 世纪 90 年代，全球范围内已经诞生了多家载药技术巨头，如 Debio、Elan、Bovial 和 Alkermes 等，但 ALZA 更加受资本市场的追捧，旗下的多种技术都开始大放光彩，不论是透皮贴和渗透泵，还是脂质体和植入剂，ALZA 几乎都走在最前沿，用投资人的话说，那时的 ALZA 几乎没有竞争对手，因为没有其他公司能够精通如此多的载药技术。随着各种载药技术的逐渐成熟，ALZA 的规模也不断扩大，营收从 1990 年的 1.1 亿美元增长到 1999 年的 7.96 亿美元，员工总数从 1990 年的 650 人增加到 2000 年的 2030 人，而且还拥有了自己的销售队伍，产品净销售额在 1999 年达到了 4.5 亿美元。然而 ALZA 的成就并不限于此，ALZA 的技术专利已经广泛渗透到各个载药技术领域，每年从世界各地收取的授权费都高达上亿美元。2000 年，ALZA 又推出了新型渗透泵产品 Concerta，这又是一个让制药巨头垂涎的重磅炸弹，最终强生以 123 亿美元的价格，在 2001 年将 ALZA 纳入了怀抱。

一个成功的企业，永远离不开一位成功的创始人，创始人思想永远是企业生存的灵魂。《自然》杂志对 Alejandro Zaffaroni 作如是描述：他思想超前，富有远见，敢于冒险而勇于挑战，他能够巧妙地利用技术将基础发现转化为商业应用。他在生物技术领域创造了一种全新商业模式，成功地让没有 1 美元收入的 ALZA 上市，且股票价格在很短的时间里从发行价的 1 美元涨到了 30 美元。在团队管理上，Alejandro Zaffaroni 是一个主张"自由发挥"的人，他认为作为管理者不应该密切监督自己的研究团队在干什么，相反，他关心如何设计公司架构以保障跨学科交流的畅通。他通过各种方式激发员工的创造力，希望员工都能"干大事"，以至于此后的数十年里，40 多位从 ALZA 走出的员工都去其他公司担任了首席执行官（CEO）。

二、ALZA 与透皮贴

Zaffaroni 的最初想法是开发一种能够透过皮肤达到持续、可控释药的载药系统。就在 ALZA 成立后的第二年，该公司就设计出了第一个透皮递送装置，并申请了专利。根据其专利描述，这是一种含黏附层、储药库的"绷带"，可通过皮肤持续、受控地向全身释放药物。Zaffaroni 设计透皮载药系统的目的在于解决当时注射剂和口服制剂存在的诸多不足，例如：①许多药物（如甾体激素）虽然口服吸收快，但代谢也快，很难长时间维持疗效，患者需要频繁吃药，为了达到理想的治疗效果，需开发出 24 小时一次给药的剂型；②许多药物达不到理想的血药浓度水平，或某些微环境中达不到理想的治疗浓度；③口服给药产品无法达到持续稳定的血药浓度水平（存在波动），原因在于药物的吸收容易受食物、肠道蠕动、经肠吸收入血周转率和肠道菌群等因素影响；④注射给药容易引起注射部位疼痛、血药浓度波动和感染风险；⑤直肠栓和舌下片等给药途径容易引起疗效不一致（个体差异大），而透皮贴剂是一种兼顾方便使用、持续释放、无痛感、无消化道不良反应、无首过效应、血药浓度平稳的理想载药形式。

ALZA 成立以后的十几年里，一直持续地进行技术改进，陆续申请了数十项专利，产品涉及"含药绷带（bandage）""含药布条（tape）""黏附贴（adhesive patch）"等。为了找到适合于开发透皮贴剂的药物，ALZA 测试了大量的分子，包括抗菌药、镇静催眠药、甾体激素、利血平、氯丙嗪、阿司匹林、水杨酰胺等。然而这些药物大多都不适于制备透皮贴剂，因为它们要么不溶于水，要么无法透过皮肤。后来科学家们研究发现，难溶药物可以溶解于可溶性的基质中而提高对皮肤的穿透性，于是找出了所谓的"促渗剂"。渐渐地，他们发现一大类物质都可以作为促渗剂，科学家只需要根据药物的性质进一步筛选出最优的组合和用量。在开发促渗剂的同时，ALZA 也对黏附胶进行了优化，而且在配方的设计上还加入了患者用药体验的元素，如使皮肤感到凉爽（cool）。

虽然 ALZA 科学家发现了一类促渗剂，但依然为寻找能顺利透过皮肤的药物分子而烦恼。几乎在开发透皮制剂的同一时期，ALZA 也在尝试开发眼部塞入制剂（ocular insert），因为开发眼部制剂，ALZA 无意中找到了灵感。1974 年，ALZA 推出了首个眼科用药 Ocusert Pilo-20/40（毛果芸香碱），虽然该产品未带来第一桶金，但 ALZA 在开发眼科用药的过程中意外发现东莨菪碱可以大量透过皮肤。东莨菪碱口服给药因生物利用度低而个体差异较大，半衰期短，从技术角度讲是开发透皮贴剂的理想选择。在东莨菪碱透皮贴设计完成后，ALZA 在游艇上设计了用药试验。结果显示疗效非常理想，使用了东莨菪碱透皮贴剂的受试者在游艇的剧烈颠簸之下，没有出现头晕、呕吐等现象，但使用安慰剂的受试者则有明显的晕船特征。后来，该项目获得了美国海军的高度关注，并提供了一定的资金支持。随后进一步的试验发现，使用 ALZA 的透皮贴可使晕动症发生率下降 75%。

在随后的几年里，ALZA 进行了大量的尝试，逐渐厘清了哪些药物分子适合用于制备透皮贴剂，哪些不行。于是基于经验的总结，科学家得出的结

论是与分子的分子量、极性、溶解性、脂溶性等物理参数相关，于是渐渐地
奠定了透皮载药系统的理论基础。

1979 年，美国 FDA 批准了东莨菪碱透皮贴（Transderm Scop），开启了
现代化透皮载药系统的篇章，但该产品并没有为 ALZA 带来丰厚的回报。当
初 ALZA 计划开发抗晕动症的贴剂时，销售人员就提出了反对意见，他们认
为这样的产品很难商业化。但 Zaffaroni 认为，这只是一个跳板，他相信会有
更多的透皮贴产品获得美国 FDA 的批准，而且他相信能够通过透皮贴打开一
道深度商业合作的大门。

事实证明 Zaffaroni 的眼光没有错，虽然东莨菪碱透皮贴的确只是一个
"跳板"，但 ALZA 很快借此踏进了透皮贴的成功之门。1981 年，硝酸甘油
透皮贴 Transderm-Nitro 获得了美国 FDA 的批准，用于冠心病的长期治疗和
预防心绞痛发作，与洋地黄和（或）利尿剂合用治疗慢性心衰，这是 ALZA
第二个透皮贴产品。将硝酸甘油制成透皮贴后，其生物利用度提高了 55%，
适应证得到了扩展，患者用药的依从性也有了提高。基于明显的临床优势，
Transderm-Nitro 当时在美国一炮走红，成为 ALZA 首个销售额超过 1 亿美元
的产品。

1984 年，ALZA 第三个透皮贴——可乐定透皮贴 Catapres 获得美国 FDA
批准，尽管该产品没有硝酸甘油透皮贴那样有巨大的临床优势，但也成为当
时销售额超过 1 亿美元的重磅产品。1990 年，美国 FDA 批准了芬太尼透皮贴
Duragesic，该产品不但实现了芬太尼的缓释给药，还大幅提高了芬太尼的生
物利用度，首次实现了芬太尼在慢性疼痛领域的应用。1991 年，尼古丁透皮
贴 Nicoderm 又成功获得了美国 FDA 的批准，这是美国首个戒烟贴，也是美
国人喜爱的戒烟产品之一。1993 年，ALZA 的睾酮透皮贴 Testoderm 获批上市，
用于性欲低下治疗，再一次改变了人们对睾酮这一药物的认识。

在 ALZA 透皮贴获得接二连三成功之后的几十年里，透皮贴成为一种药
物给药途径改良的潮流，全球市场一度超过 100 亿美元。尽管当今全球已经
兴起多家透皮贴巨头，但相比当年 ALZA 所取得的成就，依然无法同日而语。
在众多的透皮贴里，销售额峰值超过 1 亿美元的产品只有 10 余个，其中 5 个
是 ALZA 开发的杰作，而且唯一一个销售额峰值超过 20 亿美元的产品也出自
ALZA。

时至今日，ALZA 开发的那些重磅透皮贴剂产品仍是制药企业争先仿制的对象。ALZA 之所以能够成功，是因为该公司能够高屋建瓴地看清当前药物所存在的不足，能够找到最有潜力进行制剂改造的产品。从 ALZA 在透皮贴上的成功案例，我们不难得到一个结论，那就是成功的改良必须具有创意的设计，然后根据设计去开发载药技术、辅料和生产设备，而不是在现有技术平台上照葫芦画瓢。如果跳不出仿制的桎梏，永远也感悟不到改良的精髓。美国的 505b2 产品，绝大部分都没有销售额，最根本的原因就是缺乏设计的创意和临床治疗学上的额外获益。

然而 ALZA 也曾马失前蹄，20 世纪 90 年代以后，ALZA 开始专注于电促渗技术，但是这种超前卫的思想和高大上的设计与当时的技术水平不匹配，ALZA 这一次失算了，Ionsys 经过了近 20 年的不断尝试，还是没有实现从实验室到市场的转化。

三、ALZA 与渗透泵

除了透皮贴，ALZA 还是渗透泵技术的鼻祖。早在 1970 年，ALZA 就申请了首项关于渗透泵载药技术的专利。根据该专利描述，当时人们已经试图使用蜡、脂肪、油、可溶性聚合物等材料开发新型口服载药技术，但无法实现符合零级动力学的延长释放，因为这些载体制备的药片在崩解以后，颗粒会随体积的减小而比表面积增加，药物在液体中的暴露机会也随之增加（溶出会加快）。ALZA 设计了一种用半透膜包裹，而且不会崩解的新型骨架片，这就是第一代渗透泵的雏形。这一代渗透泵也被称为初级渗透泵（elementary osmotic pump）。

虽然是首次申请渗透泵的专利，但在专利中，ALZA 陈述得"非常到位"，不但解释了为什么普通骨架片无法实现零级释放，而且还用微分方程阐释了为什么半透膜包裹骨架片能够达到预期要求，另外还列出了一系列适合开发渗透泵的半透膜材料。很难想象，这是一家成立才刚刚 2 年的公司，不但已初步掌握了透皮贴剂技术，还初步掌握了眼部塞入剂技术和渗透泵技术。在随后的几年里，ALZA 申请了多项专利，对这种初级渗透泵进行了多次改良，但效果均不太理想，直到 1974 年，该公司新申请的专利中，首次出现了在渗透膜上"开孔"的设计，而且这种设计还可以做成不同形状，供口服、阴道塞入或眼部塞入。

在 1970~1980 年间，ALZA 申请了大量的专利，技术也逐渐走向成熟，并在 1981 年注册了技术品牌"OROS"。20 世纪 80 年代以后，这种技术渐渐开始应用并进入市场，代表性产品为 Osmosin（吲哚美辛）和 Acutrim（苯丙醇胺），其中吲哚美辛因为对胃肠道刺激性大，退出了市场。初级渗透泵构造简单，对难溶药物的改造效果不理想，ALZA 在此基础上又开始了新一代渗透泵技术的研究。1982 年，首个推拉式渗透泵（push-pull osmotic pump）设计成功，与初级渗透泵不同的是，推拉式渗透泵由两个隔室组成，一个隔室为含药层，另一个隔室为不含药的助推层，助推层中的助推剂吸水后膨胀，可以将药物从小孔中推出。这种设计不但可以更好地控制药物零级释放，而且更适用于对难溶性药物的改造。首个应用推拉式渗透泵的产品 Procardia XL/Adalat CR（硝苯地平）于 1989 年获得美国 FDA 批准，Procardia XL 成为首个由 ALZA 开发的、年销售额破 10 亿美元的产品，Adalat CR 至今还是拜耳的看家品种。

进入 20 世纪 90 年代以后，ALZA 开始着手使用推拉式渗透泵技术改良哌甲酯，然而在确定释药速度时，多次药动学实验结果均不理想。后来 ALZA 研究人员发现推拉式渗透泵的零级释药特征无法保持哌甲酯全天的稳定疗效，于是有科学家提出这可能是机体对哌甲酯产生急性耐受性导致的，那也就很好地解释了为什么一日 1 次的哌甲酯缓释片（商品名：利他林）疗效不如一日 2 次的哌甲酯速释片。为此，ALZA 再次对推拉式渗透泵进行升级，设计了推黏式渗透泵（push-stick osmotic pump），这种渗透泵由速释和控释两部分组成，患者服药后，速释部分迅速释放，短时间将患者体内的血药浓度提升到治疗范围，然后控释部分在后续的十个小时里以零级动力学释放药物，维持患者的血药浓度在同一水平。使用推黏式渗透泵开发的产品 Concerta 于 2000 年获得美国 FDA 批准，成为强生的重磅产品之一，最高年销售额达 13.3 亿美元。

Concerta 可谓将渗透泵技术发挥到了极致，首次实现了哌甲酯的双时相控制释放，为此后的哌甲酯缓释制剂的改良提供了思路。除了 Concerta，帕利哌酮控释片 Invega 也是利用推黏式渗透泵制备的产品，最高年销售额近 7 亿美元。然而，ALZA 并未满足于既得的成功，ALZA 在口服渗透泵的基础上又开发了植入渗透泵技术 DUROS 和 ALZET，并成功开发上市了首个植入渗透泵产品 Viadur（亮丙瑞林）。

虽然早在 20 世纪 70 年代，也有其他载药公司开始开发渗透泵技术，但成就和影响力均远不及 ALZA，ALZA 的成功是大胆猜想，屡败屡战，十年如一日地试错的结果。ALZA 不仅是渗透泵技术的开拓者，也是渗透泵技术理论奠基人，美国获批的渗透泵产品，一半以上是由 ALZA 开发的。除了以上产品，ALZA 开发或使用其渗透泵改造的产品还有 Covera HS（维拉帕米）、Ditropan XL（奥昔布宁）、Jurnista（氢可酮）、Glucotrol XL（格列齐特）、Efidac（伪麻黄碱）、Volmax（沙丁胺醇）和 DynaCirc（伊拉地平）等。

四、ALZA 与植入剂和脂质体

ALZA 不但是技术的设计者，也是真正能够将技术灵活运用于产品开发的企业，ALZA 基于渗透泵技术，开发了口服渗透泵、植入渗透泵、眼部和阴道塞入渗透泵，而植入渗透泵的代表产品就是 Viadur，植入以后可以在 12 个月里控制释放药物。遗憾的是，尽管设计超前，但相比主流的 PLGA 缓释微球，Viadur 操作繁琐且生产成本高昂，最终技术并没有转化为商业价值，拜耳在 2007 年决定放弃该产品的生产和销售。

除了植入剂，ALZA 也开发了脂质体技术，也是最早使用 PEG 修饰脂质体的公司，其脂质体的代表产品是 Doxil（多柔比星），于 1995 年获得美国 FDA 批准，此后 PEG 修饰的 Caelyx 也获得了批准。经 PEG 修饰后，药物在体内的分布特征发生改变，药物更倾向于分布在皮肤组织，因此 Caelyx 可以用于卡波西肉瘤的治疗。脂质体的最大优势是降低了多柔比星的心血管毒性，Doxil/Caelyx 成为脂质体领域销售额最高的产品之一，年销售额峰值近 6 亿美元。

五、Alejandro Zaffaroni 的其他成就

ALZA 是制剂技术创新领域的代表，其研发的产品被业界誉为标杆。尽管在 ALZA 之后，也出现了 Elan、Alkermes 和 Biovial 等创新制剂巨头，但

ALZA 精通技术之多、创新能力之强，其他企业远所不及。而 ALZA 之所以取得如此大的成就，很大程度要归功于其背后这位伟大的创始人。Zaffaroni 是 ALZA 的灵魂，他不但在思想上一直主导着 ALZA 的创新，还积极开发员工的创造性思维，鼓励员工勇敢试错，这也就是为什么强生收购后的 ALZA 不同于 Zaffaroni 时期的 ALZA 的原因。

Zaffaroni 在人生得意的时候，卖掉自己的股份，放弃自己的高管岗位毅然创业，并将公司定位在不是自己专长的载药技术领域（他是生物化学博士），这是一种魄力。然而魄力不等于无畏的冒险，因为 Zaffaroni 在创办 ALZA 之前已经看到了透皮贴的发展潜力。Zaffaroni 的思想超前体现在如何利用当前技术巧妙地将基础发现转化为商业应用，他能够知道现状的不足，能够看清未来的发展趋势。

除了一般科学家所拥有的特质，Zaffaroni 超强的运作能力也不得不令人佩服，他在一个不被销售看好的领域深耕，还能史无前例地推动一个毫无收益的公司成功上市，这绝不是一般成功者能够做到的。而在创办 ALZA 之后的 30 多年里，他又相继创办了 DNAX、Affymax、Affymetrix、Symyx、Maxygen、SurroMed、Perlegen Sciences 和 Alexza 等十余家公司，这些公司在某些领域都有一定的优势，给今后的技术发展带来了深远的影响。

1980 年，Zaffaroni 在加州斯坦福大学与三位杰出的科学家（其中两位为诺贝尔奖获得者）联合成立了 DNAX 医学和分子生物学研究所，希望能够把细胞和分子生物学成果转化为医学应用。1982 年，成立才两年的 DNAX 就被先灵葆雅以 2900 万美元的价格收购，可见 DNAX 前景之光明。20 世纪 80 年代中期，Zaffaroni 把目光转向如何高效地进行药物发现，并于 1988 年创立了 Affymax 公司。该公司使用计算机来模拟测试潜在药物对靶点的效应，按照《自然》杂志的描述是首个工业化的生物化学研究，实现了计算机技术与化学相结合，而如今这项技术为药物筛选的主要手段。1994 年，Zaffaroni 与他人联合成立了 Symyx，致力于超导、磁性材料、催化剂和聚合物的研发，1997 年又创办了 Maxygen 公司，希望通过 DNA 序列的进化来提高蛋白质或多核苷酸的功能。

Alexza 于 2000 年成立，这是 Zaffaroni 创办的最后一家公司，此时的 Zaffaroni 已经 77 岁高龄，而他创建 Alexza 的灵感则来自于香烟。因为他觉得香烟是最有效的载药系统，他注意到通过香烟吸入的尼古丁能够快速地起效，而这种尼古丁的运载方式同样可以应用于其他药物的运载。因此，Alexza 的定位是一个以吸入给药（加热产生气溶胶载药）为核心技术的公司，而吸入给药这项技术，之前的 ALZA 并没有重点开拓。时至今日，Alexza 已经发展成为专利技术平台 Staccato，基于 Staccato 的首个吸入剂产品 Adasuve（洛沙平）于 2012 年获批，目前在研的产品包括芬太尼、扎来普隆、阿普唑仑、格拉司琼、阿扑吗啡等。

Staccato 技术不同于传统的干粉吸入剂、气雾剂和喷雾剂，是一种全新的载药技术。虽然类似于香烟，但看似简单的理念也无法一蹴而就，Alexza 为首个产品奋斗了 12 年，而且 Staccato 技术尚未完全成熟，装置只能使用一次，成本高昂。或许洛沙平也只是 Zaffaroni 蓝图规划中的一个，Zaffaroni 看到的是新型载药技术背后的发展潜力。

六、小结与讨论

被强生收购后的 ALZA，完全不同于 Zaffaroni 时代的 ALZA，新技术的开创渐显乏力，最终 ALZA 的大名淹没在历史的长河之中。有人认为是 ALZA 在新型透皮技术的开发上屡次受挫，让强生对其失去了信心；也有人认为是渗透泵片生产成本过高，而部分产品被一些仿制药企业使用骨架技术做到了 BE 等效，因此逐渐丧失了市场竞争力；还有人认为是生物技术的普及导致创新药研发成功率大幅上升，创新制剂的投资回报率相形见绌，使得强生把更多资金投向了生物制药。然而不论如何，ALZA 的制剂改良思想一直影响着强生的后人，这才有从利培酮到帕利哌酮制剂改良的"经典范例"。

总结 ALZA 的发展史，ALZA 的成功都是开创性的，而不是发展或复制性的，ALZA 的成功来自超前的设计和数十年如一日的探索与试错。ALZA 的成功离不开伟大的 Zaffaroni 博士，他的预见性、洞察力、执着与冒险的精神都非一般企业家所及。除此以外，Zaffaroni 还极具人格魅力，他认为成功的管理者应该设法去解决技术人员之间的沟通障碍，而不是刻板地立法去约束他们和整天监视员工在做什么，要让员工们都知道他们是"干大事的人"，这样才能让他们充分地发挥自己的主观能动性。正因为这些思想，他的公司培养出 40 余位药界 CEO，实验室也走出诺奖级科学家，还首次实现了让一个没有任何收入的企业挂牌上市。

ALZA 集天时、地利、人和，所以 ALZA 的成就至今无人能复制。第一，ALZA 的时代是 20 世纪 80~90 年代，那个时期药物较少，治疗选择缺乏，而且人类早期的创新药发现带有一定的偶然性，很多药物分子具有巨大的改良空间，所以在 ALZA 成立之初，就有人形象地将其前景比喻为"未来产品可装满一车队的卡车"，但今非昔比，大量的新分子实体已经带来了跨越性的治疗提升，很多老分子改良已经失去了意义与价值，即便少数适合改良的老分子，也已经过多年的改良而近乎完美，常规手段的改良无法再获得足够的临床优势；第二，近年来，新分子实体的原研公司普遍重视一步到位，在分子设计上就解决了药动学的不足，不仅如此，他们为了提高产品的收益，也非常重视品牌树的延伸和产品生命周期的延长，留给其他人的改良空间已经很少；第三，载药技术已经发展到了瓶颈，近 20 年来，载药技术几乎没有出现从"0"到"1"的飞跃，大部分载药公司只做到了从"1"到"2"的提升；第四，常见的载药技术已经广泛被仿制药公司掌握，原本稀缺的资源已经开始内卷，投资回报率大幅下降，载药公司试错的动力与勇气大打折扣；第五，近年来，大部分发达国家都出现了医疗开支失控，在控费的重压之下，缺乏创意、没有足够临床优势的产品投资回报率都不理想，而且发展预期也有很大的不确定性；第六，仔细梳理 ALZA 的明星产品不难发现，这些产品大多是联合新分子实体的原研公司开发的或是为原研公司量身打造的，原研公司可以在化合物专利到期前停止普通制剂的推广或供货，将普通制剂的市场迅速过渡到改良型产品，从而为这些产品的成功提供了有力的保障，除此以外，原研公司拥有最完整的药动学、药效学和临床数据，这为产品的改良成功，从技术上提供了最有力的保障。

我国仿制药集采之后，很多企业都在寻求转型，并设法在载药技术上开辟未来，为此很多人把 ALZA 列为学习的榜样，但很多人并未学到 ALZA 的精髓。在此，笔者建议大家转型前要有清晰的战略规划，在充分权衡自己的资源与能力、竞争赛道的变化和未来的发展潜力后再做布局，切勿人云亦云，为"改"而改。

参考文献

［1］Shaw J. Alejandro Zaffaroni（1923—2014）［J］，Nature，2014（508）：187. https://doi.org/10.1038/508187a.

［2］Pederson JP. International Directory of Company Histories Vol.3［M］. Mississippi US：St. James Press，2001.

［3］Johnson & Johnson. Johnson & Johnson Announces Completion of Merger with ALZA Corporation（2001）［EB/OL］. https://johnsonandjohnson.gcs-web.com/news-releases/news-release-details/johnson-johnson-announces-completionmerger-alza-corporation.

［4］Encyclopedia. ALZA corporation（2016）［DB/OL］. https://www.encyclopedia.com/social-sciences-and-law/economics-business-and-labor/businesses-andoccupations/alza-corp.

［5］Zaffaroni A. Overview and evolution of therapeutic systems［J］. Ann N Y Acad Sci，1991，618：405-421.

［6］FDA 数据库［DB/OL］. https://www.fda.gov/.

［7］Mystakidou K. E-TRANS fentanyl. ALZA［J］. Curr Opin Investig Drugs，2002，3（3）：463-469.

［8］Kamali F. Ditropan XL（ALZA Corp）［J］. IDrugs，1999，2（4）：360-365.

［9］Chue P，Chue J. A review of paliperidone palmitate［J］. Expert Rev Neurother，2012，12（12）：1383-1397.

［10］Patrick KS，González MA，Straughn AB，et al. New methylphenidate formulations for the treatment of attention-deficit/hyperactivity disorder［J］. Expert Opin Drug Deliv，2005，2（1）：121-143.

［11］Ranson MR，Cheeseman S，White S，et al. Caelyx（stealth liposomal doxorubicin）in the treatment of advanced breast cancer［J］，Crit Rev Oncol Hematol，2001，37（2）：115-120.

［12］Listed N. Leuprorelin implant（ALZA）. DUROS，leuprolide acetate implant，leuprolide implant，Viadur［J］. Drugs RD，1999，2（6）：425-426.

[13] Ledger PW，Nichols KC. Transdermal drug delivery devices［J］. Clin Dermatol，1989，7（3）：25-31.

[14] Theeuwes F，Yum SI，Haak R，et al. Systems for triggered，pulsed，and programmed drug delivery［J］. Ann N Y Acad Sci，1991（618）：428-440.

[15] ALZA. Annual report 1993-2000［DB/OL］. https://www.sec.gov/

[16] National academy engineering. Dr Alejandro Zaffaroni.［EB/OL］. https://www.nae.edu/19579/19581/20412/28315/Dr-Alejandro-Zaffaroni

[17] Michaels A，Chandrasekaran S，Shaw J. Drug permeation through human skin：Theory andinvitro experimental measurement［J］. AIChE Journal，1975，21（5）：985-996.

[18] Chandrasekaran S，Michaels A，Campbell P，et al. Scopolamine permation through human skinin vitro［J］. AIChE Journal，1976，22（5）：828-832.

[19] Graybiel A，Knepton J，Shaw J. Prevention of experimental motion sickness by scopolamine absorbed through the skin［J］. Aviat Space Environ Med，1976，47（10）：1096-1100.

[20] Zaffaroni A. Bandage for administering drugs：US3598123［P］. 1969-04-01.

[21] Zaffaroni A. Bandage for the administration of drug by controlled metering through microporous materials：US3797494［P］. 1971-08-09.

[22] Zaffaroni A. Drug-delivery system：US3854480［P］. 1970-07-02.

[23] Zaffaroni A. Osmotic releasing device having a plurality of release rate patterns：US4036227［P］. 1974-12-23.

第五章
新基：老药新用铸就的成功典范

新基（Celgene Corporation）是美国著名的四大生物技术公司之一，总部位于新泽西州，2018年拥有员工约7500名，总营收152.8亿美元，是全球最高效的公司之一。新基是一家发展极为迅速的公司，从成立至今只有30多年时间。在成立之初，新基与很多创业型公司一样，经历了长达十几年的亏损，也曾濒临倒闭，但最终还是挺了过来，凭着一个曾经声名狼藉的沙利度胺走上了成功之路。新基是"老药新用"的先行者和成功者，其对老药的再定位、包装和市场推广策略值得广大同仁研究和效仿。

一、环境化学起家

新基最初为化工巨头Celanese Corporation的业务部门，1986年Celanese与另一家化工巨头American Hoechst Corporation合并，在合并过程中，生物技术部门被剥离出来成立了独立的公司Celgene Corporation，即新基。成立之初，新基的定位是医药和化工领域废气和有害物质的处理，致力于能够降解有毒废弃物的细菌研究，该公司最主要的成就是发现一种微生物，该微生物可将甲苯降解为水和二氧化碳。在成立之初，新基有一个非常豪华的管理团队，CEO是前孟山都CEO费尔兰德斯（Fernandez），董事会成员有IBM前CEO Frank Cary、默沙东前CEO John Horan和大通银行前CEO Willard Butcher等知名高管。

从业务上讲，20 世纪 80 年代的新基是一家从事环境行业的生物科技公司，与医药几乎搭不上边。在当时很多人眼里，新基的微生物后处理技术是非常有前景的，1987 年新基申请 IPO，在纽交所挂牌上市，1988 年公司销售额就达到 230 万美元。然而现实总是不尽如人意，在上市后的几年里新基的销售额并没有出现显著增长。

二、老药新用开启成功之门

步入 20 世纪 90 年代后，新基仍然在寻求有害物质生化处理技术的开发手段，同时渐渐地开始把目光转向了制药业。一次偶然的谈话让新基的命运发生了质的改变——1991 年，联合创始人之一，时任新基副总裁的 Sol Barer 前往纽约洛克菲勒大学与免疫学家 Gilla Kaplan 会面，双方商讨有关结核病的药物开发事宜。出乎 Sol Barer 意料的是，Gilla Kaplan 并没有向他推荐抗结核药物，而是推荐了沙利度胺。

沙利度胺又叫反应停，这是一个曾在药品发展史上臭名昭著的药物。早在 1957 年，沙利度胺就已经在德国上市，后来该药物被 40 多个国家和地区批准用于治疗孕妇怀孕初期呕吐。尽管控制呕吐效果明显，但是这个药物却成为无数孕妇的噩梦，最终有数万名孕妇因服用该产品而产下"海豹胎"，即鳍状肢体的畸形婴儿。当年 FDA 审评官 Frances Kelsey 因怀疑该药物的安全性拒绝批准上市而成为美国人心目中的"英雄"，如今 Gilla Kaplan 竟然推荐这种"被钉在耻辱柱上"的产品，不论是谁听了都会觉得不靠谱。但 Gilla Kaplan 毕竟是资深科学家，Sol Barer 决定相信并采用他的建议。

基于 Gilla Kaplan 的研究和理论推测，沙利度胺对麻风病人皮肤溃烂所引起的疼痛有潜在的疗效，而且它还拥有治疗艾滋病和肿瘤的潜力。事实上，早在 20 世纪 60 年代，以色列和巴西的医生就开始尝试用沙利度胺治疗麻风，且达到意想不到的效果，甚至在当时还有美国人非法进口这一药物。至于肿瘤方面，同样有科学家在 20 世纪 60 年代就开始了尝试，只是尚未得到科学的依据。在意识到沙利度胺的巨大临床潜力之后，Gilla Kaplan 需要一个来自企业界的合作伙伴去完成最终的产业化过程。而像新基这样正在寻找拟开发药物的小公司，正是 Gilla Kaplan 所要寻找的对象。

除了深知沙利度胺的前景，Gilla Kaplan 也同样明白开发沙利度胺存在的风险与困难。相比于普通的新药，对于沙利度胺这种在当时被全世界唾弃的药物，在开发及上市的路上会有更多、更大的障碍。尤其是沙利度胺的受害者群体，他们会更加坚决地反对药物的再次上市，这就像一个母亲永远不愿意谋杀自己孩子的杀手被保释一样。此外，FDA 有足够的理由将沙利度胺永远拦截在美国市场之外，因为 FDA 完全有可能为了保持自己的声誉而杜绝这一药物，尤其是在当时 Frances Kelsey 拒绝沙利度胺的英雄事迹还在美国广泛流传的情况下。

经过双方的磨合，最终达成了一致意见。1992 年，新基收购了沙利度胺的全球独家开发权益，并于 1992 年 8 月与洛克菲勒大学签订协议共同开发沙利度胺，每年向该大学支付 50 万美元。然而，这一"豪赌"行为是否明智，新基内部人士和华尔街分析师均表示怀疑。好在其管理层也已计划将整个公司向制药领域转型，并于 1994 年放弃了"整天啃骨头而吃不到一口肉"的有毒物质生化处理业务，把全部工作重心都转移到沙利度胺的开发上来。

黎明前的黑暗往往是最艰难的，在沙利度胺的临床开发过程中，新基几乎年年巨额亏损，财务状况非常拮据，整个公司都在实验室内外挣扎。为了节省开发成本，Barer 集中优势兵力主攻既靠谱、又能获得国家照顾的罕见病——麻风病。除了 Barer，新 CEO John Jackson 对沙利度胺的上市也作出了巨大的贡献。作为 Cyanamid 和从默沙东出来的资深高管，Jackson 有很丰富的营销和运作经验，与科学家 Barer 组成的有效文理搭配是新基成功的一大关键。

Jackson 于 1996 年成为了新基的 CEO，此前 Jackson 独自运营着一家咨询公司，对于加盟新基，很多人士都表示不解，但 Jackson 却看到了沙利度胺的巨大潜力。当然，Jackson 也认为沙利度胺要获批上市，与 FDA 的沟通是一项巨大的挑战。虽然未来很光明，但临床试验烧钱不断，1997 年，新基已经没有钱了，兜里的资金仅能维持两周时间的运转。在紧要关头，Jackson 挺身而出，在他越战时期的海军陆战队战友的帮助下筹集到 1800 万美元的资金。尽管 1800 万美元对于一个公司而言并不多，但此时的新基总资产才有 1800 万美元，净亏损达 2700 万美元。

在 1800 万美元的桥接下，新基终于看到了晨曦的一线光明。1998 年 7

月，FDA 终于批准沙利度胺用于麻风病治疗。然而 FDA 的批准并不意味着新基的坎坷就此结束，正如当年 Kaplan 所想的一样，沙利度胺的受害者会站出来竭力反对。加拿大沙利度胺受害者协会负责人 Randolph Warren 就沙利度胺的获批发文抗议，"我们知道它（沙利度胺）正在走向市场，但对我们来说这是一个非常阴沉的日子，包装上应该印有一个骷髅和交叉骨（有毒物质标识）"。除了要应对来自社会的反对外，新基管理层还需要解决一大难题——沙利度胺是 20 世纪 50 年代就已经上市的老药，化合物专利早已过期，且沙利度胺可治疗麻风的用途也早就被人所知，用途专利也无法获得通过，因此应设法应对如何避免其他企业来瓜分这块来之不易的蛋糕。

三、扩大来自不易的战果

如得不到专利保护，新基在美国只能通过数据保护期享受 7 年的孤儿药独家销售权，而且麻风病已经是在美国几乎绝迹的病症，美国每年报告的新发病例不足 100 人，整个北美地区也只有 4000 左右的病例，沙利度胺的前途似乎非常鸡肋。除此以外，因为沙利度胺声名狼藉，FDA 对待该产品也是小心翼翼，尤其是 20 世纪 60 年代以来，巴西因为使用沙利度胺治疗麻风病又至少产生了 33 例海豹胎儿。为了避免再次出现悲剧，美国对沙利度胺的用药限制甚至超过了阿片类药物，最终沙利度胺在 FDA、患者倡导团（patient advocacy group）和新基三方共同制定的管制措施下销售，几乎是滴水不漏。FDA 要求医师必须经过注册后才能开具沙利度胺处方，而且处方必须按照严格的流程开具，对于女性患者的整个治疗过程另需定期进行妊娠测试。

患者量少、严格的管控措施，似乎已经让沙利度胺变成鸡肋中的鸡肋，然而聪明的新基人却让沙利度胺一度成为销售额最高的管制药物，他们是怎么做到的呢？对于没有专利的问题，该公司巧妙地利用了这种严格的管制流程，对沙利度胺的管理方案和潜在的临床用法申请了一系列的专利，将仿制药排挤在市场的门外。因为管制流程的独特性，在已经建立起格局的条件下，仿制药即便获得了 FDA 的批准也无法在市场上销售，因此沙利度胺至今没有人仿制。对于麻风病患者少的问题，新基通过旁敲侧击的方式，鼓励肿瘤科医师超适应证使用沙利度胺。相比麻风病，肿瘤患者要多很多，因为在危及生命的疾病面前，超适应证用药已经是大家心照不宣的事情，而且沙利度胺在肿瘤方面的有效性已经存在很多的临床证据，聪明的新基人抓住了这一机遇，收集各种临床证据在学术会议上宣传沙利度胺在肿瘤治疗中的有效性。

其实早在 20 世纪 60 年代中期，科学家就已经开始探索沙利度胺对包括多发性骨髓瘤在内的一些肿瘤的疗效，但是没有得出显著性疗效的证据。进入 20 世纪 90 年代以后，科学家发现促进血管生成的标记物在癌症患者体内更高，且沙利度胺有抑制血管生成标记物的作用。正巧有一位使用标准疗法治疗失败的多发性骨髓瘤患者的妻子叫 Folkman，她试图说服医生对患者试用沙利度胺，后来该医生采纳了她的提议并在多发性骨髓瘤患者身上进行了临床试验，结果显示约 1/3 的患者出现了应答，后来这一研究成果发表在 1999 年的《新英格兰医学杂志》上。该论文的发表，更是给新基注入了一剂强心针。

一方面，新基不断地以间接的方式推广超适应证用药，另一方面，公司利用孤儿药优势让沙利度胺一次次提价。1998 年 9 月，新基开始销售沙利度胺，当年的销售额就达到 330 万美元，1999 年增加到 2410 万美元，2003 年达到 2.24 亿美元，同年新基首次实现了盈利，净利润为 1351 万美元。在沙利度胺的市场运作方面，新基是非常成功的，在上市后的前十年，沙利度胺的销售额不断增加，2008 年达到 5.1 亿美元的销售峰值。

然而超适应证用药并非长远之计，因为新基始终不能直接向肿瘤医师推广沙利度胺。2000 年以后，获得第一桶金的新基加大了研发投入，一方面开展了多项大型 III 期临床试验，沙利度胺最终在 2006 年获得 FDA 批准用于多发性骨髓瘤的治疗。另一方面，新基已经开始寻找沙利度胺的"下一代"来增加其疗效、弥补其不足，从沙利度胺的类似物中，新基找到了来那度胺，该产品成为当今最吸金的小分子药物，2017 年销售额已经超过 80 亿美元，且有望突破 100 亿美元。

如果说沙利度胺是让新基从环境行业的生物科技公司向制药行业成功转型并站稳脚跟的引玉之砖，那么来那度胺就是让新基家业逐渐做大的源动力。像新基这种新兴生物科技公司，大多都是因为一两个产品畅销而发家的"暴发户"，但这类企业存在规模小、承担风险能力差的共同特征，与传统的制药巨头有很大的差距。因此如何巧妙地利用沙利度胺和来那度胺积累的财富迅速扩张规模、丰富产品线，是摆在新基高管面前的一大艰巨任务。

事实上，新基在这方面做得很成功，如今新基也因"敢收"而闻名。在沙利度胺上市后的五年里，新基并没有实现盈利，但随着销售额的高速增长，新基的股票开始大涨。看到好势头，新基马上就开始了融资和收购。2000年，新基以 2 亿美元的价格收购了 Signal Pharma，这是一家专注癌症和免疫疾病药物开发的私立公司。尽管当年新基的销售额只有 6200 万美元，净亏损达 2200 万美元，但是新基通过股票交易的方式就把该公司收入囊中。在收购 Signal 之后，新基的总资产从 4700 万美元增加到 3.74 亿美元。

收购 Signal 之后，新基的股票价格出现大幅上涨，而且随着沙利度胺销售额的增加，新基渐渐地走向了盈利。于是新基于 2002 年又以 4500 万美元的价格收购了一家从事脐带血开发的私立公司 Anthrogenesis，2003 年与 GSK 签订协议联合推广美法仑的抗肿瘤新适应证。

2005 年底新基迎来了第二个药物来那度胺，2006 年沙利度胺又获批治疗多发性骨髓瘤，双喜临门的新基，营收迈上了一个巨大的台阶，高达 8.99 亿美元，与此同时，新基为解决原料的问题，收购了原料生产厂 Siegfried。随着销售额的不断增长，新基于 2008 年发动了其发展史上第一次"大规模"并购，以 29 亿美元的价格吞并 Pharmion，通过这一次收购，新基变成了血液瘤方面的引领者，Pharmion 对新基管线最大的贡献是 Vidaza（阿扎胞苷），该产品的最大销售额超过 8 亿美元。2009 年，新基再度出击，以 6.4 亿美元的代价将 Gloucester 收入囊中，继续加强自己的血液瘤管线，获得产品 Istodax（罗米地辛），其对新基的年销售额贡献高达 8000 万美元。

2010 年，新基的营收已达到 36.3 亿美元，总资产也首次超过了 100 亿美元。随着销售额的高速增长，新基的"雄心"开始迅速膨胀，并购目标也不再局限于血液瘤。此后，其以 29 亿美元的价格收购了华裔医生陈颂雄创办的公司 Abraxis，获得了紫杉醇融合蛋白 Abraxane，将管线扩充到实体瘤领域。2012 年，新基又以 5.4 亿美元的价格收购 Avila，获得高选择性布鲁顿酪氨酸激酶（BTK）抑制剂 Spebrutinib，2015 年以 4.85 亿美元的价格吞并 Quanticel……

近几年来，新基大动作不断，2015 年以 72 亿美元为代价将 Receptos 收入囊中，获得潜在重磅产品 Ozanimod。Ozanimod 临床试验数据喜人，是全球 2018 年净现估值最高的在研药物之一。2018 年，新基又分别以 70 亿美元和 90 亿美元的价格吞并 Impact 和 Juno，获得了 JAK 抑制剂管线和 CAR–T 管线，其中 Fedratinib 和 JCAR017 都是具有成为重磅炸弹潜力的药物。

从 2000 年到 2018 年间，新基在并购上已经花费了 332 亿美元，通过持续不断的并购，新基的规模得到迅速扩张，截至 2018 年，新基的总营收已达 152.8 亿美元，总资产达到 354.8 亿美元，研发管线里拥有多个潜在的"重磅炸弹"，是华尔街最被看好的医药类股票之一。Evaluate Pharma 在 *World Preview 2017，Outlook to 2022* 报告中预测，新基在未来的几年里平均增长率将高达 15%。然而就在最辉煌的时刻，新基选择了与百时美施贵宝联姻，在 2019 年被百时美施贵宝以 740 亿美元的价格收购。

四、成功的关键

尽管新基在并购上已经十分舍得花钱，但其在研发方面也决不含糊，毕竟这是一家以研发起家的新兴生物科技公司。科学家出身的联合创始人 Barer 长期执掌公司，而他就是一个非常重视创新的人物。正如 Barer 所言，生物技术与制药产业之间的界限已经模糊，制药产业的第一关注点就是创新。在 Barer 影响下，新基的研发投入远高于行业平均水平，从 2000 年至 2017 年，新基的研发投入已经达到 263 亿美元，虽然与传统巨头有很大差距，但平均研发投入占到营收的 40.2%，2017 年更是高达 45.5%。俗话说会花钱的人才会挣钱，或许舍得花钱、善于花钱就是新基成功的最大缘由。

除了懂得花钱外，新基更懂得如何省钱和赚钱，其用最省钱的方式将自己的第一个产品推向了市场。从开始研发沙利度胺到该产品上市，新基的研发投入仅为 7000 万美元。沙利度胺上市以后，新基通过巧妙地包装和推广，创造价值高达 50 亿美元，因此新基的成功之路可以说是从老药新用开始的。如今新基这种老药新用的模式被争相效仿，仅 2017 年上市的新分子实体中，就有多个产品属于老药新用或老药新批。

除了以上原因，新基的成功还要归因于其高明的管理层。首先 Barer 和 Jackson 的文理搭配是非常成功的——科学家对药物的远见和睿智，加之市场经理人拥有将产品的市场效益实现最大化的能力，通过高明的资本运作，将企业迅速做大做强。

五、小结与讨论

总之，新基是美国最成功的创新型技术公司之一，从 1992 年开始布局制药到被收购的时间跨度不到 30 年时间，但在这二十几年里，新基的营收翻了6500 倍，总资产翻了 950 倍。新基的成功，为老药新用和老药新批提供了范式案例。基于笔者的不完全统计，在过去 20 年里，FDA 按新分子实体分类批准的老药新用、老药新批品种已经超过 20 个，如算上 505（b）（2）（也称改良型新药），那么这个数量则超过了 50 个，全球总销售额已近 150 亿美元。随着创新药研发成本的不断攀升，老药新用、老药新批将是药品研发的一大趋势，在我国医药行业正面临转型的今天，新基的成功模式值得广大同仁去深思和学习。

附：新基近 20 年并购事件一览

2000 年，2 亿美元收购 Signal Pharma，强化血液瘤管线

2002 年，0.45 亿美元收购 Anthrogenesis Corp，获得脐带血开发管线

2003 年，0.38 亿美元与 GSK 合作，获得美法仑的癌症使用权

2004 年，0.8 亿美元收购 Penn T Limited，增加沙利度胺的产能

2006 年，0.46 亿美元收购原料厂 Siegfried

2008 年，29 亿美元收购 Pharmion Corporateion，获得阿扎胞苷

2010 年，6.4 亿美元收购 Gloucester Pharma，获得罗米地辛

2010 年，28 亿美元收购 Abraxis Bioscience，获得紫杉醇融合蛋白

2012 年，5.4 亿美元收购 Avila Therap，获得 Avilomics™ 技术平台

2013 年，1 亿美元收购 Acetylon

2013 年，7.9 亿美元与 OncoMed Pharma 合作开发 demcizumab

2015 年，4.85 亿美元收购 Quanticel，获得癌症基因技术平台

2015 年，72 亿美元收购 Receptos，获得 Ozanimod

2016 年，6 亿美元收购 EngMab，开始布局 CAR-T

2017 年，7.75 亿美元收购 Delinia，获得自免疫调节药物 DEL106

2018 年，70 亿美元收购 Impact，获得 JAK2 抑制剂管线

2018 年，90 亿美元收购 Juno，获得 CAR-T 管线

参考文献

［1］Celgene corporation. Celgene financial report 2000–2019［DB/OL］. https://www.sec.gov/

［2］Thomson Reuters. Iinterview–Celgene CEO mulls succession as company expands［EB/OL］. http://www.phri.org/news/Celgene_040810.pdf

［3］Company–histories. Celgene［DB/OL］. http://www.company–histories.com/Celgene–Corporation–Company–History.html

［4］Pederson JP. International Directory of Company Histories，Vol.67［M］. Mississippi US：St. James Press，2005

［4］FDA 数据库［DB/OL］. https://www.fda.gov/

［5］紫箕. "反应停"起死回生［N］. 医药经济报，2006–07–21（008）

［6］王进. 二次创新也重磅［N］. 医药经济报，2013–11–25（009）

［7］Laubach JP，Mahindra A，Mitsiades CS，et al. The use of novel agents in the treatment of relapscd and refractory multiple myeloma［J］. Leukemia，2009，23（12）：2222–2232

［8］Botting J. The History of Thalidomide［J］. Drug News Perspect，2002，15（9）：604–611

［9］Evaluate Pharma，World Preview 2017，Outlook to 2022［DB/OL］. http://info.evaluategroup.com/rs/607–YGS–364/images/WP17.pdf

［10］Bristol–Myers Squibb Company. Bristol–Myers Squibb Completes Acquisition of Celgene，Creating a Leading Biopharma Company（2019）［EB/OL］. https://news.bms.com/news/corporate–financial/2019/Bristol–Myers–Squibb–Completes–Acquisition–of–Celgene–Creating–a–Leading–Biopharma–Company/default.aspx

第六章

阿斯利康："重销售、重研发"的"哑铃"格局，现代化企业模式的典范

阿斯利康总部位于英国伦敦，由瑞典阿斯特拉和英国捷利康合并而成，2020 年总销售额 266 亿美元，拥有员工 7.6 万人，产品销往 100 多个国家和地区。阿斯利康是一家非常注重药品创新的公司，拥有英国剑桥、美国马里兰和瑞典蒙道尔三大研发中心，共有研发人员 1 万多名。在合并之时，阿斯利康药品销售额仅次于默沙东和葛兰素威康，是当时全球第三大药企，尽管在专利悬崖的问题上，阿斯利康的产品销售额一度"由盛转衰"，但其近 10 年来在研发中倾注大量资本，使得公司再次强势回归。学习阿斯利康的发展历程，最值得让人深思的是阿斯利康如何成功将专利到期的产品保持热销，以及如何在短短的十年里，扭转研发效率低下的局面。

一、故事从阿斯特拉说起

Astra AB（阿斯特拉）成立于 1913 年，成立之初的阿斯特拉只是斯德哥尔摩附近一家小制药公司，仅能够生产 Digtotal（心脏药物）和 Glukofos（营养补充剂）两种药物，但是这两种药物让阿斯特拉渐渐地走向繁荣。一战期间，因进口药物受限而让阿斯特拉赚到一桶金，一战末期，阿斯特拉已发展到 200 人的规模。然而战后的阿斯特拉发展并不顺利，1920 年由于社会民主

党的上台，阿斯特拉被收归国有，但到 1925 年，政府迫于压力将其卖出。

经过了两次所属关系的变更后，阿斯特拉在新总裁 Bafirje Gabrielsson 的主导下，对业务进行了重组，组建了分销网络。在短短的几年内，公司再次实现盈利。进入 20 世纪 30 年代以后，阿斯特拉开始注重研发设施的建设，1931 年建立了第一个药品研究所，并开发出 Hepaforte（恶性贫血治疗药物）和 Nitropent（心绞痛治疗药物）等新产品。二战期间，该公司规模迅速壮大，生意做到了多个国家，还建立了现代化的研发实验室。在二战前后的几年里，阿斯特拉成功开发出几个新产品，其中最知名的当属 1943 年研发的利多卡因，该产品在后来的数十年里一直都是阿斯特拉的"摇钱树"，直到 1984 年，利多卡因的销售额在阿斯特拉的营收中还占有很高的比重，高达 6.96 亿瑞典克朗。

20 世纪六七十年代，阿斯特拉主导多元化的战略，除了药品外，还先后进入了农用化学品、日常生活用品等多个领域。在当时的制药巨头眼里，横向发展可以快速扩张公司的规模，降低企业的运行风险。20 世纪 60 年代以后，阿斯特拉把重心放在业务扩张上，先后收购了一家营养品生产企业和一家医疗用品销售企业，并在西欧、拉丁美洲及澳大利亚开创了新业务。20 世纪 70 年代，阿斯特拉先后组建了一系列药物部门、农产品化学品部门、营养品部门、清洁剂部门、医疗设备部门和防锈产品部门。然而阿斯特拉与辉瑞一样，多元化并没有收到很大的成效，绕了一圈弯路最后又走了回来，20 世纪 70 年代末，阿斯特拉忍痛割爱，卖掉了这些刚成立不久的部门，将发展重心重新聚焦到制药上。

二、阿斯特拉发展的黄金时代

20 世纪七八十年代是制药行业发展的黄金时代，几乎所有专注新药研发的企业都淘到一大桶金，阿斯特拉自然也不例外。尽管主导多元化，但阿斯特拉在药品研发上并没有放松。20 世纪 70 年代，阿斯特拉相继研发出 Seloken（美托洛尔）和博利康尼（特布他林）等知名产品，这些产品相继成为公司营收的顶梁柱。1984 年，Seloken、利多卡因和博利康尼三大产品为阿斯特拉贡献了 50% 以上的销售收入。1985 年，阿斯特拉新研发的几种抗病毒药物、胃肠道药物和神经中枢系统药物初显端倪，让公司的毛利提升到 10 亿瑞典克朗。1988 年，哮喘药物普米克大卖，拉动销售额增长到 62 亿瑞典克朗，毛利增加到 15 亿瑞典克朗。

进入 20 世纪 90 年代以后，阿斯特拉的发展速度进一步加快，除了奥美拉唑（商品名：洛赛克，Losec）畅销的原因，新掌门人 Mogren 加强营销的策略也非常奏效。Hanakan Mogren 此前是瑞典巧克力公司 Marabou 的董事总经理，1988 年开始执掌阿斯特拉，在 Hanakan Mogren 的主导下，阿斯特拉将营销放在了首位，销售队伍因此大规模扩张，20 世纪 90 年代中期，阿斯特拉的营销队伍从 1990 年的 3000 人增长到 7000 多人，并将分公司扩展到 40 个国家和地区。Hanakan Mogren 的重营销策略取得立竿见影的效果，销售额从 1990 年的 94 亿瑞典克朗增加到 1996 年的 399 亿瑞典克朗，税前利润从 25 亿瑞典克朗增加到 130 亿瑞典克朗。1996 年洛赛克成为全球最畅销的药物，开出了大约 2 亿个处方，销售额近 40 亿美元。

三、阿斯特拉与奥美拉唑

谈及阿斯特拉的新药研发，不得不谈奥美拉唑。奥美拉唑是阿斯特拉最能拿得出手的产品，阿斯特拉三十年磨一剑，换回了洛赛克 530 亿美元的销售收入以及埃索美拉唑（商品名：耐信）的问世，这两个产品的成功，对阿斯特拉乃至阿斯利康的历史进程都起到至关重要的作用。

阿斯特拉对奥美拉唑的研发可追溯到 1967 年，其先导药物 CMN131 尽管抑酸效果强，但肝毒性很大。经过反复改造，阿斯特拉优选出 Timoprazoke，保留了抑酸作用的同时又减轻了肝脏毒性。然而，Timoprazoke 后来被发现具有很强的甲状腺毒性，阿斯特拉研究人员只能再一次进行结构改造，1976 年得到了 Picoprazoke。Picoprazoke 活性比 Timoprazoke 增强了近 10 倍，毒副作用大幅降低。Picoprazoke 是阿斯特拉首个进入临床试验的抗胃酸药物，但仍然存在临床缺陷。经过两年多的结构改良，1979 年，奥美拉唑终于被合成出来，活性比 Picoprazoke 又增强了 10 倍。

1989 年，奥美拉唑获得 FDA 批准上市，但是当时"独霸"全球市场的抗胃酸药是 H_2 受体阻断剂，尤其是葛兰素的雷尼替丁和史克的西咪替丁，都是年销售额超过 10 亿美元的"重磅炸弹"。面对强大的竞争对手，仅靠增加几千人的销售队伍是远远不够的。于是阿斯特拉推出与默沙东结盟的策略，与默沙东成立合资公司 AstraMerck 而在美国销售奥美拉唑。其实洛赛克取得如此大的成就与默沙东的努力密不可分，该公司在洛赛克获批成为一线抗溃疡疗法上起着至关重要的作用。在两家公司的合力推广下，洛赛克获得大卖，1993 年销售额首次超过 10 亿美元，1996 年还成为全球最畅销的药物，累积销售额高达 530 亿美元。

尽管奥美拉唑非常成功，但是无法成为企业发展的常青树，于是该公司在 1995 年就成立了一个名为"Shark Fin"的工作组，在负责市场策划的同时，专门筹备专利悬崖的应对方案，而左旋体埃索美拉唑是该团队的主要押注目标。奥美拉唑最大的问题就是个体差异大，化合物极不稳定。其实早在 1987 年，阿斯特拉科学家对这一问题进行了深入研究，优选出多个化合物，但是后来发现奥美拉唑的左旋体是最理想的选择，这就是后来的埃索美拉唑。相比于消旋体和右旋体，埃索美拉唑代谢变得更慢，个体差异更小，使得疗效更有预测性，不仅如此，后来的临床试验也证实，埃索美拉唑的治愈率相比于奥美拉唑也有略微提高。除此以外，阿斯特拉还进行了制剂改良，通过微丸载药的方式实现药物的多单元释放，从药剂学上将个体差异降到最小。埃索美拉唑上市后受到广大医生的喜爱，成功地接替了奥美拉唑而成为阿斯利康的顶梁柱，在上市以来的 10 余年里，为阿斯利康带来累计 650 亿美元的销售收入。

四、联姻捷利康

捷利康公司是英国帝国化学工业公司（ICI）剥离出来的一个子公司，其前身为 ICI 的制药部门。ICI 成立于 1926 年，是英国历史最悠久的化工企业之一。直到 20 世纪 80 年代末，制药部门一直是 ICI 最赚钱的业务之一，但因资源整合被剥离了出来。1993 年 6 月，捷利康完全脱离 ICI 成为独立的公司上市，且市值高于分离后的 ICI，是当时英国市值最高的 25 家公司之一。1993 年是捷利康的第一个完整财年，销售额出乎意料地高达 44.4 亿英镑，1995 年增加到 48 亿英镑。

除了制药部门，捷利康还有农药部门，但制药部门是最赚钱的部门，

1995 年营收超过 20 亿英镑,产品线聚焦于呼吸系统、心血管系统、中枢神经系统、癌症等领域。抗癌药是该公司的最大特色,"看家"品种包括康士得(比卡鲁胺)、瑞宁得(阿那曲唑)、诺雷得(戈舍瑞林)、拓优得(雷替曲塞)、爱克雷特(扎鲁司特)和 Nolvadex(他莫昔芬)等。为了扩大在海外的业务,捷利康还收购了美国 Salick Health Care 公司。

然而,与面对专利悬崖的阿斯特拉一样,捷利康从 ICI 分离的那一刻起,坊间就流传着捷利康将被收购的传闻。对于感兴趣的买家而言,捷利康确实非常具有吸引力,从 1993 年到 1996 年,该公司税前利润就翻了 1 倍,市值翻了 3 倍,1997 年成为全球第二大抗癌药生产商。此外,中小巨头被大巨头收购是当时行业的一大趋势,而且在 1997 年以后,捷利康的财务状况开始下滑,"看家"产品捷赐瑞(赖诺普利)和诺瓦得士(他莫昔芬)将面临专利悬崖,而分析师对捷利康的看法类似于对阿斯特拉的看法,即研发管线薄弱。

尽管如此,捷利康决心要保持独立。首席执行官 David Barnes 强硬地表示任何想要收购捷利康的人都必须付出相当高的代价。1996 年,捷利康拒绝与阿斯特拉进行合并谈判;1998 年,再度让葛兰素威康和史克必成吃了"闭门羹"。尽管在拉锯式的谈判后,捷利康最终选择与阿斯特拉合并,但也只是平等联姻。两家公司都有以科研开发为基础、以创新为导向的公司文化,双方在产品、销售和市场结构上均有很强的互补性,合并以后可以有效降低运营成本、提高竞争力,正如 McKillop 所说,"这不是一家公司接管另一家公司,而是我们联合创建了一家新公司。"合并后的阿斯利康由阿斯特拉原股东持股 46.5%,捷利康原股东持股 53.5%。1999 年阿斯利康的药品销售额达 160 亿美元,仅次于默沙东和葛兰素威康,是当时全球第三大药企。通过强强联合,两家公司的运行效率得到有效提高,阿斯利康分析师预测,在合并后的 3 年内每年将节省运营开支 11 亿美元。

五、专利悬崖

合并后的阿斯利康,资源得到有效整合,股价大涨。在面对专利悬崖的问题上,阿斯利康一方面利用美国的专利法和 Hatch–Waxman 法案,多次申请延长洛赛克的保护期,先后通过研发审批的专利补偿、儿科临床试验专利补偿和多次反专利诉讼获得的 30 个月等待期，成功将洛赛克的保护期延续到 2003 年底。另一方面，公司积极开发洛赛克的 OTC 产品，并将奥美拉唑的左旋体埃索美拉唑推向市场。埃索美拉唑于 2001 年上市，销售额很快超出了分析师们的预期，尽管只是奥美拉唑的左旋体，但在成功的营销下，上市当年就有 40% 的患者放弃奥美拉唑，转而使用埃索美拉唑。耐信成功接棒洛赛克成为阿斯利康最畅销的药物，为阿斯利康累计带来 650 多亿美元的销售收入。除了耐信，阿斯利康的看家品种还有可定（瑞舒伐他汀），瑞舒伐他汀是 HMG-CoA 还原酶抑制剂中疗效最好的一个，该产品上市后，销售市场一路高歌，相继为阿斯利康带来 500 多亿美元的销售收入。

当年 Hanakan Mogren 的重销售策略让阿斯特拉尝到甜头，奥美拉唑和埃索美拉唑的成功案例更是重销售优点的完美展现。在合并之后，新阿斯利康的重销售策略得到长期保留。随着埃索美拉唑、瑞舒伐他汀和喹硫平的畅销，阿斯利康销售额开始高速上涨，1999 年到 2008 年，是阿斯利康最风光的十年，在此期间公司销售额翻了一倍，从 150 亿美元增加到 316 亿美元，总资产在此期间大约增加了 2.5 倍，高达 470 亿美元。

当年因洛赛克、捷赐瑞和诺瓦得士的专利悬崖促成了两家公司的合并，但合并只是降低了两家公司的运营成本，研发管线薄弱的问题依然存在。尽管阿斯利康在合并后的十年里，销售额和总资产高速增长，但研发管线里一直没有能够拿得出手的后继产品。而且从严格意义上讲，埃索美拉唑不能算是全新的药物，充其量也就是奥美拉唑的改良版，瑞舒伐他汀也并非由阿斯利康自主研发，实际上是从盐野义获得的"拿来品"。更关键的是阿斯利康在这"风光的十年"里并没有做好未雨绸缪的工作，还逐步降低了研发投入水平，其研发投入与销售额占比从 1999 年的 19.5% 降低到 2005 年的 14.1%，尽管 2006 ~ 2008 年有所增加，但依然低于制药巨头的平均水平。研发管线薄弱的问题一直是埋在阿斯利康深处的一颗"定时炸弹"，它或将在阿斯利康专利悬崖到来之时引爆。

2000 年以后，新药研发成本高速上涨，研发失败率日益攀升，加之制药巨头研发效率远不如创新型小公司，很多巨头都将目光转向合作和兼并，以此方式来扩充产品管线，但是阿斯利康在合并之后的近十年里一直没有很大的动作。尽管 2007 年以后加大了用于并购的投入，但此时的阿斯利康面临重磅产品的专利悬崖已经不足 5 年时间。

2010 年以后，阿斯利康的埃索美拉唑、喹硫平和瑞舒伐他汀三大顶梁柱相继进入专利悬崖期，销售额开始大幅下降。为了解决燃眉之急，阿斯利康大幅增加了研发投入和并购频率，虽然收获了几个非常有潜力的产品，但药品从研发到上市，从上市到成为"重磅炸弹"都需要数年的时间。因此阿斯利康产品线出现了严重的"青黄不接"，销售额从 2011 年的 336 亿美元，迅速下降至 2017 年的 202 亿美元。为了降低运营成本，阿斯利康开启了甩卖模式，仅在 2016 年就甩出数十亿美元的资产。

六、重整旗鼓，霸气回归

2014 年，陷入专利悬崖危机的阿斯利康再一次拒绝了辉瑞的收购邀约，总裁 Pascal Soriot 更是放出豪言，要让阿斯利康的销售额在未来的十年里翻一番。或许在当时这看似几乎不可能实现，但其反映了阿斯利康对于走出危机的信心。2015 年以后，阿斯利康的研发效率开始大幅提升，这或许是过去十几年里不断蓄积的结果。尽管 21 世纪的前 10 年，阿斯利康的研发投入水平偏低，但因为销售额规模大，投入基数依然不小，2010 年之后，阿斯利康明显增大研发投入比例，其研发投入水平持续多年高于制药巨头的平均水平。2000 ～ 2020 年间，阿斯利康累计研发投入 940 亿美元，虽然不及罗氏、辉瑞、默沙东和诺华，但相比美国新生的创新型巨头高出不少。除了研发投入，阿斯利康在资本扩张方面也没有少花钱，2005 ～ 2020 年间，阿斯利康共支出 730 亿美元用作企业并购。

除了研发、并购，阿斯利康还积极与其他公司合作，加强对抗肿瘤药的布局。2015 年以后，阿斯利康研发效率大幅提高，一篇发表在 *Nature Review Drug Discovery* 杂志上的文章报道称阿斯利康的研发效率在过去的 7 年里，提高了近 5 倍。2018 年最新公开的数据显示，阿斯利康的研发管线布局了 140 多个产品，很多极具潜力的品种相继进入了人们的视野，阿斯利康的股价也开始回涨。随着奥西替尼和 durvalumab 销售额的快速上涨，阿斯利康人的信心得到巨大的提升，在完成收购 Alexion 之后，阿斯利康的年销售额有望再次超过 300 亿美元。

七、小结与讨论

从被收购到再次独立，从阿斯特拉到阿斯利康，这家公司已经历了百年历史。从重销售到研发与销售并重，从独立研发到对外合作、积极并购，阿斯利康的发展历程诠释了成为一个现代化制药巨头，必须拥有和重视的方方面面。

总结阿斯利康在过去几年里成功"扭转败局"的原因，可归结为三点。一是研发效率回升，二是灵活的运营，三是强大的销售。研发方面，尽管十年前阿斯利康是研发效率最低的公司之一，但在阿斯利康"follow the science"和"play to win"的信念下，积极布局新技术（如 AI）、新靶点，加强对外合作，使得在 7 年时间里将研发效率提高了 5 倍。管理方面，2015 年之后，阿斯利康对企业文化、项目管理工具、管理能力、决策架构、风险沟通进行了系统的疏通，建立了灵活而高效的运营机制。销售方面，阿斯利康是最重销售的制药巨头之一，因为在很长一段时间内，阿斯利康研发乏力，从而不得不练就了一身对老产品再包装定位的本领，以致很多 20 世纪 80 年代的老药还在强大的销售下持续热卖，比如普米克、诺雷得。

阿斯利康的发展经验给我们带来的启示是：①在专利悬崖迫近时要未雨绸缪，积极大胆地布局；②在企业格局搭建时，要研发和销售并重，形成"哑铃"型格局；③在打造产品线时，应符合治疗趋势和科技发展趋势，研发、合作、并购等多渠道并行；④全球化定位，例如在美国卖不动的专利到期产品可以在美国以外的市场卖，失之东隅而收之桑榆。

附：阿斯利康发展及并购事件一览

1913 年，阿斯特拉成立

1939 年，阿斯特拉收购 Tikca

1993 年，捷利康从帝国化学工业公司剥离出来

1996 年，捷利康收购 Salick Health Care

1997 年，捷利康收购 Ishihara Sangyo Kaisha

1999 年，阿斯特拉与捷利康合并成为阿斯利康

2005 年，阿斯利康收购 KuDOS Pharma，2.1 亿美元

2006 年，阿斯利康收购 Cambridge Antibody Tech，约 13 亿美元

1998 年，Cambridge Antibody Tech 收购 Aptein Inc

2007 年，阿斯利康收购 Arrow Therap，1.5 亿美元

2007 年，阿斯利康收购 MedImmune，156 亿美元

2010 年，阿斯利康收购 Novexel Corp，5.05 亿美元

2011 年，阿斯利康收购广东倍康，交易金额未透露

2012 年，阿斯利康收购 Ardea Biosciences，12.6 亿美元

2012 年，阿斯利康与 BMS 联合收购 Amylin，34 亿美元

2012 年，阿斯利康收购 Link med 的神经科学部门，交易金额未知

2013 年，阿斯利康收购 BMS 糖尿病部门，41 亿美元

2013 年，阿斯利康收购 Amplimmune，5 亿美元

2013 年，阿斯利康收购 Spirogen，约 2 亿美元

2013 年，阿斯利康收购 Pearl Therap，5.6 亿美元

2013 年，阿斯利康收购 Omthera Pharma，3.23 亿美元

2014 年，阿斯利康收购 Definiens，4.4 亿美元

2015 年，阿斯利康收购 ZS Pharma，约 27 亿美元

2015 年，阿斯利康收购阿特维斯呼吸部门，7 亿美元

2015 年，阿斯利康控股 Acerta Pharma，40 亿美元

2020 年，收购 Alexion Pharm，获得罕见病药物管线，390 亿美元

阿斯利康于 2016 年剥离出以下业务：

→ 2016 年 2 月，将波依定和依姆多的中国权益以 5 亿美元卖给康哲

→ 2016 年 3 月，将便秘药 Naloxegol 的欧洲权益卖给 ProStrakan，交易金额未知

→ 2016 年 4 月，将痛风药 lesinurad 的美国权益以 2.65 亿美元卖给 Ironwood

→ 2016 年 6 月，将麻醉部门以 7.7 亿美元转让给 Aspen

→ 2016 年 6 月，将痛风药 lesinurad 的欧洲和拉美权益以 2.3 亿美元卖给 Gruenenthal

→ 2016 年 8 月，将小分子感染部门以 15.75 亿美元卖给辉瑞

→ 2016 年 7 月，将 tralokinumab 和 brodalumab 以 10 亿美元卖给 Leo Pharma

→ 2016 年 10 月，将在研的 IL-23 单抗 MEDI2070 以 15.2 亿美元卖给艾尔建

→ 2016 年 10 月，将在研的 COPD 药物 AZD7986 以 1.5 亿美元卖给强生子公司

→ 2016 年 10 月，将 Rhinocourt Aqua 的美国以外权益以 3.3 亿美元卖给强生子公司

→ 2016 年 10 月，将艾塞那肽的中国权益以 1 亿美元卖给三生制药。

参考文献

［1］Company histories. AstraZeneca PLC［DB/OL］. https://www.company-histories.com/AstraZeneca-PLC-Company-History.html

［2］Pederson JP. International Directory of Company Histories，Vol.50［M］. Mississippi US：St. James Press，2003

［3］Astra Zeneca. AstraZeneca financial report 1997-2020［DB/OL］. https://www.sec.gov

［4］FDA 数据库［DB/OL］. https://www.fda.gov/

［5］Morgan P，Brown DG，Lennard S，et al. Impact of a five-dimentional framework on R&D productivity at AstraZeneca［J］. Nature Reviews Drug Discovery，2018，17（3）：167-181

［6］Olbe L，Carlsson E，Linberg P. A proton-pump inhibitor expedition：the case histories of omeprazole and esomeprazole［J］. Nature Reviews Drug Discovery，2003，2（2）：132-139

［7］沙宇慧，李玉丹，杨悦. 奥美拉唑知识产权保护策略［J］. 中国新药杂志，2013，22（6）：624-628

［8］Mazzetti M，Hedwall M，Crowther M，et al. AstraZeneca Creates a Culture of Agility and Innovatio，PMI case study［EB/OL］. https://www.pmi.org/-/media/pmi/documents/public/pdf/case-study/case-study-astrazeneca-agile.pdf

［9］秦铁岭. 新医改背景下阿斯利康企业战略转型研究［D］. 北京：北京工业大学，2018

［10］Muhsin M，Graham J，Kirkpatrick P. Gefitinib［J］. Nat Rev Drug Discov，2003，2（7）：515-516

［11］Cook D，Brown D，Alexander R，et al. Lessons learned from the fate of AstraZeneca's drug pipeline：a five-dimensional framework［J］. Nat Rev Drug Discov，2014，13（6）：419-431

［12］Chen H，Engkvist O，Wang Y，et al. The rise of deep learning in drug discovery［J］. Drug Discov Today，2018，23（6）：1241-1250

［13］Prommer E. Gefitinib：a new agent in palliative care［J］. Am J Hosp Palliat Care，2004，21（3）：222-227

［14］Kumar BR. Astra-Zeneca Merger. In：Wealth Creation in the World's Largest Mergers and Acquisitions. Management for Professionals［M］. Springer online，2019. https://doi.org/10.1007/978-3-030-02363-8_37

第七章
诺和诺德："小而美"专科药企业的标杆

诺和诺德（Novo Nordisk）是一家丹麦的百年生物制药企业，也是全球最大的胰岛素供应商，2020 年员工总数 4.5 万名，销售额为 1269 亿丹麦克朗（约 203 亿美元），在全球制药巨头排名中，位居前 20。诺和诺德因胰岛素而生，也因胰岛素而发展壮大，在近 100 年的时间里，诺和诺德把胰岛素做到了极致。除了胰岛素之外，虽然诺和诺德又布局了生长素、凝血因子、胰高血糖素样肽–1（GLP–1）等一系列产品，但产品线仍主要扎根在代谢相关的疾病领域。诺和诺德的产品尽管都不是全球首创，但却能做到全领域最优、最具竞争力。诺和诺德的发展思路值得广大同仁研究学习，尤其是在经营"小而美"的专科药企业方面。

一、故事从胰岛素的发现说起

1921 年，加拿大多伦多大学的两位研究人员 Frederick Banting 和 Charles Best 从捣碎的胰岛细胞中提取到胰岛素，对于这一人类医学史上的重要里程碑，业界给予了极大关注。1922 年，哥本哈根大学生理学教授 August Krogh 因获得 1920 年的诺贝尔奖，被耶鲁大学邀请到美国做学术访问。在美国期间，Krogh 夫妇接触到很多关于多伦多大学科学家发现了胰岛素以及使用胰岛素治疗糖尿病的相关报道。Krogh 的夫人 Marie Krogh 是一名医生，同时也是一名糖尿病患者，对于这一项惊人的发现，夫妇两产生了莫大的兴趣，于是 Krogh 给多伦多大学写信，并申请到了胰岛素的北欧生产授权。

回国之后，August Krogh 夫妇写信邀请 Hans Christian Hagedorn 博士，并一道创办了 Nordisk 实验室，在 Leo Pharma 老板 August Kongsted 的资助下，他们的公司成立了。1923 年底，Nordisk 实验室从牛胰腺中首次提取到少量胰岛素，于是斯堪的纳维亚半岛的首支胰岛素问世了。作为投资回报之一，Kongsted 要求在产品中加入 Leo Pharma 的元素，最终该产品被命名为 Insulin Leo。为了实现批量生产，他们聘请了工程师 Harald Pedersen，负责生产设备的设计和制造，随后，Harald Pedersen 的兄弟 Thorvald Pedersen 也被聘请到了公司，负责化学工艺和质量分析。但是没过多久，Pedersen 兄弟就离开了公司，决定自己生产胰岛素，他们迅速创建了自己的生产设施，并在 1925 年推出了首个产品 Insulin Novo。由于当时 Pedersen 兄弟还没有销售能力，他们又试图寻求 Nordisk 的帮助，希望把自己的成果卖给老东家，但是谈判失败，于是兄弟俩不得不成立自己的公司，并命名为 Novo Therapeutisk。

二、同源的"冤家"

由于 Pedersen 兄弟带走了技术并另立门户，这对任何东家而言都可能感到愤愤不平，而 Novo 找 Nordisk 合作遭到拒绝肯定也会有些不爽，这种对立情绪导致了两家公司长达半个世纪的竞争。

在公司创立之初，Nordisk 拥有资源的优势，发展更为迅速。1926 年，Nordisk 公司建立了第一个胰岛素基金会，1932 年，又成立了旗下第一个医院。Novo 虽然起步稍晚，但经营较为出色。早在 1926 年，Novo 公司生产的提取胰岛素就被出口到斯堪的纳维亚半岛的其他国家，到 1936 年时，Novo 公司的胰岛素销售市场已经拓展到全球 40 多个国家和地区，1938 年，Novo 也建立了自己的糖尿病医院，首个基金会于 1951 年成立。

20 世纪 30 年代初期，人们意识到天然胰岛素作用时间太短，这大大限制了胰岛素的应用，于是两家公司先后把目光聚焦在长效胰岛素的开发上。1935 年，Novo 公司推出了含肾上腺素的长效胰岛素，事实上这种胰岛素并不成功，很快就退出了市场。然而就在 Novo 的含肾上腺素长效胰岛素受挫后不久，Hagedorn 和他的同事发现添加鱼精蛋白可大幅延长胰岛素的作用时间，随后 Nordisk 就开始了精蛋白胰岛素的开发。为了不输给竞争对手，1937 年，Novo 聘请了 Knud Hallas-Moller 负责研发，后来 Hallas-Moller 发现胰岛素在无辅助物质的条件下也能实现长效，于是 Novo 推出了含锌胰岛素。

当时的精蛋白胰岛素有一个致命缺点，鱼精蛋白无法在生产时加入配方，只能在患者注射前临时加入。1938 年，加拿大科学家在精蛋白胰岛素中加入锌而实现了突破。而就在 Nordisk 开发含锌精蛋白胰岛素的同时，Novo 公司的含锌胰岛素抢先一步上市了。这引起了 Nordisk 的不满，并将 Novo 告上法庭。最终法院判决 Novo 公司在销售额中给予 Nordisk 分成，官司的败诉使得 Novo 公司开始寻找含锌胰岛素的替代方案。后来，Novo 研究人员总结了普通胰岛素和长效胰岛素的优缺点，于 1944 年推出了预混胰岛素，获得了市场的广泛欢迎。受到 Novo 公司预混胰岛素的启发，Nordisk 科学家也开始开发自己的预混胰岛素。1946 年，Nordisk 科学家制备出精蛋白胰岛素晶体，这一突破使得预混精蛋白胰岛素无需再临用现配，患者只需稍加摇晃就能注射，1950 年，该产品在美国获批上市。而就在 Nordisk 推出预混胰岛素不久，Novo 通过混合不同结合度的锌-胰岛素得到全新的产品 Novo Lente，该系列产品相比预混精蛋白胰岛素致敏率更低，广泛受到了市场的欢迎，成为 20 世纪五六十年代最畅销的产品。

除了胰岛素，Novo 还积极发展相关产品线，在公司成立之初就推出了胰岛素注射器 Novo Syringe，1938 年，又使用羊肠成功生产出了手术缝合线（羊肠线），1941 年，又成功从动物胰腺提取到胰酶。二战前后，Novo 公司还开始积极探索细菌发酵技术，并于 1947 年成功生产了首批青霉素。20 世纪 50 年代以后，Novo 又新建了数条生产线，开始生产胰高血糖素、肝素和类固醇产品。随着发酵技术的不断成熟，Novo 不但成功生产出二代抗生素，还推出了淀粉酶、蛋白酶等多种工业用酶，到 20 世纪 60 年代，Novo 已经成为全球领先的工业用酶供应商之一，销售酶类制剂达 10 余种。1975 年时，Novo 已经在全球多个国家和地区开设了业务，拥有子公司达 14 家。而相比之下，科学家团队管理下的 Nordisk，在数十年时间里，除了胰岛素，并没有形成特色的业务。直到 20 世纪 60 年代，Hagedorn 受到了儿科专家的启发，才开始考虑增加生长激素的业务，最终 Nordisk 的首支提取生长素于 1966 年问世。20 世纪 70 年代以后，Nordisk 又新增了血液制品业务，从血液中提取分离凝血因子Ⅷ、凝血因子Ⅸ和白蛋白，并对外销售。

所谓一山不容二虎，两家相距只有几公里的公司，相互竞争，相互效仿长达数十年。两家公司间的竞争，无形中推动了胰岛素行业的发展，提高了胰岛素的质量行业标准。从普通胰岛素到长效胰岛素，再到预混胰岛素，这场持久的竞争使得他们逐渐成为胰岛素行业的引领者，成为全球第二和第三大胰岛素生产商。由于发现猪胰岛素的序列比牛胰岛素更加接近人胰岛素，两家公司就开始押注猪胰岛素，20 世纪 70 年代初期，Novo 科学家发现杂质是产生免疫原性的主要原因，于是双方又开始高纯度胰岛素的竞赛，再到后来，Novo 的科学家发现人胰岛素与猪胰岛素的序列只相差一个氨基酸，于是试图用化学反应替换掉该氨基酸，并在 1982 年推出了首支人胰岛素。而几乎就在 Novo 公司开始搞化学转化胰岛素的同一时期，美国成功上市了重组人胰岛素。看到基因工程技术的飞速发展，Novo 公司也开始组织建立自己的基因实验室，开始研究酶和激素产品的基因重组，该公司首支重组人胰岛素在 1987 年问世。在重组胰岛素上，似乎 Novo 占得了先机，但 Nordisk 也不甘示弱，在 Novo 积极发展基因重组技术之时，Nordisk 也进行了布局，并于 1985 年首次获得了重组人生长激素 Norditropin。

Novo 公司之所以能够快速发展，与 Hallas–Moller 有很大的关系，Hallas–Moller 对 Novo 公司影响深远，用诺和诺德对他的评价来说，他拥有非常卓越的研究和管理才能，对于 Novo 而言，他是灵魂级的人物。Hallas–Moller 在 1961 年开始担任 CEO，在任期间，他对公司进行了脱胎换骨的改革，让业绩持续快速增长，使得 Novo 成为全球第二大胰岛素生产商和第一大工业用酶生产商，1974 年，Novo 公司挂牌上市。而与 Hallas–Moller 对标的是 Nordisk 的科学家领导人 Hagedorn，尽管他为丰富 Nordisk 产品线作出了巨大的贡献，但战略眼光和对时局的敏锐度似乎不及前者。直到 20 世纪 70 年代初期，他依然认为公司的重心是糖尿病的研究和治疗，因而不愿意扩大销售规模。直到 Hagedorn 退休之后，新管理团队才改变了他以往的做法，使得销售额快速增长，成为全球第三大胰岛素生产商和第一大生长激素生产商，最终在 1986 年挂牌上市。

三、冤家终成眷侣

在 20 世纪 80 年代，两家公司已经占据了欧洲 75% 的胰岛素市场和美国 20% 的胰岛素市场，且产品被销售到全球大多数国家和地区。两家公司在竞争中成长，但在竞争中也遭受了许多不必要的损失；在国际新形势下，双方都开始变得有些力不从心。一方面，20 世纪 80 年代后，化工巨头的重心开始向制药转移，强强合并成为制药行业的一个大趋势，随着国际化的加速，全球所有胰岛素生产企业都将直面竞争，在年销售额已超过 30 亿美元的礼来和赫切特（Hoechst）面前，像 Novo 和 Nordisk 这种中型公司，在竞争中获胜的概率很小，如果不考虑合并，可能很难逃脱被收购的命运；另一方面，1978 年，Genetech 公司通过基因重组技术首次生物合成了人胰岛素，且该产品被授权给了美国的竞争对手礼来，在重组人胰岛素上，Novo 和 Nordisk 都错失了先机，不仅如此，欧洲的老对手 Hoechst（安万特）也不甘示弱，也在加大胰岛素的布局。在这种复杂的新形势下，将国外国内腹背受敌转化为一致对外可能是最好的选择。除了国际形势的影响，两家公司也有非常高的互补性，它们都是胰岛素领域的专家，又都布局了基因重组技术，如果两者合并便是强强联合，不但可以节省大量的重复资源，且研发技术和销售能力都将得以大幅增强。

总之，合并的优势很多，甚至有利于丹麦的经济发展和学术交流，以至于两家公司的合并成为丹麦多年的坊间传闻。直到 1989 年，这一传闻才最终得以证实，Nordisk 胰岛素基金会宣告与 Novo 基金会合并成为诺和诺德基金会，而该基金会为诺和诺德以及后来的 Novozymes 的实际控制人。在基金会合并之后，两家企业的业务也开始整合，合并完成后的诺和诺德成为一家年销售额达 11 亿美元（两家公司销售额的和）、员工人数超过 7000 人的北欧生物巨头，除了胰岛素，诺和诺德的工业用酶、凝血因子和生长激素都在全球市场占有非常大的份额。由于当时 Novo 公司的规模约为 Nordisk 公司的 5 倍，原 Novo 公司的 CEO Mads Ovlisen 出任新公司的 CEO。

合并之后，诺和诺德以焕然一新的面貌推出了全球首支预充胰岛素注射笔 NovoLet，在美国成立了分公司，开始直面礼来，大力抢占美国糖尿病市场。除了海外业务得以加强外，合并的另一大受益者是研发，随着研发投入的增加，诺和诺德研发水平也得到巨大的提高。除了全面布局糖尿病，当时诺和诺德的另一大研发布局是中枢神经系统（CNS）疾病，1992 年，公司研发的首个 CNS 药物 Seroxat/Paxil（帕罗西汀，授权给葛兰素史克）获批上市，用于抗抑郁治疗，1995 年，诺和诺德的第二个原创新药 Gabitril（噻加宾，授权给雅培）又获批上市，用于癫痫治疗，这对一个新布局 CNS 疾病研发的企业而言，效率是非常惊人的。除了抑郁和癫痫，当时的诺和诺德也布局了阿尔茨海默病（AD），不过在 AD 上，诺和诺德与其他大部分企业一样，最终无功而返。

20 世纪 90 年代以后，基因重组技术逐渐成熟，胰岛素的生产成本开始大幅下降，重组胰岛素逐渐取代了提取胰岛素，与此同时，礼来、安万特等竞争对手开始布局胰岛素类似物，1996 年，礼来的赖脯胰岛素获得 FDA 批准上市，再次打破了美国胰岛素市场的竞争格局。为了挽回颓势，20 世纪 90 年代中后期，诺和诺德开始更加聚焦糖尿病，在与血糖仪制造商 LifeScan 达成战略合作之后，又与勃林格殷格翰、先灵葆雅达成合作，联合推出口服降糖药瑞格列奈（Novonorm/Prandin）。在加强合作的同时，诺和诺德加强了第三代胰岛素的研发，1999 年，诺和诺德的首支第三代胰岛素 NovoLog（门冬胰岛素）获批上市，这才打破了礼来在美国胰岛素的"统治"地位。除了门冬胰岛素，诺和诺德在 20 世纪 90 年代中后期推出的产品主要是 Novoseven 和 Norditropin，这也是诺和诺德最畅销的产品之一。

四、新世纪的重组

经过 20 世纪 90 年代长达 10 年的发展，诺和诺德的销售额达到 230 亿丹麦克朗，相比 1989 年约增长了 4 倍。然而为了迎接行业形势的变化，Novo 集团高层决定再次对公司重组，拆分出工业酶业务，组建了 Novozyme 公司，并剥离了 Zymo Genetics 公司。拆分后的新诺和诺德更加专注于健康和医疗，把所有的重心都放在糖尿病、凝血因子和生长激素三大业务领域。

2000 年以后，诺和诺德的门冬胰岛素赢得了开门红，先后推出不同的释放速度的门冬胰岛素配方，形成 NovoRapid、NovoMix 等系列产品，很快在速效胰岛素市场抢占到上风。然而几乎就在门冬胰岛素上市的同一时期，欧洲老竞争对手安万特的甘精胰岛素（商品名：来得时）也获批上市了，由于来得时是当时唯一的第三代长效胰岛素，很快就成为超级"重磅炸弹"，礼来与诺和诺德的第二代长效胰岛素市场受到巨大的挤压。为了应对这种压力，诺和诺德也在积极布局长效胰岛素，并于 2004 年推出了全球首支脂肪酸酰化胰岛素（地特胰岛素）。虽然地特胰岛素的市场受欢迎程度远不及甘精胰岛素，但也为诺和诺德赢得了一定比例的基础胰岛素市场份额。不但如此，地特胰岛素的成功为诺和诺德的酰化技术平台发展积累了丰富的经验，为后来的德谷胰岛素、利拉鲁肽、索马鲁肽和长效生长激素的开发提供了技术基础。

除了胰岛素，注射用降糖药领域的另一新兴主力军就是 GLP-1 受体激动剂。尽管人们对 GLP-1 的研究已有几十年，但首个产品艾塞那肽直至 2005 年才获批上市。而艾塞那肽的上市，触发了糖尿病市场的新争夺战。2009 年，诺和诺德的首个 GLP-1 类似物利拉鲁肽获批上市，虽然比艾塞那肽晚了 4 年，但这是首个人源 GLP-1 类似物，不但疗效上具有一定的优势，且通过脂肪酸酰化后，给药周期也相比艾塞那肽明显延长。因为优势明显，利拉鲁肽很快就成为诺和诺德第一大现金牛。利拉鲁肽成功之后，诺和诺德进一步加大了对脂肪酸酰化技术的探索，先后又推出了德谷胰岛素、索马鲁肽和长效生长激素 Somapacitan。随着地特胰岛素和德谷胰岛素的逐渐放量，诺和诺德在基础胰岛素市场终于有了自己的话语权，而礼来因为没有第三代长效胰岛素，在胰岛素市场的"统治权"逐渐丧失，2010 年前后，全球胰岛素市场"三分天下"的格局逐渐形成。

2012 年之后，艾塞那肽微球、阿必鲁肽和度拉糖肽等超长效 GLP-1 类似物逐渐放量，利拉鲁肽的市场份额受到一定的挑战，长效胰岛素市场也因为甘精胰岛素生物类似物的上市而受到冲击，诺和诺德的销售额增长开始放缓。为了缓解销售压力，诺和诺德开始利用手中的产品开发各种可能的新适应证和新复方制剂，推出了利拉鲁肽减肥针、利拉鲁肽与胰岛素的复方制剂、长效胰岛素与速效胰岛素的复方制剂等等，但这些产品终究是陪衬，很难成为诺和诺德销售额增长的主要驱动力，而主要的驱动力将是索马鲁肽，该产品不但是 GLP-1 类似物中最佳的，且可以实现口服，问鼎 GLP-1 类似物市场是迟早的事情。除了索马鲁肽，诺和诺德研发管线中最受期待的是每周用药一次的超长效胰岛素 Insulin Icodec，如果该产品能够研发成功，胰岛素市场的游戏规则将再次被改写。

尽管 2015 年之后，诺和诺德的销售额增速放缓，但是利润水平做到了最大化，在过去的 5 年间，诺和诺德的平均净利润水平超过 30%，是 10 年前的 2 倍；与此同时，管理成本大幅下降，仅为 2000 年的 1/3 左右，2017 年创下历史最低值，仅为 3.4%，实现了真正意义上的低投入和高产出。

五、小结与讨论

尽管诺和诺德没有像美国的生物技术公司一样呈现出爆发式发展，但在丹麦那种版图狭小的国家里，诺和诺德发展到今天的规模实属不易。由于丹麦地域狭小，诺和诺德 90% 以上的产品都依赖出口，在瞬息万变的国际市场中，诺和诺德能够保持不败，已经充分彰显了其过人之处。

相比于其他国际制药巨头，诺和诺德并未开展大规模并购，研发投入也仅维持在 15% 左右，但销售额的持续高速增长充分体现了公司研发的高效性。而这种高效性可以归结于四个方面：一是高度专注于糖尿病，上百年的知识积累，让诺和诺德对疾病有了最深刻的理解，最终专注变成了专长；二是重视用户体验，不做第一，只做最好，总结公司整个发展史，诺和诺德并没有推出过首创性（first-in-class）新药，但其推出的都是同领域最好、最便捷的产品，这或许与两家公司相互竞争时形成的文化有关；三是充分利用好手上的产品，让市场价值最大化，最具代表的案例就是利拉鲁肽，诺和诺德不仅开发了减肥针，与胰岛素做成了复方，还积极开展了大量临床试验，证明了产品除降糖外，还具有心血管获益、肾脏功能获益的优势，大大增强了产品的市场竞争力；四是重视平台技术的发展，正因为拥有先进的脂肪酸酰化技术、多肽口服技术和酵母菌发酵技术，才使得诺和诺德具有足够的优势去赢得市场竞争力。

当然，诺和诺德的成功与其企业文化、管理模式也有很大的关系。在公司企业文化的影响下，员工以"对抗糖尿病"为己任，对公司有相当高的认可度和自豪感，这使得他们在努力工作的同时，积极沟通交流、共享知识。在这种企业文化的熏陶下，诺和诺德的沟通变得十分通畅，运营效率大幅提升，管理成本大幅下降。根据诺和诺德的年报数据，其管理成本从 2000 年的 10% 左右下降至近年来的 3.5% 左右，如此高的管理效率让其他制药巨头乃至本土制药企业都望尘莫及。

附：诺和诺德的并购一览

2020 年，收购 Emisphere Tech，获得口服多肽技术，18 亿美元

2020 年，收购 Corvidia Therap，获得 IL-6 抑制剂 Ziltivekimab，21 亿美元

2018 年，收购 Ziylo，加强糖尿病研发技术，8 亿美元

2016 年，收购诊断公司 Synlab Group，价格未知

2015 年，收购 Calibrium，增强多肽研发技术，价格未知

2015 年，收购 MB2 LLC，增强多肽研发技术，价格未知

参考文献

［1］Novo Nordisk. Our History–Changing the world of diabetes for more than 90 years ［EB/OL］. https://www.novonordisk.co.ke/about–novo–nordisk–global–shared/novo–nordisk–history.html

［2］Pederson JP. International Directory of Company Histories. Vol.61［M］. Mississippi US：St. James Press，2004

［3］Novo Nordisk. Novo Nordisk annual report 2002–2020［DB/OL］. https://www.sec.gov/

［4］Dey C，Burns J. Tegrated Reporting at Novo Nordisk（2020）［EB/OL］. https://dspace.stir.ac.uk/bitstream/1893/25695/1/NOVO%20NORDISK%20final%20draft.pdf

［5］Bower DJ. New Technology Supply Networks in the Global Pharmaceutical Industry［J］. International Business Review，1993（2）：8S95

［6］Andersen PH，ChristensenInter PR. Inter–partner learning in global supply chains：lessons from NOVO Nordisk［J］. European Journal of Purchasing & Supply Management，2000（6）：05–116

［7］ Bliss M. The history of insulin［J］. Diabetes Care, 1993, 16（Suppl 3）: 4-7

［8］ The MJ. Human insulin: DNA technology's first drug［J］. Am J Hosp Pharm, 1989, 46（11 Suppl 2）: S9-11

［9］ Rosenstock J, Bajaj HS, Janež A, et al. Once-Weekly Insulin for Type 2 Diabetes without Previous Insulin Treatment［J］. N Engl J Med, 2020, 383（22）: 2107-2116.

［10］ Cahn A, Miccoli R, Dardano A, et al. New forms of insulin and insulin therapies for the treatment of type 2 diabetes［J］. Lancet Diabetes Endocrinol, 2015, 3（8）: 638-652

［11］ Haddad JA, Haddad AN. The past decade in type 2 diabetes and future challenges［J］. Hormones（Athens）, 2018, 17（4）: 451-459

［12］ Bailey CJ, Tahrani AA, Barnett AH. Future glucose-lowering drugs for type 2 diabetes［J］. Lancet Diabetes Endocrinol, 2016, 4（4）: 350-359

第八章

渤健：罕见病成就的制药巨头

渤健（Biogen，曾译作百健）是美国最有名的生物技术公司之一，总部位于马塞诸塞州的康桥，2020年总销售额107亿美元，拥有员工总数9100人，是一家极为高效的公司。渤健是依托罕见病发家的制药巨头，在渤健40多年的发展历程中，多发性硬化症一直贯穿始终。渤健因技术而生，但通过"借鸡生蛋"的方式发展壮大，其成功经验值得广大同仁效仿、学习。

一、艰苦卓绝的创业历程

1953年，沃森和克里克发现了DNA双螺旋结构，这对生物学而言，是巨大的进步。然而在很长一段时间里，人们并不能使用这一发现去推动生物技术的发展，直到20世纪70年代初期，两名科学家发现了基因重组过程而打破了多年的沉寂。当时很多科学家都能清楚认识到基因重组技术背后的巨大商业价值，于是纷纷从大学走出来，成立了生物科技公司，其中包括最负盛名的Genetech、Amgen、Centocor和Biogen。Biogen公司成立于1978年，创始人团队由来自多个名牌大学的著名生物学家组成，由哈佛大学教授Walter Gilbert担任CEO。基于在基因技术方面作出的重要贡献，Biogen公司两位创始人分别在1980年（Walter Gilbert）和1993年（Phillip Allen Sharp）获得了诺贝尔奖。

在成立之初，Biogen曾试图用基因重组技术研发多种生物药，发展路线与 Genetech 高度相似。凭借强大的技术，Biogen 捷报不断，成功融到了数千万美元的资金。资金充裕后往往就有更多想做的事，20 世纪 80 年代初期，Biogen 开始在全球布局研发网络，但事实上，Biogen 和其他生物技术公司一样，融资的速度永远比不过烧钱的速度，到 1984 年时，亏损已超过 1 亿美元，到了濒临破产的边缘。面对这样的窘境，公司投资人开始抱怨 Gilbert，认为他有科研的睿智，但不具备商业的才华。

为了维持生计，Biogen 不得不授权产品，出让专利。或许这种做法在今天看来并不算什么，但在当时，Gilbert 受到了业界的指责和批评，认为他把 Biogen 搞成了广泛为美国、欧洲乃至日本的生产企业输出技术的"技术专卖店"。事实上，如果不这么做，Biogen 很难逃脱倒闭的厄运，因为那时的 Biogen 已是一个每日支出高达 10 万美元的"烧钱机器"。当然，技术不同于商品，掌握技术的人越多技术就越不值钱，不断的出让技术只会让技术的价值不断下滑，Biogen 每年的技术转让费不久就跌到了 2000 万美元以下。

20 世纪 80 年代中期是美国生物技术公司股市的低谷，Genetech、Amgen 等不盈利的企业先后出现了财务危机，Biogen 也无法幸免。内忧加外患，投资人对 Gilbert 的经营战略极为不满，1984 年，Gilbert 被迫下台，CEO 位置空缺 1 年后，Biogen 才迎来了第二任总裁，即 James L. Vincent。Vincent 是一位年轻有为而富有商业洞见的职业经理人，在加入 Biogen 之前，已先后担任过雅培的首席运营官和联合健康与科学产品公司的总裁。上任之后，Vincent 迅速对公司进行了脱胎换骨的重组和改革，出售或关闭了所有欧洲业务，并试图收回 20 世纪 80 年代初期授权出去的专利。

关闭业务是很容易做成的事情，但收回专利授权就不是那么简单了，然而出人意料的是 Vincent 做到了。Vincent 走马上任之时，Biogen 已经把持有的 80% 专利都授权给了其他企业，经过数年的谈判磋商，绝大多数专利都得以回收，到 1989 年时，总回收率高达 90%。专利回收之后，Vincent 又重新授权给了其他公司，以换取更高的商业价值。随着生物技术的不断发展，很多专利的价值也发生了巨大的变化，经过二次授权后，Biogen 的收入大幅增长，逐渐具备了偿还债务的能力。

尽管 Vincent 很努力，但当时的 Biogen 已积重难返，在 1985～1988 年间，Biogen 又累积亏损了 7000 万美元。而 Vincent 上任后，积极减亏，持续烧钱多年的研发项目也逐渐获得了突破。1986 年，FDA 批准了先灵葆雅的重组 α 干扰素（Intron A）；1989 年，又批准了史克必成的重组乙肝疫苗。基于这两个对外授权产品的上市销售，Biogen 的收入也有了实质性的增长，1989 年，Biogen 的营收达到 2850 万美元，首次扭转了盈亏，实现盈利 321 万美元。随着授权产品的不断上市，公司收获的佣金（royalty）也不断增加，到 1991 年时，Biogen 对外授权的乙肝疫苗、乙肝诊断试剂、α 干扰素和 γ 干扰素的总销售额达 6 亿美元，授权产品的畅销使得 Biogen 的营收首次超过 6000 万美元。

扭转盈亏之后的 Biogen 逐渐又成为股市的宠儿，而有了充足资金的 Biogen 也可以快速扩充研发管线。1989 年，Biogen 开始研发一种水蛭素类似物（比伐芦定），这是一种凝血酶抑制剂，在早期的临床试验中表现出巨大的潜力而被分析师们一致看好，Biogen 也由此获得了大量投资。除了比伐芦定，当时 Biogen 研发管线中最受期待的项目是 β 干扰素（Avonex），两个项目的临床试验都在 1994 年走向了尾声，Vincent 甚至都为这两大产品准备好了销售队伍。

然而现实总是不尽如人意，1994 年秋天，比伐芦定的两项 Ⅲ 期临床试验数据揭晓，结果让 Biogen 的高管们心情瞬间跌至谷底。样本量高达 4000 多人的临床试验显示的不是 Biogen 想要的结果，而是比伐芦定的疗效不及肝素。因为该项目耗费了太多资金，终止比伐芦定研究计划的消息一经公开，有的股东甚至要起诉 Biogen。然而比伐芦定的失败，并不是 Biogen 厄运的全部，1995 年 1 月，德国先灵对外宣布要生产 β 干扰素–1a，这是 Biogen 对外宣称拥有全部专利的产品，且自己研发的 Avonex 仍然还处在临床阶段。如果说比伐芦定的失败使 Biogen 步入了寒冬，那 β 干扰素的问题就是让 Biogen 遭遇雪上加霜，以至于公司再一次出现了亏损，短短半年内，股价持续下跌，从 56 美元下降至 35 美元。

1996 年，Biogen 自主生产的干扰素 Avonex 获批上市，尽管相比德国先灵的 Betaseron（β 干扰素–1b）落后了三年，但巧妙的市场营销使得 Avonex 在上市当年就击败了 Betaseron，市场处方量占有率高达 60%。看到被竞争对手抢走市场份额，德国先灵没有就此善罢甘休，于是起诉了 Biogen 和 FDA，理由是 FDA 不应该对两个 β 干扰素同时授予孤儿药资格。事实上这是一场弄巧成拙的官司，最终 FDA 给出 Avonex 疗效优于 Betaseron 的解释，最终德国先灵败诉。尽管 Biogen 在美国大获全胜，但欧洲的官司战才刚刚开始，虽然欧洲判决德国先灵在专利战中胜出，但 Biogen 并不想放弃欧洲市场，欧洲的强行上市，最终带来了持续多年的专利战。Biogen 与德国先灵的专利战一直打到 20 世纪初，并且专利阴云一直笼罩着 Biogen 的未来，一旦失利，将会是巨额的赔偿……

尽管阴云笼罩，但 Avonex 的销售持续走俏，到 2002 年时，其净销售额已达 10.44 亿美元。在干扰素上市后，Biogen 相继又开发了多个产品，但大部分未获得成功，由于过度依赖干扰素，产品线面临着枯竭的压力。然而就在内忧未解时，外患又来了——默克雪兰诺的 β 干扰素 Rebif 在美国获批上市，Biogen 赖以生存的 β 干扰素市场受到前所未有的挑战，而 Biogen 寄予厚望的 alefacept（于 2003 年获批），因为安全性问题而注定无法掀起市场的波澜，剩下的唯一寄托就是与 Elan 公司联合开发的那他珠单抗。

内忧外患下的 Biogen，合并或被收购，在当时或许是最好不过的事情。

二、关于艾迪的故事

每家生物技术公司的发家历程都充满了艰辛，艾迪（Idec）又何尝不是，且其与 Biogen 的经历具有高度的相似性。1985 年，艾迪公司在圣迭戈成立，创始人是著名免疫生理学家 Ivor Royston 和癌症学家 Ron Levy 与 Richard Miller。鉴于创始人的技术专长，这是一家专注于肿瘤与免疫领域药物开发的生物科技公司。1986 年，艾迪迎来了首位 CEO William Rastetter，这是一位非常有魄力的科学家和风险投资家。

1975 年，科学家 Kohler 和 Milstein 发明了杂交瘤技术，单抗的商用潜力开始受到世人的关注，但因为免疫原性的原因而令科学家们非常失望。最早开发单抗的公司是 Centocor，其开发的首个鼠源单抗 Orthoclone OKT3 于 1986 年获得了 FDA 批准，但因为不良反应，Orthoclone OKT3 并不能算是一个成功的产品。20 世纪 80 年代以后，人们逐渐认识了单抗的结构，并开始思考使用人的氨基酸序列替换鼠源序列，而基因重组技术的逐渐成熟，为这一过程提供了可能。因为单抗的高特异性优点，当时很多公司都扎根于单抗的研发，而艾迪成立之初的发展目标是用于治疗非霍奇金淋巴瘤、自身免疫性疾病与炎症的单抗。

尽管故事可以一笔带过，但站在第一代单抗（鼠源）之上开发第二代单抗（嵌合或人源）是一个曲折而漫长的过程。与其他生物技术公司一样，艾迪在成立之初，也饱受资金的困扰，而且在很长一段时间内，技术并没有获得实质性突破，直到 1993 年，首个项目 IDEC-C2B8 才进入到 I 期临床试验阶段。众所周知，临床试验是最烧钱的，因为长期没有产品上市，艾迪长期持续亏损，到 1995 年时，累积亏损额度超过了 8000 万美元。II 期临床试验结束后，IDEC-C2B8 虽然展现出巨大的潜力，但艾迪已经拿不出钱去筹备 III 期临床试验。于是 CEO William Rastetter 只好舍车保帅，拉着其老东家 Genetech 入伙，一同开发 IDEC-C2B8。在 Rastetter 的撮合下，1995 年 3 月，Genetech 同意与艾迪签约，但代价是艾迪要放弃大部分权益。

有了 Genetech 的资金注入，III 期临床试验得以继续，IDEC-C2B8 最终在 1997 年 11 月获得了 FDA 的批准上市，而这个产品，就是大名鼎鼎的利妥昔单抗。尽管利妥昔单抗已经获批，但其仍需要完成多项临床试验，在后来的 7 年时间里，Genetech 累积投入了约 6000 万美元。在利妥昔单抗获批的第二年，艾迪首次实现了盈利，至此，其结束了长达 13 年的净亏损。在利妥昔单抗之后，艾迪又开发了替伊莫单抗，定位是非霍奇金淋巴瘤二线治疗，也就是利妥昔单抗的接棒者。由于利妥昔单抗的迅速走俏，艾迪获得了大量的资金，终于有能力独自完成药物的开发。2002 年，替伊莫单抗获得 FDA 批准上市，成为首个获得 FDA 批准的放射免疫治疗药物。

有了产品，有了资金，此时摆在 Rastetter 面前的课题是如何去扩张。

三、Biogen 与艾迪联姻

Biogen 与艾迪的合并源于巧合，原本两家公司在谈技术合作，但谈着谈着发现两家公司在技术和产品上具有很高的互补性，所以合作性谈判渐渐演变成合并性谈判。经过几个月的商洽，2002 年 6 月，双方的意向达成，并开始考虑合并。2003 年两家公司的合并完成，Biogen 股东以 1.15∶1 的方式与艾迪交换股票，根据当时的收盘价，Biogen 涨 55 美分，至 43.80 美元，而艾迪跌 3

美分，至 38.97 美元，总交易价值约 68 亿美元。交易完成后，Biogen 股东获得新公司 49.5% 的股份，而艾迪股东获得 50.5% 的股份，所以性质上是艾迪收购了 Biogen。合并之后的公司叫 Biogen Idec，也就是今天所知的百健艾迪。合并之后的新公司年营收达 20 亿美元，成为美国仅次于 Amgen 和 Genetech 的第三大生物技术公司。新公司由原 Idec 的 CEO Rastetter 出任董事会主席，而原 Biogen 的 CEO Mullen 担任新 CEO，总部设在马塞诸塞州的剑桥。

虽然当时 Biogen 的营收和员工总数都是艾迪的 3 倍，但 Biogen 研发管线"枯竭"，能拿出手的只有 IDEC-211 和两个与 Elan 联合研发的产品，而艾迪的技术实力较强，研发管线相对更为丰富，拥有 IDEC-151、IDEC-152 和 IDEC-114 等多个处于临床后期的单抗产品。由于与 Elan 联合开发的那他珠单抗已经进入注册阶段，该公司对未来报以极高的期望。当时公司高管对外宣称，合并之后的新公司将在未来 5 年里（2003 ～ 2007）节约 3 亿美元的运营费用和 1.75 亿美元的资金支出，营收将以 15% 的复合增长率增长，每股净收益将以 20% 的复合增长率增长。

四、"借鸡生蛋"

两家公司合并之后，销售额快速增长的确不假，但大大低于 Mullen 的预期，2003 ～ 2007 年的营收复合增长率只有 10% 左右，且新产品的研发也节节失利。随着 IDEC-151、IDEC-152、IDEC-114、IDEC-211 的相继失败，百健艾迪再次陷入了困境。2005 年之后，公司领导层就已经意识到了危机，于是开始到处寻找"借鸡生蛋"的机会。2005 ～ 2007 年间，百健艾迪与多家公司达成研发合作，并试图低价收购几家可以协同的公司。

Conforma Therap 最先进入到百健艾迪的视野。Conforma 两个处在研发早期阶段的项目吸引了百健艾迪的领导层，正如当时 Mullen 所言，Conforma 的技术平台和 HSP90 将为百健艾迪的抗肿瘤业务提供巨大的发展机遇，通过交易，百健艾迪会因 Conforma 团队的融入而增加在抗肿瘤领域的成功机会。这笔交易的代价是 1.5 亿美元首付款 +1 亿美元里程碑付款，这对当时的百健艾迪而言并没有多大的财务压力，但遗憾的是这次交易似乎没有给百健艾迪的产品管线带来质的改变。第二个进入百健艾迪视野的公司是 Fumedica

Arzneimittel，这是瑞士的一家小药厂，而吸引百健艾迪的原因是 Fumedica Arzneimittel 有一个在德国使用多年的抗银屑病药——富马酸二甲酯。富马酸二甲酯在银屑病领域的销售几乎名不见经传，但 Fumedica 申请了多发性硬化症的专利，并推进到了 II 期临床试验阶段。收购 Fumedica 可能是百健艾迪发展历史上最成功的交易，也是药界最划算的几宗收购案之一，百健艾迪以不到2 亿美元的成本就换回了一个超级"重磅炸弹"。在收购 Fumedica 之后，百健艾迪又一鼓作气吃掉了 Syntonix Pharma，这也是一家以"白菜价"被吞并的公司，但 Syntonix 为百健艾迪带来了两个长效凝血因子，为此后百健艾迪的营收增长作出了巨大贡献。

虽然百健艾迪的研发投入一直不低，但研发成功率一直不太令人满意，合并之初引以为傲的晚期项目几乎以失败告终，与 Neurimmune 以大手笔达成的合作也没有见到成效，相反低价买来的 Fumedica 和 Syntonix 却成为后来的主要销售额贡献者。来自 Fumedica 的富马酸二甲酯于 2013 年获得 FDA 批准，当年的销售额就高达 8.76 亿美元，很快就成为百健艾迪的摇钱树，而来自 Syntonix 的 Eloctate 和 Alprolix 于 2014 年获批上市，第二年的总销售额就超过了 6 亿美元，凭借 Eloctate 和 Alprolix，百健艾迪迅速成为了血友病市场的主角。除了上述三大产品，百健艾迪产品管线中的 Tysabri（Elan）、Fampyra（Elan）、Zinbryta（PDL Biopharm）和 Spinraza（Ionis）都是与其他公司合作的"泊来品"，只有 Plegridy（聚乙二醇干扰素 β）是纯粹的自研药物，而 Plegridy 仅仅是 Avonex 的升级品而已。因此，可以说在后续 15 年里，除了 Ocrelizumab（罗氏销售），百健艾迪的自主研发对产品线的贡献，可以用收获甚微来形容。

尽管自主创新药研发几乎"收效甚微"，但百健艾迪的营收实现了持续高速增长，到 2020 年时，百健艾迪（后又改名作 Biogen，译作渤健）的总营收达 134 亿美元（销售额 107 亿美元），净利润 40 亿美元，不得不让人叹服"借鸡生蛋"策略的成功之处。而"借鸡生蛋"之所以能够如此成功，是因为公司对多发性硬化症领域的高度专注，因为这种专注，才得以抓住了所有成功的机会。时至今日，渤健积累了大量的资金，拥有强大的资金作后盾，其研发管线也逐渐丰富起来，破局是迟早的事，其中抗阿尔茨海默病新药 aducanumab 将会是第一道曙光。

五、小结与讨论

渤健是无数生物技术公司的缩影，在渤健的背后，无数家生物技术公司"死"在了"走向成功的路上"。渤健的发展史见证了创业之初的艰辛，其之所以能够成功，不只是因为他们拥有强大的技术团队，更是因为有极富创见的职业经理人的加入，正是因为这两种力量的存在，才使得两家持续亏损长达十余年的企业存活了下来。然而，如果仅仅是活了下来，渤健不足以让世人所铭记，相反，其在自主研发几乎"鲜有所获"的条件下能够在 15 年里保持 13% 的复合增长率增长则更值得人们深思。虽然渤健并没有发起大规模的并购，但巧妙地通过"借鸡生蛋"策略赚得盆满钵满。因此，决定一个公司的成败或许不是技术本身，而是技术拥有者的战略眼光和灵活利用技术的能力。

罕见病是 21 世纪药品研发的一个主要方向，但很多国人还在认为罕见病是"鸡肋"，对其不屑一顾。然而恰恰相反，渤健的成功是最好的例证。因此不是罕见病没有市场，是我们做得不够精、做得不够好。在多发性硬化症、肺动脉高压之后，杜氏肌营养不良症、脊髓性肌萎缩症、遗传性血管性水肿、转甲状腺素蛋白淀粉样变等罕见疾病的市场又将快速兴起，将是各大制药巨头争相布局的方向。如果我们在新产品线布局时被眼前的市场情况蒙蔽了双眼，那么我们将丧失未来绝佳的发展机遇。总之，市场是选产品应考虑的因素，但不是必要条件。

附：渤健发展主要大事记

1978 年，Biogen 在瑞士日内瓦成立

1985 年，Idec 在加州圣迭戈成立

1996 年，Biogen 的 β 干扰素上市

2002 年，Idec 的替伊莫单抗获批上市

2003 年，Biogen 与 Idec 合并

2006 年，2.5 亿美元收购癌症研究公司 Conforma

2007 年，收购 Fumapharm，收购金额未公开

2007 年，1.2 亿美元收购 Syntonix

2011 年，收购 Dompé Joint Ventures

2015 年，6.75 亿美元收购 Convergence

2016 年，剥离血友病业务

2019 年，收购 NightstarTherap，获得基因治疗研发管线，8.77 亿美元

参考文献

［1］ Company histories. Biogen Idec Inc ［DB/OL］. https://www.company-histories.com/Biogen-Idec-Inc-Company-History.html

［2］ Pederson JP. International Directory of Company Histories，Vol. 71［M］. Mississippi US：St. James Press，2005.

［3］ Biogen. Financial report 2000-2020［DB/OL］. https://www.sec.gov/

［4］ FDA 数据库［DB/OL］. https://www.fda.gov/

［5］ Pestka S. The interferons：50 years after their discovery，there is much more to learn［J］. J Biol Chem，2007，282（28）：20047-20051

［6］ Alam JJ. Interferon-beta treatment of human disease［J］. Curr Opin Biotechnol，1995，6（6）：688-691

［7］ Multani P，White CA. Rituximab［J］. Cancer Chemother Biol Response Modif，2003（21）：235-258

［8］ Buss NA，Henderson SJ，McFarlane M，et al. Monoclonal antibody therapeutics：history and future［J］. Curr Opin Pharmacol，2012，12（5）：615-622

［9］ Salles G，Barrett M，Foà R，et al. Rituximab in B-Cell Hematologic Malignancies：A Review of 20 Years of Clinical Experience［J］. Adv Ther，2017，34（10）：2232-2273

［10］ Dargahi N，Katsara M，Tselios T，et al. Multiple Sclerosis：Immunopathology and Treatment Update［J］. Brain Sci，2017，7（7）：78

［11］ Lu RM，Hwang YC，Liu IJ，et al. Development of therapeutic antibodies for the treatment of diseases［J］. J Biomed Sci，2020，27（1）：1-30

第九章

罗氏：生物药研发的引领者和生物技术发展的最大受益者

在瑞士狭小的疆域版图上，诞生了全球最大的生物药和诊断产品巨头——罗氏。罗氏 2020 年总销售额约 668 亿美元（药品约 493 亿美元），拥有员工约 10 万人，产品销往全球各地。罗氏成立于 1896 年，是最早经营生物药的公司之一，虽然让罗氏成名的是地西泮、头孢曲松等产品，但真正让世界了解罗氏的还是单抗药物。罗氏是生物技术发展的引领者，也是生物技术发展的最大受益者，罗氏的生物药产品线常令业界艳羡不已，其产品无需大规模推广也能畅销。罗氏强大的产品线背后是研发的高昂投入，其拥有 Genentech、罗氏和中外制药三大并行研发系统，研发投入一度超过 100 亿美元。

一、早期的繁荣

罗氏成立于 1896 年，总部位于瑞士巴塞尔，创始人是 Fritz Hoffmann-La Roche。早期的罗氏主要经营天然提取物，因药学家 Carl Schaerges 和化学家 Emil Barell 在甲状腺提取物中发现了碘，于是该公司使用 "Aiodin" 为商标，生产和销售一系列的碘制品；1897 年，罗氏在德国推出一种名为 "Airol" 的伤口消毒剂，并在德国 Grenzach 建了一个工厂来生产 Airol；1898 年，罗氏开发出一种含 Thiocol（愈创木酚磺酸钾）的止咳糖浆 "Sirolin"；1904 年，罗氏又从洋地黄中提取了洋地黄苷，以 "Digalen" 为商品名销售，用于治疗心脏病发作，Sirolin 与 Digalen 这两大早期的产品获得了极大的成功，罗氏持续销售了 60 多年。

20 世纪初，罗氏开始布局精神类药物，推出了阿片类止痛药 Pantopon 和抗癫痫药 Sedobrol 等，在这一时期，公司发展非常迅速，在欧洲多国建立了工厂，并于 1905 年在美国建立了分公司，到 1914 年，罗氏已经是拥有员工超过 700 人的大公司了。然而好景不长，第一次世界大战爆发后，由于在德国 Grenzach 开办工厂的缘故，罗氏被法国人认为 "亲" 德，又被德国人怀疑向法国人提供产品，甚至被英国人怀疑为德国生产毒气而遭到多方抵制……一系列的原因让罗氏蒙受了巨大损失，而令罗氏雪上加霜的是 1918 年俄国革命爆发，该公司在俄国有超过 100 万瑞士法郎的账款无法收回。

罗氏因在一战期间损失了大量资产而不得不重组，1919 年，罗氏成为一家有限责任公司。就在公司重组后的第二年，创始人 Fritz Hoffmann 因肾病离世，Barell 博士成为新总裁。1920 年以后，罗氏在新总裁的带领下开始从提取药物向合成药物转型，并上市了一种名为 Allonal 的巴比妥类药物。Allonal 的表现极为抢眼，成为罗氏史上第一个年销售额超过 100 万美元的药物。20世纪 30 年代以后，罗氏还开始经营生化药物，如多肽、氨基酸、蛋白质、激素和肝素等，这为罗氏后来成为一家生物制药企业奠定了基础。

令罗氏走出危机，并赚到第一大桶金的是维生素，因为维生素市场做得太大，所以早期的罗氏以维生素而闻名于世。1933 年，罗氏获得了维生素 C 的合成工艺，随后其相继推出维生素 A、维生素 B_1、维生素 E、维生素 K，渐渐地，维生素成为罗氏的支柱，罗氏也因此成为全球最大的维生素经营企业，在 20 世纪 70 年代，罗氏的维生素全球市场占有率高达 50%～70%。

二战以后，罗氏为了摆脱对维生素的过度依赖，开始加强药品研发。20世纪 50 年代，华莱士推出了眠尔通（甲丙氨酯），罗氏的巴比妥类镇静催眠药渐渐丧失了市场竞争力，于是罗氏请化学家 Leo Sternbach 研发新一代镇静催眠药，随后甲氨二氮䓬（Librium）被发现，并于 1960 年获批上市。因为不良反应小，Librium 很快成为罗氏的 "现金牛"，为了巩固在镇静催眠药领域的市场地位，在 Librium 之后，罗氏又研发出地西泮（Valium）。地西泮于 1963 年获批，上市不久就打破了 Librium 创下的记录，在最鼎盛时期，Valium 一年的销售额就达 10 亿美元，全美的销量高达 23 亿片。在地西泮之后，罗氏再次推出氟硝西泮，不过该产品上市后的影响力已经明显不及前二者。除了苯二氮䓬类药物，罗氏还是抗肿瘤药研发的先驱，其最早的产品是氟尿嘧啶，这是一个至今还在使用的化疗药物。

1953 年，Barell 去世，Albert Caflisch 继任了总裁。尽管 Caflisch 一共担任了 12 年的总裁，但关于他的故事并不多，他对罗氏的主要贡献是推出两大苯二氮䓬类药物和该公司历史上的第一个化疗药。在 Caflisch 时期，罗氏已经开始了多元化和全球化扩张。1963 年，罗氏收购了香水香料生产商 Givaudan，1964 年，又收购了法国香水生产商 Roure Bertrand Dupont，进一步加强了香水业务，在 2000 年以前，罗氏的香水和香料都是营收的主要支柱。

1965 年，Adolf Jann 接替 Caflisch 成为第四任总裁，在 Jann 上任时，罗氏已经是一家拥有员工 1.9 万人的全球化大公司。在罗氏的历史上，Jann 是一位非常出色的总裁，在他的领导下，罗氏渐渐从两大镇静催眠药上撤资，加大了多元化的力度，将业务扩展到整个医疗保健领域。Jann 的布局非常精明，使得罗氏成为为数不多、能在多元化潮流中获益的公司。在此期间，罗氏收购了 Dr. R. Maag AG，加强了农化业务的竞争力，设立了生物电子部门开发电子医疗器械、建立诊断部门，开办了纳特利分子生物学研究所和巴塞尔免疫学研究所，为罗氏生物制药和诊断业务的腾飞奠定了基础。1973 年，罗氏首次公开财务数据，当时的销售额已达 12 亿美元。

二、中期的坎坷

罗氏对研发投入一向都很慷慨，Jann 上升后，罗氏的研发布局得到明显加强。1968 年，罗氏在纳特利设立分子生物学研究所，1969 年又在巴塞尔建成免疫研究所，这两大研究所的成立让罗氏走在了生命科学的最前沿。尤其是巴塞尔免疫研究所，阵容堪称豪华，有数位诺贝尔奖得主带队，且 3 名科学家在 1984 年和 1987 年荣膺诺贝尔奖。然而也许当时苯二氮䓬药太畅销，也让公司逐渐安于现状，使得巴塞尔免疫研究所科学家在单抗领域的前沿发现并没有转化为专利的积累，或许这是金融天才 Jann 任职期间的最大遗憾。

1973 年，第一次石油危机爆发。能源、原料价格持续上涨，过度依赖海外市场的瑞士化工业受到剧烈冲击，罗氏也无法在这场危机中独善其身。然而，麻烦往往接踵而来——由于罗氏的两大苯二氮䓬类药物非常畅销，英国竞争委员会（The British Monopolies Commission）认为罗氏在英国的定价过高，对其展开了调查，要求罗氏降价 50% ～ 60%，并归还高达 3000 万美元的既得超额利润。尽管罗氏在捍卫定价政策方面付出了不少努力，但局势越来越复杂，继英国之后，德国、荷兰、澳大利亚、瑞典和南非等国家相继开始对罗氏进行调查，随后便打起了长达数载的官司战，直到 20 世纪 80 年代，罗氏才从各种争议中摆脱出来。

由于厄运不断，20 世纪 70 年代中期以后，罗氏的状况开始下滑，1976 年，意大利塞韦索化工厂的 TCDD（四氯二苯并 –p– 二噁英）泄漏事件更是让其雪上加霜。因为这起事故，罗氏的企业形象也受到了很大的损害，并为这起事故赔偿超过 1.3 亿美元。在 1978 年时，罗氏几乎面临破产，市值下降到了 63 亿瑞士法郎（约合 35 亿美元）。然而就在这个时候，罗氏的救世主出现了，他就是的著名 Fritz Gerber。在 Gerber 的带领下，罗氏进行了一系列的改革，他坚持以市场为导向，要求研发人员走出实验室去了解市场需求。在这种理念下，罗氏成功研发出每日一次的长效抗生素头孢曲松（Rocephin），而当时的主流头孢菌素均为每日注射 3 ～ 4 次。头孢曲松上市后深受医生们的欢迎，很快成为罗氏最畅销的产品。

因为多元化战略与罗氏研究人员自身的原因，在整个 20 世纪 70 年代，罗氏只上市了 2 个药物，一个是氯硝西泮，另一个是多巴丝肼，而且两个产品的市场表现都非常一般，地西泮专利到期之后，罗氏的产品线几近枯竭。为了迅速弥补产品线空缺，Gerber 开始尝试技术引进、合作开发的研发模式。1980 年，罗氏分子研究所的科学家提纯了干扰素 α，并确定了其蛋白结构；与苏黎世大学免疫学系主任、Biogen 的联合创始人 Charles Weissmann 的谈话，让 Gerber 充分了解了干扰素的价值和基因工程技术的前景。在 Weissmann 拒绝了 Gerber 的橄榄枝之后，Gerber 找到了美国的 Genentech，联合开发干扰素让两家公司从此结缘。

三、子公司 Genentech

罗氏是全球最大的生物药巨头，也是生物技术高速发展的最大受益者之一。罗氏的生物药产品线被人们视为生物技术创新的标杆。实际上，罗氏的生物技术创新主要是在 Genentech 完成的。

Genentech 是一家由科学家 Herbert Boyer 和风险投资人 Robert Swanson 在 1976 年联合创建的科技型公司。Boyer 及其同事于 1973 年将外源基因拼接在质粒中，并在大肠埃希菌中表达，揭开基因工程的序幕，Boyer 也因此被称为基因工程之父。科学的进步带来了巨大的商业价值，风险投资人 Swanson 找到 Boyer，并一同创办了 Genentech。

在 Boyer 的带领下，短短几年时间内，生长抑素、胰岛素、干扰素、生长激素等产品相继被重组出来，引起了生物界的巨大轰动。重组药物的成功，意味着人类将逐渐告别从动物器官中提取异源激素的历史。巨大的商业价值让 Genentech 很快成为资本市场的宠儿，1980 年，成立仅四年且尚未实现盈利的 Genentech 挂牌上市，仅用 12% 的股份就筹集了 3600 万美元的资金，铸就了当时的神话。Genentech 很快成为当时生物公司发展的标杆，而生物技术公司也很快成为华尔街的宠儿。

在生物技术进步和火热资本市场的双重驱动下，美国诞生了多个与 Genentech 类似的公司，并与 Genentech "赛跑"，迅速抢占市场潜力巨大的激素资源。在 20 世纪 80 年代，生物制药技术还不够成熟，"烧钱"是生物技术公司怎么也脱不掉的"帽子"。然而 1984 年前后，美国生物技术公司的股市大跌，包括 Genentech 和 Amgen 等企业在内的生物技术公司无一幸免，很多人甚至开始唱衰生物技术行业的未来。而正值此非常时期，Genentech 的产品开发也遇到了问题，罗氏的干扰素项目对于 Genentech 而言，可谓雪中送炭。1986 年，罗氏和 Genentech 联合开发的重组干扰素 α-2a（Roferon-A）登陆欧洲市场；与此同时，Biogen 研发的重组干扰素 α-2b（Intron A）也于 1986 年登陆美国。然而，由于第一代干扰素疗效不稳定，Roferon-A 上市后并没有出现立竿见影的效果。

1986 年，Genentech 的阿替普酶开发遇到了问题，净亏损达 3.53 亿美元，对于总资产只有 3.76 亿美元的公司而言，几乎已经"见底"。1987 年，Genentech 的股票也因此一路狂泻，很多悲观者开始怀疑生物技术领域的春天正在谢幕。起初，Genentech 无法提交阿替普酶能够延长心脏病患者寿命的证据而被 FDA 延迟批准，上市之后，该产品的专利在欧洲受到挑战，且治疗成本也饱受质疑，销售额远低于预期，Genentech 逐渐走到了无以为继的地步。

正在此时，Gerber 抓住了机遇，以 15.37 亿美元的代价收购了 Genentech 近 60% 的股份，正式控股了 Genentech。一方面，Genentech 的股价正处在低位；另一方面，Gerber 认为罗氏研发人员的思想已经步入俗套，他想要这些研发人员展开内部竞争。在罗氏入股 Genentech 之后，Genentech 渐渐走出了危机，产品线绽放异彩，而罗氏成为 Genentech 在美国以外地区的产品主要代理人，有效地缓解了产品线枯竭的压力，且 Genentech 股价一路飙升，罗氏还可以坐收渔翁之利。

四、罗氏的并购史

Gerber 上台以后，将罗氏的战略规划放在了制药、诊断、维生素与特种化学品和香水香料四大方向，对罗氏的研发进行了脱胎换骨的改革，并制定了一系列收购计划。在 1980 ~ 1989 年间，Gerber 围绕公司战略管线，以低价为原则频繁出手，收购了近 15 家企业，到 20 世纪 80 年代末期，以制药、诊断、维生素与特种化学品和香水香料为核心的四大板块业务逐渐形成，于是罗氏基于四大核心业务进行重组，形成了一个控股集团。研发方面，头孢曲松、更昔洛韦、非那吡啶/磺胺甲噁唑、异维甲酸、酮咯酸等产品相继获批上市，让销售额从 1980 年的 38.3 亿瑞士法郎（约合 22.8 亿美元）提升到 1990 年的 96.7 亿瑞士法郎（约合 69.6 亿美元），其中处方药销售额为 28.38 亿美元（数据来源：IMS），在全球制药巨头中排名中位居十二。

进入 20 世纪 90 年代以后，罗氏的实力明显增强，Gerber 的雄心也逐步扩大，而他的慧眼也进一步展现了出来。1990 年，Gerber 以不到 20 亿美元的价格控股了 Genentech，这可能是罗氏史上最划算的一笔投资，在控股 Genentech 之后，其研发的新产品陆续进入罗氏的产品线，让罗氏从化药巨头渐渐地向生物药巨头过渡。在控股 Genentech 之后不久，Gerber 又花了 3 亿美元从深陷债务危机的 Cetus 公司手中，买下了聚合酶链反应（PCR）专利，这也许是罗氏整个发家历程中第二个物超所值的交易。根据当时科学家形象的比喻，罗氏获得了诊断学的 PCR 专利，就好比物理学里获得了重力学专利一样。通过 PCR 专利，罗氏不但可向全球收取专利授权费，且在收购 PCR 技术专利后的第二年，罗氏第一个基于 PCR 技术的诊断试剂就面世了。

在整个 20 世纪 90 年代，Gerber 的收购频率明显下降，但是收购规模却明显加大。除了 1990 年控股 Genentech 外，Gerber 时期最大的交易当属 53 亿美元收购 Syntex Corporation 和 110 亿美元收购 Boehringer Mannheim，通过这两起并购，罗氏奠定了诊断巨头的地位。除此以外，罗氏还小规模地收购了几家公司，如 Nicholas、Fisons 等，因为这些企业的加入，罗氏的制药业务得到很大的加强，尤其是 OTC 业务，在 Gerber 退位的时候，罗氏的 OTC 业务年销售额超过 10 亿美元，约占药品总营收的 9.6%。

1998 年，Franz Humer 接替 Gerber，成为罗氏的新 CEO，但 Gerber 继续担任董事长至 2001 年。在 Gerber 掌权的最后时间里，他为罗氏物色的最后一个投资对象是日本中外制药。中外制药是日本领先的生物制药企业，代表产品为促红素。当时罗氏只花了约 15 亿美元就完成了对中外制药的控股，如今中外制药的市值已经接近 900 亿美元，罗氏的投资回报率让世人惊叹。在 Gerber 掌权罗氏的 20 年时间里，罗氏的市值翻了 17 倍，从 63 亿瑞士法郎变成 1100 亿瑞士法郎，但 Gerber 退位后的 20 年里，罗氏的市值只翻了 1 倍。

在 Humer 接替了 Gerber 之后，罗氏相继剥离了经营多年的香水和维生素业务，这可能跟这两个部门的盈利能力低下相关，而且因为"操纵维生素市场价格"的丑闻，罗氏在 2001 年被罚款 28.87 亿瑞士法郎，这也是罗氏在 2002 年利润大幅下滑的原因。在剥离了维生素和香水两大业务后，罗氏形成了以肿瘤免疫、抗病毒、诊断为特色的产品管线。相比 Gerber，Humer 的并购更为频繁，在 Humer 掌权罗氏的十几年时间里，罗氏发动的并购约有 30 起，累计支出近 700 亿美元。其中最大的一笔来自对 Genentech 的全资收购，这笔高达 468 亿美元的天价收购，在当时很多人看来并不合适。他们认为罗氏为了 Genentech 40% 股权，大幅增加了债务，注销了公司 450 亿瑞士法郎的资产，这相当于罗氏 1896 年以来所累积收入的总和。除此以外，部分批判人士认为罗氏是在"杀鸡取卵"，生物技术公司与传统制药企业的企业文化差异巨大，生物技术公司落到制药巨头手上后丧失活力的案例已经屡见不鲜，罗氏怎样留住人才，如何让 Genentech 继续大放光彩是业内人士所关注的焦点。当然罗氏这么做，也有他们自己的考虑：Genentech 对罗氏产品的授权将于 2015 年到期，届时罗氏可能丧失主动权，而这些授权产品超过罗氏销售额的三分之一。除了对 Genentech 的全资收购，与 Humer 相关的另一笔大规模并购是 83 亿美元收购 InterMune，通过这次交易，罗氏获得吡非尼酮，该产品每年为罗氏贡献的销售额超过 8 亿美元。

在 Humer 担任董事长的 13 年时间里，罗氏的销售额从 150 亿美元增加到 520 亿美元，翻了 3.4 倍，累积获得净利润 1031 亿美元。然而在整个 Humer 时期，罗氏的总资产却没有发生显著的增长，2001 年时，罗氏的总资产是 753 亿瑞士法郎，2014 年为 755 亿瑞士法郎，这也许是罗氏在 Gerber 退位后，市值没有大幅增加的原因。在 Humer 之后，Christoph Franz 成为了新董事长，而 Severin Schwan 继任了 CEO。在新一代领导人的带领下，罗氏的并购路线有了明显的变化，小分子药物再次进入罗氏的视野，并购规模走向小型化，自 Schwan 接任 CEO 以来，罗氏发动的并购超过 30 起，但总投入只有 260 亿美元。

五、罗氏与生物药研发

早在 20 世纪 60 年代，罗氏就已经开始布局生物技术，80 年代以后，通过与 Genentech 合作，罗氏很快就奠定了自己的领先优势。2000 年以后，随着曲妥珠单抗、贝伐珠单抗和利妥昔单抗的日益走红，罗氏渐渐地成为单抗领域的最大赢家，在短短 10 年时间里，销售额翻了 3 倍。由于单抗的销售表现非常出色，2000 年以后，罗氏基本放弃了小分子药物的开发，这可能是罗氏 2009 年以后，药品销售额增速下滑的一大原因。而另一大原因是虽然罗氏在 2005 ～ 2010 年间陆续推出了多个新品，但市场影响力都比较有限。更令罗氏头痛的是，三大产品还将面临着专利悬崖的危机，于是在 2010 年之后，罗氏的视野再次回归到小分子药物领域。2014 年，罗氏收购了 Santaris，整合成核酸药物研究中心，后来又与 Ionis 合作，搭建反义治疗管线。除此以外，罗氏还是最早布局人工智能（AI）的企业之一，试图将 AI 引入到制药和诊断两大业务领域。近年来，罗氏的目光已经渐渐跳出了肿瘤与免疫，利用基因诊断的优势，开始布局罕见病治疗。

为了打造强大的研发管线，罗氏在 2000 ～ 2020 年间，累计投入高达 1690 亿美元，超过了同期的辉瑞，成为累计研发投入最高的制药巨头。罗氏打造了以 Genentech（gRED）、罗氏（pRED）和中外为核心的三大创新药发现单元。Genentech 作为全球研发实力最强的生物技术公司之一，源源不断地为罗氏输送 first-in-class 新药，2010 年之后，其又为罗氏的产品线奉献了 atezolizumab、ocrelizumab（与 Biogen 合作）、polatuzumab vedotin 等产品，未来年销售额峰值有望超过 100 亿美元。除了 Genentech，近年来中外的研发也变得非常高效，成为了生物制药领域不可忽略的创新力量，在过去的十年里，相继成功研发出 emicizumab、tocilizumab、satralizumab 和 alectinib，未来销售额峰值有望达到 100 亿美元，使得罗氏对 Genentech 的依赖度有所下降。除了 Genentech 和中外制药，近年来罗氏原有的研发体系也逐渐有了起色。

六、罗氏原有的研发体系

在 20 世纪 80 年代以前，罗氏的研发因创新而闻名，免疫研究所的科学家还得了诺贝尔奖，但在 20 世纪 80 年代以后，这支研发队伍不再"引领世界"，并在罗氏控股 Genentech 之后逐渐成为"配角"。然而，在长达 30 年历史中，罗氏一直在培育自己的"亲儿子"，不断收购新技术公司加强其技术储备，引进新项目增加其项目推进能力。在过去的十年里，虽然 pRED 为罗氏奉献的 obinutuzumab、baloxavir、entrectinib、risdiplam 都不是原创产品，但随着近年来罗氏的不断孵化，该单元也储备了一系列的原创新药管线，如 idasanutlin、gantenerumab、basmisanil、prasinezumab、balovaptan 等，除此以外，罗氏在核酸药物上花了大价钱，未来核酸药物的研发将更加倚重 pRED，随着 tominersen（与 Ionis 合作）的"破局"，pRED 有望成为核酸药物研发不可忽略的力量。

七、罗氏成功带来的启示

在瑞士狭小的疆域之上，成功走出 14 家全球 500 强企业，而在医药领域，则有罗氏和诺华双雄问鼎世界。总结瑞士企业的最大共同点是高度依赖海外市场，而在这种形势多变的国际环境中成长壮大，瑞士人形成了极强的危机意识，能够未雨绸缪地找到化解危机的方法，并能够在与危机的周旋之中第一时间明确盈利的方向。

除了瑞士企业所具有的睿智，罗氏成功的最大原因是蓝图规划得好，正如罗氏官网所述："Doing now what patients need next。"罗氏是最早全面布局生物技术的制药企业，正所谓"早起的鸟儿有虫吃"，它是生物技术发展的最大受益者。另外，新世纪以来，精准医疗成为越来越热门的话题，而要实现精准医疗必先实现精准诊断，罗氏经过在20世纪90年代的系列布局，就已经成为遥遥领先的诊断巨头。

罗氏成功的第二个原因是拥有强大的研发实力。Genentech曾为罗氏输送了多个first-in-class新药，这些产品在上市后的很长一段时间里都具有非常强的不可替代性，很快就成为市场的"重磅炸弹"。然而Genentech之所以能够保持如此高效的研发效率，罗氏在处理两家企业间的文化差异方面所取得的成功，也不得不让人称道。除了Genentech，其他两个新药发现单元的创新能力在全球上也是屈指可数，都具备独立研发first-in-class新药的能力。

罗氏成功的第三大原因是投资精准，不论是Genentech还是中外，罗氏都只花了很少的钱就实现了控股，而罗氏在两家公司所获得的投资回报，几乎是行业之最。除了制药，罗氏在诊断领域的并购也非常独到，花了最低的成本，打造了最强的管线。时至今日，罗氏不仅在生物药研发和诊断领域遥遥领先，而且还逐渐实现了两个业务部门的相互渗透，相互促进，使得产品在市场上具有更强的竞争力。

除以上原因外，罗氏的成功还离不开其积极对外合作。除了集团层面，罗氏的三大新药发现单元都能够直接与外部建立合作，成功为罗氏"泊来"了利妥昔单抗、ocrelizumab、obinutuzumab、baloxavir、risdiplam和奥司他韦等明星产品。随着近年来研发资源的不断分散，罗氏也在试图通过合作实现新业务布局，如AI、核酸、罕见病等等。

总之，罗氏是一家伟大的企业，罗氏的发家事迹可圈可点。在经过几轮医改之后，我国医药市场的主要增长点逐渐由仿制药转向创新药，罗氏的发家历程可以为我们提供一种范例，尤其是在处理传统制药企业和生物技术公司间的关系方面，值得广大同仁深入研究，因为在未来的几年里，我国也将可能大量出现药企收购生物技术公司的现象。

附：罗氏并购事件一览

1963 年，收购香水公司 Givaudan

1964 年，收购香水公司 Roure Bertrand Dupont

1960s，收购农化公司 Dr.R.Maag AG

1980 年，收购药企 La Quinoleineetses Derives

1982 年，收购临床医疗公司 Biomedical Reference Lab

1982 年，收购临床医疗公司 Consolidated Biomedical Lab

1982 年，收购 Colborn Dawes Group

1984 年，收购 American Diagnostics 公司

1985 年，收购 Productor KaspeS.A

1989 年，收购 Dr.Andreu S.A.，Barcelona

1989 年，收购 Eupharma GmbH，Wiesbaden

1989 年，收购 Priorin AG，St.Gall

1989 年，收购 Institut VironAG，Ruschlikon

1989 年，收购 Roche Lipid Technologies Ltd.，Hull

1989 年，收购 Riedel-arom GmbH，Dortmund

1989 年，收购 Societe ABX S.A.，Montpellier 90% 股权

1989 年，收购 Laboratoires ACS 60% 股权

1990 年，收购 Societe ABX S.A

1990 年，收购 Genentech 60% 股权

1991 年，收购 OTC 保健公司 Nicholas

1993 年，约 1.5 亿美元收购 OTC 保健公司 Fisonsplc

1994 年，53 亿美元收购制药公司 Syntex 集团

1995 年，收购 Soekami Lefrancq

1996 年，收购 Proctor &Gamble 50% 股权

1998 年，110 亿美元收购诊断巨头 Boehringer Mannheim 及 Corange

2001 年，约 15 亿美元收购中外制药 50.1% 股份，2008 年增持到 62%

2001 年，4.75 亿美元收购血糖监测公司 Amira Medical

2005 年，1.86 亿美元收购 GlycArt 公司，获得单抗药物 Gazyva

2007 年，1.7 亿美元收购诊断公司 454 Life Science

2007 年，0.57 亿美元收购 Therapeutic Human Polyclonals

2007 年，6 亿美元收购诊断公司 BioVeris，增强诊断业务

2008 年，1.9 亿美元收购基因芯片公司 NimbleGen

2008 年，1.3 亿美元收购 MirusBio Corporation，加强诊断部门

2008 年，1.87 亿美元收购研发公司 ARIUS Research

2008 年，1.75 亿美元收购 Piramed，获得抗肿瘤药物 Capanlisib

2008 年，34 亿美元收购诊断巨头 Ventana

2009 年，468 亿美元全资收购 Genentech

2009 年，0.45 亿美元收购 Memory 90% 股权，获得 R3487、R4996 等药物

2009 年，2.9 亿美元收购 Lonza Biologics Singapore，增加生物制品的产能

2010 年，1 亿美元收购 BioImagene，加强诊断治疗管线

2010 年，1.6 亿美元收购胰岛素泵生产商 Medingo

2010 年，约 1 亿美元收购 PVT Probenverteiltechnik，加强诊断管线

2010 年，2.9 亿美元收购 Marcadia，获得糖尿病产品 GLP-1/GIP 的开发权

2011 年，约 2 亿美元收购 MTM laboratories，加强诊断管线

2011 年，2.3 亿美元收购 Anadys，获得丙肝在研药物 Setrobuvir

2013 年，2.2 亿美元收购 Constitution Medical，加强诊断管线

2014 年，4.5 亿美元收购 Santaris，获得反义疗法研发管线

2014 年，4.5 亿美元收购 IQuum，加强诊断管线

2014 年，3.5 亿美元收购基因测序公司 GeniaTech，加强诊断管线

2014 年，2.94 亿美元收购 Dutalys GmbH

2014 年，83 亿美元收购 InterMune，获得吡非尼酮等药物

2014 年，1.19 亿美元收购基因测序公司 Bina

2014 年，5.65 亿美元收购诊断公司 Ariosa Diagnostics

2014 年，0.3 亿美元收购诊断公司 Signature Diagnostics

2014 年，17.25 亿美元收购 Seragon，获得乳腺癌研发管线

2015 年，约 5 亿美元收购 Trophos，加强诊断管线

2015 年，4.3 亿美元收购 Gene WEAVE，加强诊断管线

2015 年，0.96 亿美元收购 CAPP Medical，Inc

2015 年，4.45 亿美元收购基因测序公司 Kapa Biosystems

2015 年，5.8 亿美元收购 Adheron，获得在研药物 SDP051

2015 年，10.4 亿美元收购癌症诊断公司 Foundation Medicine 56% 的股份

2016 年，5.3 亿美元收购 Tensha，获得 BET 抑制剂药物 TEN-010

2016 年，收购眼科载药技术公司 Sight VISION4，价格未知

2017 年，0.7 亿美元收购糖尿病健康管理平台 mySugr

2017 年，0.8 亿美元收购实验室软件开发公司 Viewics

2017 年，17 亿美元收购 Ignyta，获得抗肿瘤药 entrectinib

2018 年，19 亿美元收购大数据公司 Flatiron Health

2018 年，24 亿美元收购 Foundation Medicine 剩余股份

2018 年，收购诊断公司 Lexent Bio，价格未知

参考文献

［1］Roche.Ourhistory［EB/OL］．https://www.roche.com/about/history.htm

［2］Roche.Financial report 1997–2020［EB/OL］．https://www.roche.com

［3］R·詹姆斯·布雷丁. 创新的国度：瑞士制造的成功基因（瑞士）［M］. 北京：中信出版社，2014

［4］Mergent new listing Report.Roche holding［EB/OL］．Mergent industrial（2016）：http://www.mergent.com/docs/joans-new-companies/roche-holding-ltd-4-26-2016.pdf？sfvrsn=0

［5］Company histories. F.Hoffmann-La Roche［DB/OL］．http://www.company-histories.com/F-HoffmannLa-Roche-Ltd-Company-History.html

［6］VottelerT. International Directory of Company Histories，Vol. 50［M］．Mississippi US：St. James Press，2003

［7］Company histories.Genentech［DB/OL］. http://www.company–histories.com/Genentech–Inc–Company–History.html

［8］Pederson JP. International Directory of Company Histories，Vol. 32［M］. Mississippi US：St. James Press，2000

［9］FDA 数据库［DB/OL］：https://www.fda.gov/

［10］萨莉·史密斯·休斯. 基因泰克：生物技术王国的匠心传奇［M］. 北京：中国人民大学出版社，2017

［11］Barrowcliffe TW. History of heparin［J］. Handb Exp Pharmacol，2012（207）：3–22

［12］Salles G，Barrett M，FoàR，et al. Rituximab in B–Cell Hematologic Malignancies：A Review of 20 Years of Clinical Experience［J］. Adv Ther，2017，34（10）：2232–2273

［13］Birkinshaw J. Stuart Crainer［J］. Combine harvesting，2009，20（4）：20–23

［14］Nissim A，Chernajovsky Y. Historical development of monoclonal antibody therapeutics［J］. Handb Exp Pharmacol，2008（181）：3–18

［15］The MJ. Human insulin：DNA technology's first drug［J］. Am J Hosp Pharm，1989，46（11 Suppl 2）：S9–11

［16］Liu JK. The history of monoclonal antibody development–Progress，remaining challenges and future innovations［J］. Ann Med Surg（Lond），2014，3（4）：113–116

［17］Lu RM，Hwang YC，Liu IJ，et al. Development of therapeutic antibodies for the treatment of diseases［J］. J Biomed Sci，2020，27（1）：1–30

［18］Sternbach LH. The benzodiazepine story. Progress in Drug Research / Fortschritte der Arzneimittelforschung / Progrès des recherches pharmaceutiques［M］. Switzerland：Birkhäuser Basel，1978. https://doi.org/10.1007/978–3–0348–7102–0_5

［19］Kumar BR. Roche Holding's Acquisition of Genentech. In：Wealth Creation in the World's Largest Mergers and Acquisitions. Management for Professionals［M］. Springeronline，2019. https://doi.org/10.1007/978–3–030–02363–8_34

第十章

赛诺菲：国企转型的成功典范

　　赛诺菲（Sanofi）总部位于法国巴黎，拥有员工约 10 万名，2020 年总营收约 446 亿美元（药品 378 亿美元），是全球五大制药巨头之一。在全球前十大制药巨头中，赛诺菲是最年轻的一个，成立于 1973 年，是法国石油巨头埃尔夫·阿奎坦（Elf Aquitaine）扶植起来的子公司。在过去的三十多年里，赛诺菲从阿奎坦子公司到上市企业，从法国企业到国际巨头，从"国企"到市场化的集团，每一次蜕变都可作为教科书式的案例，供广大企业发展和转型研究学习。

一、从石油巨头埃尔夫·阿奎坦说起

　　20 世纪 70 年代初期，人类经历了历史上的第一次石油危机，很多化工巨头为了缓解生存压力，纷纷加入了多元化的浪潮。40 年前的埃尔夫·阿奎坦是一家法国国立的石油巨头，在多元化的潮流之中，埃尔夫·阿奎坦也希望拥有一个具有国际竞争力的医药保健产业链，于是收购了 Labaz、Castaigne 和 Robilliart 等制药企业和多个化妆品制造公司，并以此为基础组建了全资子公司赛诺菲。因为埃尔夫·阿奎坦是法国的国有企业，赛诺菲自然也就是法国的国有资产。

　　几乎在赛诺菲组建的同一时期，科学家 Fernand Eloy 就试图基于非甾体抗炎药替诺立定（tinoridine）的结构，开发新一代的非甾体抗炎药，但遗憾的是他的团队合成的一大堆分子都没有抗炎活性。然而科学家们幸运地在一次偶然试验中发现这些分子具有抗血小板聚集的功效。于是在此基础上筛选出了噻氯匹定（Ticlid），该产品最终于1978年被法国批准上市，Ticlid也因此成为赛诺菲发展史上的第一个创新药。

在组建之初，赛诺菲的销售额几乎全部来自药品，1973年的销售额为10亿法郎（约合2.2亿美元），但在母公司埃尔夫·阿奎坦的帮助下，赛诺菲积极业务扩张，完全吸收了Labaz、Parcor和Galor等公司，经过架构重组以后，于1979年在巴黎股票交易所独立上市。上市以后，赛诺菲进一步加速了扩张的步伐，1980年，赛诺菲与CM Industries的医药部门Clin-Midy合并，公司规模迅速扩大了50%，销售额也从1973年的10亿法郎增加到52亿法郎，其中12亿法郎来自非药品业务。与此同时，赛诺菲还在积极地拓展海外业务，相继与美国的American Home Products公司（惠氏）和日本的明治医药、大正制药成立合资公司，海外销售额在1978～1982年间几乎翻了3倍。

进入20世纪80年代以后，赛诺菲开始学习其母公司，也走上了多元化的道路。1983年，赛诺菲收购了Ronchèse，获得动物保健业务，1984年又在埃尔夫·阿奎坦的主导下，与集团另一家公司Rousselot合并，这是一家从事明胶研发生产的公司，合并之后，埃尔夫·阿奎坦对赛诺菲的持股比例提高到62%。到20世纪80年代中期以后，欧洲的需求出现疲软，于是赛诺菲进一步加大了多元化和全球化的力度，收购了美国奶制品公司Dairyland Food Laboratories和大型作物种植生产商Dahlgren，以及法国植物转基因公司Barberet & Blanc，通过几次成功的并购，赛诺菲的总销售额达到了145亿法郎（约合16.7亿美元），其中77亿法郎来自多元化的业务，而且新增业务创收超过了四分之一。

一方面，赛诺菲积极地走多元化发展路线；另一方面，研发事业也丝毫没有放松。1982年开始，赛诺菲逐年增加了研发投入，1983年在Labège组建了生物技术研发中心，收购了Choay，获得了低分子肝素药物的管线。在此期间，新研发的那曲肝素和艾滋病诊断设备获得了批准，经典老药胺碘酮成功登陆了美国市场，除此以外，赛诺菲还在积极地开展噻氯匹定的临床试验，以寻求FDA的批准。然而随着噻氯匹定的大范围应用，发现了许多不良反应，尤其在血液学方面，包括白细胞减少、血小板减少、粒细胞缺乏以及全血细胞减少等，故噻吩并吡啶类药物的后续改进工作迫在眉睫。经过多次筛选，赛诺菲最终找到了疗效更好，且不良反应更小的 PCR4099，后来研究人员进一步研究发现 PCR4099 是一种消旋体，R 构型几乎没效，而 S 构型就是我们今天所知的氯吡格雷。

到了 20 世纪 80 年代后期，由于赛诺菲积极走国际化和多元化路线，销售额增长非常快。到 90 年代初期，赛诺菲已经成为一家多元化的法国巨头，1991 年的销售额达 304 亿法郎，但只有不到一半来自药品。

二、在制药巨头夹缝中扩张的赛诺菲

在 20 世纪 90 年代以后，制药巨头相继放弃了多元化，赛诺菲也逐渐把重心放回了制药，并着力培育北美的业务。为了建立强有力的立足点，赛诺菲找到了 Kodak 的子公司 Sterling Winthrop，这是一家规模几乎与赛诺菲相当的公司，在当时的全球销售额排名中可以排到 37 位，而赛诺菲是 35 位。然而与赛诺菲所不同的是，Sterling 是一家以 OTC 为主营业务的公司，在北美有很强的销售实力。

由于 Sterling 实力与赛诺菲相当，赛诺菲没有能力将其直接吞并。为了与 Sterling Winthrop 深层次合作，赛诺菲想出了史无前例的招数——成立两家公司联营的 Sanofi Winthrop 公司，这不同于传统意义的合营公司（joint venture），因为两家公司没有资金的交易。虽然两家公司没有传统意义的合并，但却与合并的意义差不多。在这种联合运作之下，两家公司不但能够享受合并的红利，也让赛诺菲在北美市场有了立足点。两家公司"合并"之后，赛诺菲在北美的业务不但有了很大加强，而且在两家公司的合力之下，联盟的研发投入被提高到 5 亿美元，全球药品销售额排名也进一步提高到了 20 多位。然而就在两家公司成立的联盟刚初见成效时，Kodak 却要放弃制药业务。或许高速发展的电子技术让 Kodak 找到了更好的掘金机会，于是在 1994 年把 Sterlin 的处方药业务以 16.8 亿美元的价格卖给赛诺菲，将造影剂业务以 4.5 亿美元的价格卖给了挪威奈科明，而 OTC 业务，则以 29.3 亿美元价格卖给了史克必成。

获得 Sterling 的业务以后，赛诺菲犹如锦上添花，在 Sterling 的助力下，赛诺菲在北美的销售能力得到很大提高，不但噻氯匹定（Ticlid）和丙戊酸钠（Depakine）的销售额相继突破了 10 亿美元，而且老产品那曲肝素（Fraxiparine）和胺碘酮（Cordarone）也迎来了"第二个春天"，赛诺菲在 1994 年的药品销售额上升到 260 亿法郎（约合 47 亿美元）。然而在此期间，因为赛诺菲业务调整的原因，虽然药品销售额在增长，但是总销售却出现了下滑，且氯吡格雷和厄贝沙坦的临床试验在不断"烧钱"，赛诺菲的股价也因此逐渐走低。

俗话说得好，投资永远都只是锦上添花，而不会雪中送炭。20 世纪 90 年代中期以后，赛诺菲的氯吡格雷和厄贝沙坦已经初现眉目，公司的股价也开始止跌反弹。逐渐有了底气的赛诺菲，一方面加强在全球范围内寻找合作伙伴的力度，积极与其他企业建立合资公司，另一方面则积极扩充北美地区的销售实力，将该地区的销售人数在 1996 年扩大了一倍。尽管万事俱备，但赛诺菲仍然不够自信，经过多番考虑之后，最终还是再次选择了"傍大款"，将氯吡格雷和厄贝沙坦的北美销售权交给了当时全球第二大制药巨头百时美施贵宝（BMS），以获得更大的市场效益。

20 世纪 90 年代中后期，赛诺菲的研发管线出现了不少潜力股，除了氯吡格雷和厄贝沙坦，奥沙利铂和米格列醇也是非常被看好的产品，在 1994 ~ 1998 年间，公司的市值也因此翻了近 5 倍。然而"人红是非多"，在 90 年代的最后几年里，出现了制药巨头资产重组的高潮，短短五年时间里，交易金额高达数千亿美元，而像赛诺菲这种中等规模，而又有重磅药物的"潜力股"，自然就成为制药巨头们垂涎的"大肥肉"。

三、从法国制药巨头到世界制药巨头

对于赛诺菲而言，25 年磨一剑，好不容易成为法国的第二大制药巨头，自然不甘心被人收购，而且公司的高管对赛诺菲的未来发展充满了信心。为了抵制收购，赛诺菲只能主动寻求其他公司进行合并。最终，赛诺菲找到了法国当时的第三大制药巨头 Synthelabo，与 Synthelabo 合并的确是一个两全其美的选择，一则 Synthelabo 的规模比赛诺菲小得多，赛诺菲在新公司里有很大的话语权，二则通过这次合并，公司的规模可以大幅增加，抵御被收购的能力大幅增强。

1998 年底，Synthelabo 的股东与赛诺菲达成了合并协议，合并以赛诺菲的 13 股交换 Synthelabo 的 10 股，组建 Sanofi-Synthelabo 公司，合并之后，赛诺菲的母公司埃尔夫·阿奎坦的持股比例为 35.1%，而 Synthelabo 的母公司 L'OREAL（欧莱雅公司）持股比例为 19.4%。最终这笔交易价值达 131 亿美元的合并在 1999 年完成，合并后的新公司销售额达 58.5 亿欧元（合 62.3 亿美元），成为当时欧洲第六、全球前 20 强制药巨头，市值达 295 亿美元，几乎断掉了制药巨头们的收购念头。

合并之后，Synthelabo 为新公司的产品线带来了 Stilnox（唑吡坦）、Xatral（阿呋唑嗪）等药物，对销售额贡献达 19 亿欧元。合并之后，Sanofi-Synthelabo 放弃了之前的化妆品业务、保健品业务、诊断业务和动物保健业务，形成了一个以处方药为特色的公司，北美地区的销售能力也得到进一步加强。

在 21 世纪最初的几年里，Sanofi-Synthelabo 的销售额在唑吡坦、氯吡格雷、厄贝沙坦等重磅产品的驱动下得以高速增长，公司的钱袋也逐渐鼓了起来。在那种资本高度活跃的时代，有钱不收购就等于糟蹋资源，而 Sanofi-Synthelabo 也在积极物色并购的目标，最终同在巴黎的安万特集团成功入选。安万特是一家由法国的制药巨头 Rhône-Poulenc 与德国的胰岛素制造商 Hoechst Marion Roussel 于 1999 年合并起来的公司，是当时的全球第八大制药巨头，年销售额超过 200 亿欧元，是当时 Sanofi-Synthelabo 的 2 倍多，总资产更是 Sanofi-Synthelabo 的数倍。但是 Sanofi-Synthelabo 还是对安万特发起了收购邀约，是什么给了 Sanofi-Synthelabo 如此大的勇气？

Sanofi-Synthelabo 的初次报价只有 478 亿欧元，这让安万特非常反感，他们把 Sanofi-Synthelabo 的报价视作不友好收购。为了抵制 Sanofi-Synthelabo 的"恶意收购"，安万特一方面积极邀请诺华商讨合并事宜，另一方面则制定了"毒丸计划"[1]，想让 Sanofi-Synthelabo 死心。经过了三个月的艰

---

[1] 毒丸计划是美国著名的并购律师马丁·利普顿（Martin Lipton）于 1982 年发明的，正式名称为"股权摊薄反收购措施"。当一个公司一旦遇到恶意收购，尤其是当收购方占有的股份已经达到 10% ~ 20% 时，公司为了保住自己的控股权，就会大量低价增发新股。目的就是让收购方手中的股票占比下降，也就是摊薄股权，同时也增大了收购成本，让收购方无法达到控股的目标。

苦谈判，Sanofi-Synthelabo 将报价提高到 545 亿欧元（约合 654 亿美元），然而议价的提高，并不代表收购就此达成，因为安万特的股东认为赛诺菲的未来几乎被"拴"在氯吡格雷之上，如果氯吡格雷出现任何变故，对赛诺菲而言都会是巨大的"地震"。就在双方僵持不下之时，第三方力量出现了，在整个并购案中，法国政府起到了至关重要的作用。因为不希望"肥水流入外人田"，法国政府一方面向 Sanofi-Synthelabo 施压，让其提高报价，另一方面则敦促安万特妥协，并否决了安万特的"毒丸计划"提案。

在多方面的努力下，2004 年 8 月，两家公司达成了协议，最终 Sanofi-Synthelabo 以 29% 现金＋股票的形式，总价 640 亿美元收购了安万特。这项大规模的并购让 Sanofi-Synthelabo 新增了 193 亿美元的债务，这几乎是并购中所支付的现金总数，但这项并购是非常成功的，通过交易，Sanofi-Synthelabo 获得了安万特的甘精胰岛素、多西他赛、非索非那定、依诺肝素等重磅级药物，不但加强了原有的心血管药物管线、糖尿病管线和抗肿瘤药物管线，还获得了全新的疫苗产品管线，更重要的是赛诺菲的海外销售能力得到极大的增强。

在完成收购之后，Sanofi-Synthelabo 将公司的名称改为 Sanofi-Aventis，即赛诺菲安万特。2005 年，安万特的产品线被完全写入 Sanofi-Aventis 的年报，新公司的总销售额超过 340 亿美元，成为全球前五大制药巨头，这距离赛诺菲诞生，仅仅只有 32 年时间。在赛诺菲收购安万特以后，埃尔夫·阿奎坦的股份受到进一步稀释，持股比例从 1999 年的 32.5% 下降至 12.7%，而此时的埃尔夫·阿奎坦已经不再是一家国企，因为法国政府已经在 1996 年卖出了其所有股权，而且埃尔夫·阿奎坦在 2003 年改名为 Total（道达尔公司），2006 年之后，Total 对赛诺菲的持股逐年降低，最终消失在赛诺菲的历史长河之中，赛诺菲也从"国企"彻底地转变为一家大众持股的制药巨头。

四、赛诺菲与氯吡格雷

提及赛诺菲，就无法避开氯吡格雷，在赛诺菲的整个发家历程中，氯吡格雷具有不可磨灭的贡献，在人类现代医学发展史中，氯吡格雷也是非常重要的一笔。

刚成立不久的赛诺菲，主要靠做仿制药存活，但当时处于创新药发展的黄金时代，公司也试图开展一些创新药研究，于是让 Fernand Eloy 博士对非甾体抗炎药替诺立定进行结构改良，以解决该产品的稳定性问题。尽管 Fernand Eloy 团队合成了一系列的化合物，但都没有理想的抗炎或者镇痛的作用。在阴霾笼罩下的一次偶然试验中，研究人员发现一些类似物具有抗血小板聚集的功效。尽管当时的医学并不认为血小板聚集是血栓的主要因素，但赛诺菲团队依然认为具有一定的临床价值，于是选择了几个化合物继续开发。经过五年的不懈努力，赛诺菲的第一个创新药在法国获批上市，这就是噻氯匹定（Ticlid），噻氯匹定是赛诺菲的第一个创新药，也是氯吡格雷的前身。

噻氯匹定上市后，随着大量的临床应用，问题也开始暴露出来，出现了血栓性血小板减少性紫癜和白细胞极度减少等致命的不良反应，对噻氯匹定的改良显得迫在眉睫。Fernand Eloy 团队先后合成了上千个噻氯匹定类似物，经过动物模型筛选，只有 8 个候选化合物进入了 I 期临床试验，而临床数据显示只有 PCR4099 具有比噻氯匹定更强的药效和更好的耐受性。幸运的是，PCR4099 顺利进入了 II 期临床试验，并表现出强大的抗血小板凝聚作用，与此同时，科学家进一步研究发现，PCR4099 的 R 构型在动物试验中的耐受性较差，于是又放弃了 PCR4099 的开发，转而开发 PCR4099 的 S 构型体。

令人惊喜的是，PCR4099 的 S 构型体展现出超强的抗血小板活性，几乎是阿司匹林的 100 倍，且临床试验捷报不断，鉴于其出色的疗效和完美的数据，FDA 于 1997 年 11 月批准了该产品，而它就是世人所知的氯吡格雷（商品名：波立维）。氯吡格雷不仅临床表现让赛诺菲喜出望外，其市场表现更是让赛诺菲喜不自胜——氯吡格雷上市之后很快成为一个超级"重磅炸弹"，年销售额一度高达 100 亿美元，为赛诺菲和百时美施贵宝（BMS）合计创造了高达 900 亿美元的销售收入，氯吡格雷的成功为赛诺菲的迅速发展壮大，兼并安万特乃至后来的 Genzyme（健赞公司）都起到至关重要的作用，可以说没有氯吡格雷，就不会有今天的赛诺菲。

五、制药巨头保卫战

有句古话叫"创业容易守业难"，很多制药巨头都是靠一两个重磅药物起家的，一旦他们的"重磅炸弹"受到专利悬崖的考验，很快就会步入"中年危机"，甚至消失在历史的长河之中。为了不让繁荣景象昙花一现，在合并之后，赛诺菲安万特就立即进行了资源整合和产品线包装，2006年以后，新公司在之前两家公司的重磅级药物的合力驱动之下，销售额持续上涨，2010年的销售额首次突破300亿欧元（合403亿美元），成为当时全球第四大制药巨头。然而赛诺菲安万特在此期间并没有就此停下，一方面是持续不断地在研发上投入，另一方面则是积极地与再生元合作，打造生物药管线。与此同时，在2008～2010年间，赛诺菲安万特花了170亿美元用作资产并购，先后并购了Symbion、Oenobiol和Chattem，打造了全新的OTC产品管线；收购了Zentiva、Kendrick和Medley，组建了仿制药业务；控制了Shantha，加强了疫苗业务管线……通过这一系列的运作，赛诺菲安万特对"重磅炸弹"的依赖度有所降低，不但为氯吡格雷的专利悬崖安装了一道保险，还一度成为全球前三大制药巨头。

2010年之后，赛诺菲安万特开始布局孤儿药，在2011年4月，以201亿美元的价格收购了Genzyme（健赞），并再次对公司的名称进行调整，去掉了"安万特"后缀，新公司再次称作"Sanofi"。在健赞的孤儿药助力下，赛诺菲的销售额提高了40亿美元，这不仅为氯吡格雷的专利悬崖安上了第二道保险，还让赛诺菲成为全球第一大孤儿药巨头，将孤儿药的巨大价值引入了大众的视野。

经过多个维度的未雨绸缪，氯吡格雷的专利悬崖并未对赛诺菲的营收造成致命的影响，总销售额从2010年的304亿欧元增加到2015年的340亿欧元，且处方药销售额超越默沙东，成为全球第三大制药巨头。不但如此，随着Genzyme的逐渐融入，赛诺菲的生物药研发实力得到极大的增强，让赛诺菲从一个以化药为特色的公司向生物药巨头逐渐转变，截至目前，赛诺菲的研发管线里，几乎三分之二的产品都是生物药。

2016年之后，赛诺菲再一次作出战略调整，形成了以"普药&新兴市场""Sanofi Genzyme"（专科药）、"糖尿病&心血管""保健"和"Sanofi Pasteur"（疫苗）为特色的五大板块业务。与此同时，赛诺菲还用动物保健部门换取了勃林格殷格翰的保健部门，对原有的保健业务进行加强，2017年收购了Protein Sciences以增加疫苗业务的竞争力，2018年又收购了Ablynx和

Bioverativ，巩固了 Sanofi Genzyme 在罕见病领域的领先地位。

总而言之，赛诺菲在合并后的十年中表现不俗，不但完美地解决了两大超级"重磅炸弹"的专利悬崖危机，还实现了销售额的持续上涨，经历了多次的并购，债务比例却一直处于较低的水平。虽然甘精胰岛素的专利悬崖还没有完全过去，但赛诺菲已经推出了新一代甘精胰岛素 U300、重磅治疗皮肤病药物 Dupixent（dupilumab）和治疗类风湿疾病药物 Kevzara（sarilumab），这三大产品在未来五年里的销售额增加完全可以抵消掉 Lantus 的销售额损失。除此以外，赛诺菲还在积极布局 RNAi、肿瘤免疫等新兴领域，以适应治疗趋势的变化，保持销售额的持续增长。

六、小结与讨论

赛诺菲是制药界的奇迹，其在短短三十年里就发展成为世界知名的制药巨头。尽管美国的个别生物技术公司也实现了这一创举，但赛诺菲的发展道路更具有传奇性。赛诺菲是法国国立石油化工企业埃尔夫·阿奎坦为了缓解石油危机而收购多家药企临时"拼凑"出的公司，创立之初只是一个"大杂烩"，然而赛诺菲却做到了"形散而神不散"，在不断吸收新资源的情况下逐步扩张。

为了扩张，赛诺菲使出了各种奇招，20 世纪 70 年代利用"国企"可利用的资源，不断在国内兼并整合，销售额在短短 7 年间翻了 5 倍；20 世纪 80 年代在全球各地"傍大款"，与北美、日本的制药巨头成立了大量的合资公司，实现了国际化；20 世纪 90 年代与两家国际知名药企合并，成功稀释了国有资本，逐渐成为市场化的制药巨头；21 世纪的前十年，凭借法国政府的最后助力兼并了安万特，成功发展成为全球制药巨头；最近的 10 年里，赛诺菲通过不断并购中小型公司，成功地度过了专利悬崖危机。

总结赛诺菲的发家史，以扩张、兼并贯穿始终，自 21 世纪以来，赛诺菲资产并购支出已经超过 1000 亿美元，通过连续不断的有效并购，赛诺菲不但实现了转型，而且逐渐丰富了产品线，对重磅药物的依赖度越来越低，实现了销售额的持续增长。尽管自 20 世纪 80 年代以来，赛诺菲就重视研发，但相比其他制药巨头，赛诺菲的研发投入显得有些"微薄"，直到收购安万特之后，赛诺菲的研发投入才有了质的飞跃，在 21 世纪的前 21 年里，赛诺菲累积研发投入 1060 亿美元，平均研发投入是药品销售额的 17.5%，基本处于制药巨头的平均水平。

赛诺菲的成功可为我国国企转型提供借鉴。早期的赛诺菲作为法国一家国企，它拥有一般私企无法获得的资源，也拥有能够巧妙利用好这种资源的高管，使得企业迅速做大做强，而在后来扩张的过程中，通过挂牌上市、并购重组等一系列运作，赛诺菲的国有股份不断被稀释，成为一家名副其实的市场化上市公司，时至今日，欧莱雅是赛诺菲的最大股东，持股比例也尚不足 10%。总结赛诺菲成功转型的原因，无非是以下几点：一是离不开法国政府逐渐"放手"的决心，二是早期拥有 René Sautier 这样敢作敢为且极有远见的掌门人，三是大部分下属企业（兼并而来）都具有私企或上市企业的特质，不至于出现"形"转而"神"不转的现象。

在企业发展遇到瓶颈时，赛诺菲所带来的启示是，要改变既往的思路，积极寻求突破，而不是墨守成规，一味地缩减开支运营，保守可以缓解一时的财务压力，但会让企业进入长期的"死循环"。

附：赛诺菲并购事件一览

1998 年，赛诺菲与 Synthlabo 合并，交易价值 131 亿美元

2004 年，收购制药巨头安万特，640 亿美元

2006 年，收购 Zentiva 24.87% 的股份，5.17 亿美元

2007 年，购买再生元 1200 万股，持再生元股票增至 19%，11.2 亿美元

2008 年，全资收购 Zentiva，以扩大东欧的影响力，26 亿美元

2008 年，收购 OTC 企业 Primary Health Care，5.43 亿美元

2009 年，收购美国 OTC 企业 Chattem，19 亿美元

2009 年，收购法国 Fovea，获得 DME 在研新药 FOV1101 与 FOV2302，5.4 亿美元

2009 年，收购瑞士小仿制药公司 Helvepharm，价格未透露

2009 年，收购美国生物公司 BiPar，5 亿美元

2009 年，收购巴西仿制药厂 Medley，6.4 亿美元

2009 年，收购墨西哥小仿制药厂，价格未透露

2010 年，收购 BMP Sunstone，以增强中国 OTC 业务，5.2 亿美元

2010 年，收购孤儿药巨头健赞集团，201 亿美元

2010 年，收购美国生物公司，获得 Fedratinib，5.6 亿美元

2010 年，收购加拿大皮肤保健公司 Canderm，价格未透露

2010 年，收购波兰 OTC 企业 Nepentes，1.3 亿美元

2011 年，收购美国研发公司 Topaz Pharma，2.1 亿美元

2011 年，收购印度药企 Universal Medicare Private Limited，1.2 亿美元

2012 年，收购载药技术平台 Pluromed，价格未透露

2012 年，收购 Newport Lab，增强疫苗业务，价格未透露

2013 年，收购哥伦比亚仿制药企 Genfar，增强公司在拉美地区的影响力，4.3 亿美元

2013 年，收购印度动物药企 Dosch Pharma，4.3 亿美元

2014 年，收购 Alnylam 12% 的股票，押注 RNAi 药物，7 亿美元

2014 年，增持再生元 700 万股，持股比例增至 22.3%，21.7 亿美元

2016 年，收购勃林格殷格翰保健部门，74.5 亿美元

2017 年，收购 Protein Sciences，获得疫苗新技术，7.5 亿美元

2018 年，收购 Ablynx，获得纳米抗体管线，48.5 亿美元

2018 年，收购 Bioverativ，获得长效凝血因子 Eloctate 和 Alprolix，116 亿美元

2019 年，收购 Synthorx，获得肿瘤免疫研发管线，25 亿美元

2020 年，收购 Kiadis Pharm，获得细胞治疗管线，3.58 亿美元

2020 年，收购 Principia Biopharma，增强罕见病药品研发管线，36.8 亿美元

参考文献

［1］Sanofi.Through time［EB/OL］. https://www.sanofi.com/en/about-us/through-time/

［2］Sanofi. Annual report 1998、2001-2020［EB/OL］. https://www.sanofi.com

［3］Jean-Pierre Maffrand. The story of clopidogrel and its predecessor，ticlopidine：

Could these major antiplatelet and antithrombotic drugs be discovered and developed today? ［J］. C. R. Chimie, 2012（15）: 737–743

［4］ Barrowcliffe TW. History of heparin ［J］. Handb Exp Pharmacol, 2012（207）: 3–22.

［5］ Encyclopedia.Sanofi–Synthelab ［DB/OL］. https://www.encyclopedia.com/books/politics–and–business–magazines/sanofi–group

［6］ Hill K. International Directory of Company Histories, Vol.139 ［M］. Mississippi US: St. James Press, 2012.

［7］ FDA 数据库 ［DB/OL］. https://www.fda.gov/

［8］ Bliss M. The history of insulin ［J］. Diabetes Care, 1993, 16（Suppl 3）: 4–7

［9］ Naheen I. The French Pharmaceutical Giant: A case study of Sanofi（2008）［EB/OL］. https://ecampusontario.pressbooks.pub/bio16610w18/chapter/501/

［10］ Choice Level. Sanofi–aventis Business Background Report（2009）［DB/OL］. https://www.ChoiceLevel.com

［11］ Chan B, Adam DN. A Review of Fabry Disease ［J］. Skin Therapy Lett, 2018, 23（2）: 4–6

［12］ Rana P, Chawla S. Orphan drugs: trends and issues in drug development ［J］. J Basic Clin Physiol Pharmacol, 2018, 29（5）: 437–446

［13］ Sharma A, Jacob A, Tandon M, et al. Orphan drug: Development trends and strategies ［J］. J Pharm Bioallied Sci, 2010, 2（4）: 290–299

［14］ Attwood MM, Rask–Andersen M, Helgi B. Schiöth Orphan Drugs and Their Impact on Pharmaceutical Development ［J］. Trends in Pharmacological Sciences, 2018, 39（6）: 525–535

［15］ Kumar BR. Sanofi–Aventis Merger. In: Wealth Creation in the World's Largest Mergers and Acquisitions. Management for Professionals ［M］. Springer online, 2019. https://doi.org/10.1007/978–3–030–02363–8_32

［16］ Collins JC, Gwilt JR.Thelife cycle of Sterling drug inc ［J］. Bull Hist Chem, 2000, 25（1）: 22–27

第十一章

默沙东：创新药研发的标杆

默沙东总部位于美国新泽西州，2020 年总销售额 480 亿美元，拥有员工 7.4 万名，是全球最大的制药巨头之一。默沙东是一家以科研为本，致力于医学研究开发和销售人用和兽用医药创新产品的跨国制药企业，曾 16 次获得美国《财富》杂志"美国十大最受推崇公司"称号，也曾连续十余年蝉联世界第一大药企。瓦格洛斯（曾于 1985～1994 年期间担任默沙东的首席执行官）时期的默沙东以强大的创新药研发而闻名于世，是行业研究的对象和学习的标杆；但在瓦格洛斯之后，默沙东由于未及时顺应时代潮流，逐渐被其他制药巨头追赶和超越。然而，随着 Keytruda 的走俏，默沙东再次强势回归。

一、默克与默沙东

默沙东的前身是美国默克，最初为德国默克在美国建立的分公司，其根源可追溯到 17 世纪。1668 年，Friedrich Merck 在德国达姆施塔特买下了一家药铺，并改名为默克天使药店，自此家族生意代代相传，直到 1827 年，Heinrich Merck 将药房转化为制药厂，并成立公司 E. Merck AG，开始工业化生产吗啡、可待因和可卡因。1899 年，Heinrich Merck 的孙子乔治默克（Georg Merck）接管了德国默克在纽约的分公司并创立 Merck & Co.，主要负责产品进口和分销，1903 年，默克在美国的第一座工厂在新泽西落成。

一战期间，美国政府视默克为敌方资产予以没收，1917 年，乔治默克交出了属于德国总公司的 80% 股份至 Alien Property Custodian，属于自己的 20% 则保留了下来，自此美国默克与德国默克断绝了关系。随后美国政府将这份价值达 300 万美元的股份公开拍卖，乔治默克再次从 Alien Property Custodian 手里把股份买了回来，并签订协议不再受德国总公司的约束和影响。1919 年，乔治默克完全控制了这家公司。1926 年，乔治默克去世，他的儿子乔治 .W. 默克继承了公司。1927 年，美国默克与抗疟疾药生产商 Powers Weightman Rosengarten 合并，销售额在 1929 年达到了 1300 万美元。

1953 年，美国默克与沙东公司（Sharp and Dohme）合并，成立默沙东（Merck Sharp & Dohme，MSD），形成一家药物生产及分销一体化的跨国企业。根据德国默克与默沙东（美国默克）的协议，默沙东公司只可在北美地区（美国、加拿大）使用"默克"之名，在其他地区只能使用"默沙东"。自此，默沙东与德国默克的关系算是完全厘清了。

二、赶上制药行业高速发展的东风

20 世纪三四十年代是制药行业发展的黄金时代，抗生素、维生素和抗炎类药物相继问世，部分化工企业开始把目光转向药品开发，有的企业还建立了现代化的研发机构。1933 年，美国默克建立了一个大型的研究实验室，并陆续招募科学家，此后没多久，短效麻醉剂 Vinethene（二乙烯醚）从该实验室诞生。在后续的几年里，美国默克先后开发出链霉素、可的松、苯扎托品、氢氯噻嗪等药物，为多种疾病的治疗开启了先河。

乔治 .W. 默克是一位出色的企业家，也是一位有远见的科学家，为默沙东的新药研发史谱写了最好的开端。在那个医药广告虚假宣传盛行的时代，乔治 .W. 默克却强调社会责任，并于 1950 年发表了著名的演讲："我们应当永远铭记，药物是为治病救人服务的，也绝不可忘记，药物是为人类而生产的，不是为追求利润而制造的。只要我们坚守这一信念，利润必随之而来，而且总是会来，我们记得越牢，利润就越大"[1]。这不仅成为默沙东的核心价值观，

---

[1] We must try to remember that medicine is for the patient. We try never to forget that medicine is for the people. It is not for the profits. The profits follow, and if we have remembered that, they have never failed to appear. The better we have remembered it, the larger they have been.——George W. Merck

还成为很多企业家的座右铭。在乔治.W.默克的带领下，美国默克赶上了制药行业发展的黄金时期，从1925年接管公司到1957年去世，他将一个年销售额600万美元的小工厂转变为年销售额超过1亿美元的一体化公司。

1950年，James Kerrigan继任了CEO，在Kerrigan执掌期间，美国默克完成了与沙东公司的合并，组成了"默沙东"。1955年，Kerrigan离任，接替者为John Connor。Connor对默沙东的贡献主要是国际化，使公司从一个美国的制药巨头成长为国际制药巨头。Connor卸任时，默沙东的药品销售额已超过2亿美元。

三、多元化潮流中迷失

20世纪50年代以后，抗生素产品不断增多，竞争也在不断加剧，而新产品的开发难度却随着治疗水准的提高而逐步加大，制药行业的发展似乎出现了"瓶颈"，而与此同时，多元化的发展战略开始风靡全球。多元化的优势在于节省企业经营成本，产业链迅速扩张，营收迅速增加。随着多元化理论的逐渐成型，大大小小的企业都开始业务扩张，从相关业务的多元化到不相关业务的多元化，掀起了一次轰轰烈烈的收购潮。在1950年《财富》所列的全美500强企业中，只有38.1%的企业多元化收入占总营收的25%，而1974年时这一数字增加到63%。尽管多元化成为一种企业发展的"时尚"，但只有为数不多的企业在多元化浪潮中吃到"好果子"，大部分企业因盈利困难，在20世纪70～80年代相继又把这些边缘业务剥离。

1965年，Henry Gadsen成为默沙东掌门人，在Gadsen的主导下，默沙东也进行了轰轰烈烈的多元化，先后收购了水处理化学品和服务的供应商Calgon、眼药水生产商Chibret、特种化学品制造商Kelco、工业制冷设备制造商Baltimore Aircoil，组建了保健品公司Calgon……从表面上看，多元化的成果很诱人，1973年，默沙东的销售额超过了10亿美元，然而事实上，默沙东与大部分企业一样，其多元化部门并没有贡献多少利润，很多业务因盈利困难很快被剥离出去，只有部分业务保留了下来，其中Kelco一直被保留到1995年。

多元化的战略没有得到明显收益，制药业务却受到很大程度的拖累，在整个 Gadsen 时期，除了 Sinemet（卡比多巴／左旋多巴），默沙东几乎没有什么像样的新药上市。随着 20 世纪 50 年代上市新药的专利逐步到期，默沙东的制药业务渐渐走入了困境。

四、赶上创新药物发展的春天

尽管 20 世纪 60 年代，默沙东的多元化耽误了制药，但 Gadsen 对支持药品研发的承诺却不"含糊"。在整个 Gadsen 掌权时期，默沙东的研发投入翻了 3 倍，从 3200 万美元增加到 1.25 亿美元，虽然上市产品不多，但还是攒了不少"家底"。1976 年，Gadsen 退位，法务部门出身的 John Honran 接管了公司，在这位出色的新任 CEO 的主导下，默沙东把战略核心重新聚焦到制药，为了解决产品线单薄的问题，Honran 不但大力促进研发，还积极与其他公司广泛地开展合作。Honran 掌权期间，瓦格洛斯成为默沙东的研发牵头人，默沙东的制药业务很快又有了起色。

20 世纪 60 ～ 70 年代是创新药发展的一大黄金时期，大量降血压药、中枢神经系统用药的市场价值逐渐浮现出来。在 Honran 执掌公司的十年里，默沙东先后推出了肝炎疫苗、噻吗洛尔、依那普利、头孢西汀、舒林酸、二氟尼柳等知名产品，药品销售额开始高速增长。除了促进药品开发，Honran 的战略是加强市场营销，积极与其他公司合作，1982 年，默沙东与阿斯特拉和盐野义达成协议，成为他们在美国的产品代理商。

Honran 的战略非常奏效，默沙东在 1981 ～ 1985 年间销售额实现稳步增长，从 26 亿美元增加到 35 亿美元，年平均增长率为 9%，1984 年，Honran 对外宣称默沙东已经成为当时全球最大的制药公司。1985 年，Honran 因出色的业务表现获得 The Wall Street Tran 的金奖。

五、瓦格洛斯领导下的创新药高产研发

总结 Honran 的成功模式主要有三点：高产的研发、高质量的生产和出色的营销，而高产的研发则离不开一个高明的牵头人，那就是 P.Roy Vagelos（罗伊－瓦格洛斯）。瓦格洛斯于 1973 年加入默沙东，先后为默沙东带来很多

知名药物，对默沙东的发展起到至关重要的作用。在瓦格洛斯担任研发部门牵头人期间，默沙东高产的研发成为整个美国效仿的对象。

1986 年，Honran 辞去了 CEO 的职务，瓦格洛斯成为他的接班人。瓦格洛斯担任 CEO 后，研发的支持力度得到进一步的加强，研发投入从 1987 年的 5.7 亿美元增加到 1994 年的 12.3 亿美元，研发投入的比例增加到 12% 左右。曾有人问瓦格洛斯，如果短时间没有产品，影响到公司利润怎么办？瓦格洛斯的回答是他会缩减市场部、销售部、总部，但不会削减研发部，因为研发是公司的未来。

除了重视研发，超前的研发思路也是瓦格洛斯成功的原因。战略上，瓦格洛斯主张用大量资源围攻少数重要项目，一旦认准一个好项目，就以百折不挠的精神专注去做。瓦格洛斯的策略是"pick the winners"，战术上主张充分了解疾病的发病过程，然后找到改变这个过程的关键靶点。他这种策略最成功的案例就是洛伐他汀，当年三共制药的美伐他汀在动物实验中表现出了毒性，迫使三共停止了临床试验，然而瓦格洛斯却花了很多资源和 3 年多的时间彻底弄清楚这个毒性的本质，并说服 FDA 这只是高剂量下的药理现象，而如果按照今人"早失败，便宜地失败"的策略，默沙东就不再有洛伐他汀。

在整个瓦格洛斯时期，默沙东推出了很多成功的药物，1985 年推出的 Vasotec（依那普利），尽管是 Me-Better 药物，但解决了卡托普利的口感（金属感）问题，在上市第二年销售额就达到 5.5 亿美金，1988 年成为默沙东史上首个销售额突破 10 亿美元的药物。除了 Vasotec，在瓦格洛斯掌权时期，默沙东还开发出不少重磅药物，如洛伐他汀、辛伐他汀、氯沙坦（与杜邦合作）等，其中洛伐他汀和氯沙坦都属于"First-in-class"。

瓦格洛斯是乔治 .W. 默克核心价值观的继承者，也是发扬光大者，他不但是把默沙东推向了历史的巅峰，还积极开展人道主义事业，让默沙东成为受人尊敬的药企。在他执掌默沙东期间，将重组乙肝疫苗技术以 700 万美元转让给了中国，后来默沙东在培训中国工程师和外派工作人员驻中国上的花费都超过了这一数字。另外，瓦格洛斯还支持 Ivermectin 的研发并长期向非洲地区免费发放这种药物，从而使得河盲症几乎绝迹，在这项伟大的人道主义事业上，默沙东直接花费超过了 2 亿美元，基于 Ivermectin 对有效治疗河盲症的巨大贡献，默沙东科学家还在 2015 年获得了诺贝尔生理学或医学奖。

除此之外，在瓦格洛斯的主导下，1987 年，默沙东与竞争对手分享了有关治疗人类免疫缺陷病毒（HIV）的研究结果，为艾滋病防治作出巨大的贡献。

高效的研发，以人为本的精神让默沙东走向了巅峰，不但坐稳了全球第一大药企的"宝座"，还成为全球最受人尊敬的制药公司。尽管默沙东的慈善行为表面上是浪费了股东的钱，但从长远来看，这是有利于企业发展的。因为这种慈善让默沙东赢得了世人的尊敬，而这种"尊敬"不但大幅增加了内部员工的自豪感和使命感，让他们工作变得更加努力，而且还提高了公司对外部人才的吸引力，可以持续吸纳到最优质的人才来为企业的发展添砖加瓦。

六、Gilimartin 的"单干"模式

在整个 20 世纪 80 年代，两位 CEO 的成功表现让默沙东利润翻了 3 倍，处方药销售额在 1990 年达到 52.2 亿美元（数据来源：IMS），成为全球最大的药企。进入 20 世纪 90 年代以后，默沙东研发管线不再像 80 年代那么高产，尽管默沙东在 1995 ～ 1999 年间一共推出了 15 种新药，但这些产品主要是瓦格洛斯时期攒下的"财产"，Gilmartin 的功绩主要是把它们推向市场。为了应对研发的"困境"，默沙东开始与其他企业积极合作，并在 1993 年收购了药品经销商 Medco，希望从药品销售上另辟蹊径。

在整个 20 世纪 90 年代，默沙东有 Zocor（辛伐他汀）、Cozaar（氯沙坦）、Fosamax（阿仑膦酸）和 Singulair（孟鲁斯特）等"重磅炸弹"支撑，销售额增长依然很快，平均增长率几乎与 20 世纪 80 年代持平。但是在 20 世纪 90 年代中期以后，默沙东的隐忧逐步显现出来，除了研发管线日益走向"瓶颈"，Vasotec、Pepcid、Mevacor 和 Prilosec 等看家品种还面临着专利悬崖，默沙东的未来充满了不确定性。

当然，面临这一困境的药企远不止默沙东一家，随着研发成本和失败风险的迅速攀升，以及创新药黄金时期积累的重磅产品日益走向专利悬崖，很多制药巨头都感受到巨大的生存压力，于是制药行业再次动荡起来。为了突破这种瓶颈，很多制药巨头都采取了强强合并的措施，1996 ～ 2000 年间，汽巴-嘉基与山德士、阿斯特拉与捷利康、葛兰素威康与史克必成、辉瑞与华纳-兰伯特先后进行了合并，默沙东作为"世界第一大药企"的地位正受到

巨大的挑战，然而世界在变，Gilmartin 却选择"以不变应万变"，对这种"联姻"丝毫不感兴趣，一直推行"go-it-alone"（单干）的战略模式。

然而，"强强合并"的威力超乎人们的想象，制药界的格局很快就发生了巨大的改变，2000 年，合并后的辉瑞和葛兰素史克药品销售额超过了默沙东，默沙东因此失去了保持 15 年的宝座。根据 IMS 数据，辉瑞以 231.5 亿美元的处方药销售额排名世界第一，葛兰素史克以 220.4 亿美元排名第二，默沙东以 164.9 亿美元排名第三。2000 年之后，辉瑞相继又吃掉了法玛西亚和惠氏，赛诺菲与安万特完成了合并，资源重组后制药巨头犹如凤凰涅槃，竞争力得到很大提升，单干模式下的默沙东被越甩越远，2009 年其销售额只有 274 亿美元，其中药品销售额 252 亿美元，大幅落后于辉瑞、赛诺菲安万特、诺华、葛兰素史克、罗氏和阿斯利康，排名跌落到世界第七。

在当时，有人认为 Gilmartin 选择"单干"模式的原因可能有两个：一是默沙东分销商 Merck–Medco 销售额的高速增长，建成了当时全球最大的互联网药店 merckmedco.com，而且在 1999 年与 CVS 公司达成协议，一同在该网上药店销售 OTC 和保健品；二是对支持药品研发的承诺，Gilmartin 对研发管线的态度非常乐观，认为默沙东管线里有几个非常有潜力的产品，而且那些产品有望很快上市并迅速发展成为"重磅炸弹"。事实上，Gilmartin 失算了。一方面，Medco 自被默沙东收购之后，销售额虽然实现了高速增长，从 1992 年的 25 亿美元增加到 2002 年的 326 亿美元，但是光鲜的销售额之后几乎"无利可图"，利润仅从 1992 年的 1.38 亿美元增加到 2002 年的 3.62 亿美元，盈利占比始终不到默沙东的 1%。由于"看不到希望"，默沙东最终在 2003 年剥离了 Medco。另一方面，Gilmartin 一直寄予厚望的"重磅炸弹"并没有如期而至，尤其是当时最寄予厚望的抗抑郁新药。

令 Gilmartin 感到更糟糕的是，2004 年，重磅药物罗非昔布因安全性退市，此前默沙东在该药物上做了大规模宣传推广，年推广费用一度高达 5 亿美元，罗非昔布的退市对默沙东的营收和声誉都造成了致命的打击。罗非昔布在 2003 年的销售额高达 25 亿美元，全球服用该药的患者高达 8000 万，有分析师预测默沙东将面临高达 180 亿美元的赔偿指控。这一巨大的"变故"让默沙东进一步陷入"困境"。2005 年 Gilmartin 辞职，Richard Clark 接掌帅印，而 Clark 对默沙东的功勋主要是解决了罗非昔布官司问题和完成对先灵葆雅的收购。合并后的新默沙东销售额几乎翻了一番，2010 年销售额达 460 亿美元，药品销售额重新回到全球前三。

七、默沙东与西格列汀

尽管在 Gilmartin 的带领下，默沙东有些迷失，但也并非一无所获，在 DPP-4 靶点上，默沙东是最大的赢家。早在 20 世纪 80 年代，科学家们就已经能够清晰认识到胰高血糖素样肽-1（GLP-1）对血糖的调节的作用，于是产生了两种新药开发思路：一种是改造 GLP-1 的结构，让其实现长效化；另一种是抑制 GLP-1 的降解酶——二肽基肽酶-4（DPP-4），阻断 GLP-1 的代谢通路，从而间接地提高血液 GLP-1 水平。这两种思路在 20 世纪 90 年代末期都很流行，而拥有强大的小分子药物开发经验的默沙东，义无反顾地选择了后者。

为了加快 DPP-4 抑制剂的研发，2000 年初，默沙东在新泽西组建了具有相当规模的多学科综合性研发团队。科学家们兵分两路，一路根据已发表的 DPP-4 抑制剂相关文献，负责对这些化合物的结构进行全面分析，以找到有改良价值的先导化合物；另一路则负责对默沙东原有化合物库进行高通量筛选。经过评估，文献报道的具有潜力的 DDP-4 抑制剂有 NVP-728（诺华）、LAF-237（维格列汀，诺华）、（S）-isoleucine thiazolidide 和（S）-cyclohexylglycine pyrrolidide，然而尽管 NVP-728 和 LAF-237 对 DPP-4 均有很好的抑制作用，但对 DPP-7、DPP-8 和 DPP-9 的选择性不高，会引发大鼠、犬的脾脏和胃肠道等多器官毒性，最终研究人员决定对（S）-cyclohexylglycine pyrrolidide 的结构进行改造，在环己烷的 4 位引入氨基，将吡咯环 3 位碳原子替换成杂原子，结果发现得到的新化合物对 DPP-4 具有非常好的选择性抑制作用。与文献检索同步进行的高通量筛选团队也取得很大的进展，通过对 80 多万个化合物的筛选，他们合成与改良了 2000 多个药物，最终确定了 2 个候选化合物，一个是 β- 氨基酸与脯氨酸的酰胺类衍生物，而另一个是 β- 氨基哌嗪类衍生物。

在获得 3 个先导化合物之后，科学家分别对 3 个化合物进行了大量的优选和改造，最终在 β- 氨基哌嗪类衍生物结构中优选出西格列汀。2002 年 7 月，默沙东申请了西格列汀的化合物和治疗用途专利，这距离团队成立仅两年半时间。2003 年，默沙东将西格列汀推上临床试验，为了抢占先机，默沙东的科学家们又大胆采用了Ⅰ期和Ⅱ期临床试验齐头并进、多项注册研究同时开展的策略，仅用 2 年又 1 个季度的时间证实了西格列汀单药口服或与二甲双胍及其他降糖药物联用均可显著改善血糖控制。最终，FDA 于 2006 年 10 月批准西格列汀上市。

在 DPP-4 抑制剂的研发道路上，默沙东已经落后于诺华和百时美施贵宝，甚至慢于武田的子公司，但默沙东高效的研发实力实现了"弯道超车"，仅仅两年时间就筛选出西格列汀的结构，两年多时间就完成了上市前临床试验，堪称创新药研发的神话。因为瓦格洛斯的"pick the winners"思想长期影响着默沙东，所以西格列汀是成千万个化合物中优选出来的，不但是"first in class"，还是"best in class"。西格列汀上市后，很快就成为市场的宠儿，第三年的销售额就超过了 10 亿美元。截至 2020 年，西格列汀及其复方制剂已经为默沙东及其合作伙伴创造了近 700 亿美元的销售收入，而且在整个生命周期内的累积销售额有望超过 900 亿美元，是不折不扣的"印钞机"。

西格列汀的成功对默沙东走出万络（罗非昔布）事件的阴影和后来收购先灵葆雅都起到至关重要的作用，没有西格列汀，默沙东可能就无法收购先灵葆雅，更不会有新一代"药王"Keytuda。

八、研发模式的悄然改变

20 世纪 90 年代后期，创新药物开发成本整体飙升，美国新药研发平均成本从 1975 年的 1.38 亿美元上升到 2000 年的 8.02 亿美元。创新药开发成本的飙升使得利润日益单薄，风险却在日趋增大。在这样的大背景下，相比"尾大不掉"的制药巨头，中小企业的研发更为灵活，效率更高，2000 年之后，很多企业都开始采取"拿来主义"的战略，通过合作、授权或者并购来弥补研发效率低下的问题，但是默沙东在 21 世纪的前十年几乎没有大的动作，而且在整个 Gilmartin 掌权期间，默沙东的平均研发投入仅占销售额的 12.7%，默沙东研发管线的窘境日趋凸显出来。

2010 年之后，全球医药市场增速明显下滑，很多传统制药巨头的销售额都出现不同幅度的缩水，默沙东的销售额也从 2011 年的 480 亿美元缩水至 2017 年的 401 亿美元。然而创新型生物制药企业在这几年里却过得异常滋润，如安进、新基、百健、再生元等。就如比尔盖茨所说的，21 世纪是属于生物技术的时代，相比日渐成熟的小分子化学药，单抗"刚刚"突破技术的瓶颈，大量新靶点的单抗不断被设计出来，生产工艺也渐渐地走向成熟，单抗药物的市场爆发力大大超乎了人们的想象。但遗憾的是，在 Gilmartin 的"单干"时期，默沙东迟迟没有布局生物制品。

虽然新一代药王 Keytruda（pembrolizumab）让默沙东在生物制药领域名声大振，但是默沙东仅能算这个产品的开发者，相反，默沙东能够得到pembrolizumab 完全是凭运气。发现 pembrolizumab 的是荷兰化工巨头 Akzo Nobel 的制药部门 Organon 旗下的一个小生物技术团队。因为 Organon 是一家专注妇女健康和中枢神经系统药物开发的公司，对机理尚未搞清楚的pembrolizumab 一直都没有被视为重点项目推进。2007 年，先灵葆雅以 150 亿美元的价格从 Akzo Nobel 买下了 Organon，随后先灵葆雅又在 2009 年被默沙东兼并，pembrolizumab 才阴差阳错的到了默沙东手中。有意思的是，在两次交易中，pembrolizumab 都没有被作为重点项目估值，默沙东算是捡到个天大的便宜。

福维泽上台之后，默沙东提出了扩大产品线的计划：一是改变"in-house"的研发策略，立志与全球 1% 的生物医学研究机构达成合作，包括研究所、大学和其他公司；二是加大研发投入，以 Keytruda 为中心，积极开展临床试验拓展适应证，以及积极开展联合用药试验，扩大用药范围；三是融入时代大流，积极投资并购，引进研发项目。2014 ～ 2018 年间，默沙东已经收购了 10 家公司，合计支出 170 亿美元，除了 Cubis，默沙东对其他企业的收购几乎都是针对产品。通过这一系列的并购，默沙东获得丙肝药物Uprifosbuvir、抗肿瘤药物 OTX015、RGT100，慢性止咳药 MK-7624 等产品，研发管线得到了有效的补充。尽管如此，默沙东要重回当年的辉煌，以当前的研发管线还远远不够。

九、小结与讨论

尽管近年来的道路有些曲折，但就整个历史范围而言，默沙东是非常成功的。默沙东作为德国默克曾经的"弃子"，如今却远远超越了德国默克。尽管默沙东没有像辉瑞一样通过并购在短期内赢得巨额财富，但默沙东赢得了世人的尊敬。因为乔治.W.默克的核心价值观，默沙东不但走出了诺贝尔奖得主，还走出了瓦格洛斯这样的大慈善家。

默沙东的成功主要靠创新药研发，而其强大的研发部门是各位 CEO 持续支持的结果。然而默沙东因研发而"起"，也因研发而"落"。除乔治默克和乔治.W.默克以外的其他 CEO，过半是法务背景，研发和 BD 出身的极少。正因为各 CEO 的出身背景不同，他们所使用的研发策略也不同。新药研发环境一直在变，研发的动向只有研发出身的人才能清楚。瓦格洛斯从默沙东退休后加入了生物制药公司再生元，对再生元的发展起到至关重要的作用，然而瓦格洛斯的继任者 Gilmartin 却在默沙东的管理上选择了"单干模式"，贻误布局生物行业的良机，对研发管线的过度自信，导致了 2000 年以后销售额增长乏力的窘境。

因为默沙东几乎没有 BD 背景的 CEO，因此在产品线扩张上，默沙东只能采取"重研发，轻并购"的路线，当然这跟默沙东的核心价值观也有一定关系。事实上，选择这种模式的企业，近年来的日子都不太好过，研发成本高涨，研发回报走低，加之专利悬崖问题，使得很多企业都陷入了困境。相反，采取并购策略的公司，他们通过产品线的迅速扩张赚回大把的钱而反哺研发，公司的规模得到迅速扩大。除此之外，通过收购小型研发公司、获得有价值在研项目来补充研发管线已成为制药巨头药品研发的主流思路，然而默沙东在 2000 ～ 2014 年之前一直未见明显的动作。

默沙东给我们的启示是企业要立足长远，要注重社会责任，要正确处理好利润与社会责任间的关系，与此同时，默沙东的案例也告诉我们，重研发的战略没有错，但不能因一时的强大而安于现状、关起门来做研发，要做好研发，必须要有一个与时俱进、开放的态度。对一个制药巨头而言，不能轻言成功与失败，尽管默沙东在二十年来的表现不尽如人意，但福维泽上台以后，默沙东的研发模式已经有了明显的改变，随着 Keytruda 销售额的日益增加，默沙东的营收将重新回到上行的区间。

附：默沙东并购事件一览

1929 年收购 H. K. Mulford Company

1953 年收购 Sharp & Dohme, Inc，公司改名为"默沙东"

1965 年收购 Charles E. Frosst Ltd

1993 年收购药品分销商 Medco（2003 年剥离），66 亿美元

2001 年收购 Rosetta Inpharma，6.2 亿美元

2003 年收购 Banyu Pharma，15 亿美元

2004 年收购 Aton Pharma，金额未知

2009 年收购先灵葆雅，411 亿美元

2014 年收购 Idenix Pharma，获得抗病毒产品线，38.5 亿美元

2014 年收购 Cubist Pharma，增强抗感染产品线，95 亿美元

2015 年收购 OncoEthix，加强抗肿瘤药研发管线，3.75 亿美元

2015 年收购 cCAM Biotherapeutics，0.96 亿美元

2016 年收购 IOmet Pharma，加强肿瘤免疫疗法管线，4 亿美元

2016 年收购 Afferent Pharma，获得呼吸领域新药，12.5 亿美元

2016 年收购 StayWell，3 亿美元

2017 年收购 Vallée S.A，3.6 亿美元

2017 年收购 Rigontec，增强肿瘤免疫疗法管线，5.62 亿美元

2018 年收购 Viralytics，布局溶瘤病毒，3.96 亿美元

2019 年收购 Immune Design，加强肿瘤免疫疗法管线，3 亿美元

2019 年收购 Peloton Therap，获得肾癌候选新药，22 亿美元

2019 年收购 Tilos Therape，获得癌症新药研发管线，7.73 亿美元

2019 年收购 Calporta Therap，布局新一代 CNS 药物，5.76 亿美元

2019 年收购 ArQule，获得二代 BTK 抑制剂，27 亿美元

2020 年收购 Oncoimmune，获得多肽研发管线，6.78 亿美元

2020 年收购 VelosBio，获得 ADC 研发管线，27.5 亿美元

2020 年收购 Themis Bioscience，加强疫苗研发管线，3.66 亿美元

参考文献

［1］ Merck. Our history［EB/OL］. https://www.merck.com/company-overview/history/

［2］ Company-Histories. Merck & Co., Inc［DB/OL］. https://www.company-histories.com/Merck-Co-Inc-Company-History.html

［3］ Merck & Co Inc. Annual report 1995-2020［DB/OL］. https://www.sec.gov/

［4］ FDA 数据库［DB/OL］. https://www.fda.gov/

［5］ Pederson JP. International Directory of Company Histories, Vol. 34［M］. Mississippi US：St. James Press, 2000

［6］ Vagelos PR, Galambos L. Medicine, Science and Merck［M］. Cambridge, UK：Cambridge University Press, 2004

［7］ 梁贵柏. 新药研发的故事［M］. 上海：上海三联书店, 2014

［8］ Lyseng-Williamson K A. Sitagliptin［J］. Drugs, 2007, 67（4）：587-597

［9］ Parmee ER, Sinharoy R, Xu F, et al. Case Studies in Modern Drug Discovery and Development-Chapter 2 Discovery and Development Of The DPP-4 Inhibitor Januvia™（Sita-Gliptin）［M］. New Jersey US：John Wiley & Sons. Inc, 2012. https://doi：10.1002/9781118219683.ch2

［9］ Gortler L. Merck In America：The First 70 Years From Fine Chemicals To Pharmaceutical Giant［J］. Bull Hist Chem, 2000（25）：1-8

［10］ Bhardwaji G. How the antihypertensive Iosartan was discovered［J］. Expert Opin Drug Discov, 2006（1）：609-618

［11］ Tobert J. Lovastatin and beyond：the history of the HMG-CoA reductase inhibitors［J］. Nat Rev Drug Discov, 2003, 2（7）：517-526

［12］ Campbell WC. Lessons from the History of Ivermectin and Other Antiparasitic Agents［J］. Annu Rev Anim Biosci, 2016（4）：1-14

［13］ Molyneux D, Taylor HR. The discovery of ivermectin［J］. Trends Parasitol, 2015, 31（1）：1

［14］ Access to Medicine Index. Merck & Co., Inc（2016）［DB/OL］. https://

accesstomedicineindex.org/media/atmi/ATMIndex–2016–Report–Cards–Merck–Co.pdf

[15] Collin M. Immune checkpoint inhibitors：the battle of giants [J]. Pharm Pat Anal，2017，6（4）：135–137

[16] Kumar BR. Merck–Schering–Plough Corp Merger. In：Wealth Creation in the World's Largest Mergers and Acquisitions. Management for Professionals [M]. Springeronline，2019. https://doi.org/10.1007/978–3–030–02363–8_36

第十二章

华生制药：从仿制药到创新药转型的范式案例

艾尔建（Allergan plc）总部位于爱尔兰都柏林，2018 年拥有 1.69 万名员工，总销售额达 157.8 亿美元，是世界前 20 强制药巨头。艾尔建的前身为美国华生制药（Watson Pharma），一个由美籍华人赵宇天（Allen Chao）创办的制药公司，因为赶上了美国仿制药的春天而迅速发展壮大。从华生制药到阿特维斯，再到艾尔建，犹如变魔术一般，仅用了 30 年，公司就从一个小仿制药公司蜕变成了制药巨头，成为仿制药企业转型的范例。

一、在仿制药的春风中应运而生

华生制药成立于 1985 年，创始人是赵宇天和 David S. Hsia。赵宇天于 1944 年出生于上海，后来跟随父母去中国台湾生活，在台北医学院获得学士学位。1968 年，赵宇天赴美国，并于 1973 年获得了普渡大学的博士学位。毕业后，他在 G.D. Searle & Co 就职，成为一名研究员，通过 5 年的努力，他的职位上升到了部门主管。在随后的几年里，赵博士开始谋划自己的创业之路。赵博士的创业动机来自其父母的一句话，说他"永远也无法获得诺贝尔奖"——在那之前，赵博士的父亲希望他回中国台湾继承自己的公司，但发现儿子打算在美国创业之后，便卖掉了公司，与儿子一同定居美国。在父母的支持下，赵宇天在 1983 年离开了工作的公司，并找到另一位创始人 David S.Hsia，两人在 1985 年创办了 Watson 公司，也就是华生制药。

20 世纪六七十年代是创新药发展的一大黄金时期，在此期间，大量的重磅级创新药获得批准上市。而到了 20 世纪 80 年代，这些药物专利相继到期，巨大的商业价值让很多人都跃跃欲试，但由于当时美国要求仿制药也需要做完整临床试验的关系，人们能做的也只有"等风来"。然而，"风"很快就如愿地来了——美国在 1984 年通过了 Waxman-Hatch 法案，根据该法案，仿制药只需要提供简化新药申请（ANDA），通过生物等效性试验和文献数据来代替安全有效性试验，开发成本和周期大幅降低。与此同时，该法案还规定了"Bolar 例外条款"，允许仿制药厂家在原研专利期内开展研发、申报和生物等效性试验，鼓励仿制药厂家挑战原研的专利，对首仿药给予 180 天的市场独占期。因为 Waxman-Hatch 法案，美国仿制药的巨大潜力瞬间被释放，人们所期望的"春天"几乎在一夜之间就席卷了美国的大地。

心动不如行动，深知仿制药前景的赵宇天在 1985 年通过家族筹资数百万美元创建了华生制药，开始从事仿制药开发，同年年底，华生制药的第一个仿制药呋塞米就获得了 FDA 批准，而且该产品才上市一年就为公司带来了利润。尝到了甜头后，华生制药为了增加自己的仿制药产品数量，加大了仿制药开发的力度，1990 年的销售额就达到了 2340 万美元。随着事业逐渐做大，赵宇天开始考虑 IPO，希望通过公开融资来增强企业的竞争实力。1993 年华生制药开始筹划上市，当年的销售额已经达到 7100 多万美元，拥有 50 多个 ANDA 批文。

1994 年，华生制药的仿制药销售额进一步增加到 9000 万美元，但在美国与之规模大小相当的仿制药企业比比皆是，于是华生制药咬牙买下了与自己规模大小相当的竞争对手 Circa Pharma，这笔花费达 6 亿美元的收购，对那个时候的华生制药是非常困难的，毕竟其当时的总资产也不过才 2.6 亿美元。然而这一起"砸锅卖铁"的并购没有令赵宇天失望，华生制药在 1995 年销售额增加到 1.52 亿美元，持有 ANDA 文号总数超过 80 个。Circa Pharma 的收购让华生制药的实力得到很大的增强，从此华生制药成为全美屈指可数的仿制药企业。

二、从小仿制药公司到仿制药巨头

并购可以让一个企业迅速获得更多的 ANDA 批文，同时也是销售实力提升的最有效方式，甚至还能获得某些产品的垄断性优势。因此，纵观当今的仿制药巨头，基本都是靠持续不断地并购发家。然而在成立后的第一个十年，华生制药还不具备大规模并购的实力，且与同期的梯瓦、山德士等仿制药巨头，在实力上依然存在着巨大的差距。

1996～2001 年是华生制药销售额的高速增长期，年增长率超过了 30%，2000 年，华生制药因收购 Schein Pharma 而销售额首次达到 10 亿美元规模，持有的 ANDA 批文数也超过了 100 个。2002 年，华生制药销售额实现 12 亿美元，成为美国当时的五大仿制药企之一。然而就在 2000 年，美国的仿制药处方比例首次超过了 50%，仿制药的竞争压力也随之逐年加大。一方面，以诺华为代表的制药巨头开始大力布局仿制药，在短短几年间，收购了大量的仿制药企业；另一方面，以兰伯西、太阳为代表的印度药企开始大规模进军美国，以低成本的仿制药冲击着美国市场。在剧烈的竞争压力下，华生制药在 2001～2006 年间的销售额增速出现明显放缓。为了增加竞争力，2006 年，华生制药倾其所有收购了 Andrx Pharma，从此登上美国第三大仿制药企的宝座，但这也让其背上 12.3 亿美元的债务。

2007 年，赵宇天博士退休，Paul M. Bisaro 接任了他的岗位。Paul M. Bisaro 是前 Barr 公司的 CEO，是有名的天才资本家，他上任以后，华生制药的扩张范围从美国转向了全球，这对于华生制药而言是一大跨越。2009 年华生制药收购了 Arrow Group，让产品卖到全球 20 多个国家和地区，随后又收购了英国研发公司 Eden Biodesign，一步步走向了全球化。

随着公司的做大做强，华生制药的钱袋也开始鼓了起来，从而有能力策划更大的收购。2012 年，华生制药以 42.5 亿欧元收购瑞士仿制药巨头阿特维斯，通过并购阿特维斯，华生制药销售额从 46 亿美元增加到 59 亿美元，完成从美国第三大仿制药公司到全球第三大仿制药公司的跨越，其在欧洲的仿制药竞争力也得到极大增强。在收购阿特维斯之后，华生制药摒弃了旧名，使用阿特维斯作为全球新名，以获得更大的全球影响力。

三、阿特维斯收购艾尔建

阿特维斯是一家发源于冰岛的小仿制药厂，在商业天才 Robert Wessman 的精心运作下，这家公司在数年内就发展成为欧洲屈指可数的仿制药巨头。2012 年，华生制药以 42.5 亿欧元的价格兼并了阿特维斯，并沿用阿特维斯作为新公司的名称。在完成阿特维斯的兼并之后，新阿特维斯又相继兼并了爱尔兰专科药巨头 Warner Chilcott 和森林实验室，通过两次成功的兼并，新阿特维斯形成了以妇女保健、消化和中枢神经系统药物为特色的品牌药管线。

作为一家仿制药公司，新阿特维斯的研发实力与传统制药巨头依然存在巨大的差距，因此 Bisaro 选择布局竞争压力小、创新难度低、产品迭代慢的专科药是极为明智之举。为了扩大在专科药领域的竞争优势，新阿特维斯又"马不停蹄"地收购了艾尔建。艾尔建曾是史克必成合并之时剥离出的公司，经过近三十年的发展，已经成为一家有名的眼科、医美、皮肤和妇女保健巨头。当时与新阿特维斯一起竞购艾尔建的公司还有瓦伦特（Valeant），艾尔建的股价也在两家公司的争相追逐下而水涨船高，最终"艺高人胆大"的新阿特维斯以每股 219 美元的高价抱得美人归，这比预期的价格高了 85.1 美元。然而，此次收购中的高额溢价或许就是导致该公司在 2018～2019 年出现商誉减值 64 亿美元的主要原因。

这笔价值高达 705 亿美元的天价收购，对于总资产只有 530 亿美元的新阿特维斯而言，用常规的方式是几乎不可能完成的。尽管艾尔建同意以 60% 现金 +40% 股票的形式进行交易，但 400 多亿美元的现金对一个仿制药公司而言也是极为严峻的挑战。为了完成这笔交易，新阿特维斯通过发行和出让股权融资或第三方债务融资 89 亿美元、三年或五年期无抵押优先贷款 55 亿美元、发行无担保优先债券 220 亿美元，以及无担保优先过桥贷款 309 亿美元……

2015 年 3 月，新阿特维斯完成了对艾尔建的收购，并沿用艾尔建作为新公司的名称。因为这一次并购，该公司欠下高达 430 亿美元的债务。430 亿美元几乎是一个小型国家的 GDP，每年需要支付的利息都可达 10 亿美元，完全可以掏空一个公司的利润，甚至可将一个制药巨头完全压垮。但也因为这一次并购，新阿特维斯获得了艾尔建的眼科、医美、皮肤、妇女保健等产品管线，成为年销售额达 150 亿美元的专科药巨头，而艾尔建则获得了新阿特维斯全球化的供应链，渠道供应能力得到大幅加强。有分析师称，通过这一起交易，新艾尔建可节省 18 亿美元的运营支出，每年节省开支高达 4.75 亿美元，巨大的协同效应，让这次并购达到了"1+1>2"的效果。

尽管合并的效益是双重的，但总体是利大于弊，新艾尔建的股票也在交易完成后的几个月里大幅上涨，3 个月的累积收益超过了 30%。为了降低债务的压力，新艾尔建迅速进行了包装整合，在 2015 年下半年，将仿制药业务以 400 亿美元的价格卖给了 Teva。虽然出售仿制药业务并不能抹平该公司的全部债务，但实现了财务平衡。

四、从仿制药巨头到品牌药巨头

尽管收购阿特维斯让华生制药变成了全球第三大仿制药企，但与梯瓦和山德士依然存在较大的差距，同期的梯瓦和山德士仿制药销售额都已经达到 100 亿美元。与此同时，仿制药的钱已经没有 20 世纪 90 年代那么好赚了，仿制药利润下降是有目共睹的事实。从仿制药向品牌药的转型对于新阿特维斯而言，已是势在必行。

其实转型之路并非从此时才开始，早在 1993 年，也就是刚上市不久，拿到 1 亿美元融资的华生制药，就出手收购了一项名为"injection-molding technology"的栓剂载药技术，此项技术为华生制药的转型之路开启了历史的篇章。1996 年，在收购了 Circa Pharma 之后，赵宇天再次出手，买下了 Oclassen Pharma 的皮肤病药物，于是华生制药拥有了第一个品牌药品，向创新药转型之路迈出了实质性的一步。2000 年以后，华生制药的品牌药业务初具规模，销售额达 4.2 亿美元。2002 年，华生制药又成立了诊断器械部门，并上市了首个产品 PapSure，2003 年首个自研的 505（b）（2）产品 Oxytrol（奥昔布宁透皮贴）获批上市，华生制药的自主创新之路也迈出了实质性的一步。

然而在接下来的 10 年之中，仿制药的市场环境发生了天翻地覆的变化，华生制药似乎已无暇再顾及转型了。迫于财务的压力，公司又将重心挪回到应对仿制药的竞争上来。因此，在 2002～2012 年间，其品牌药的销售额并没有明显提高，销售额仅从 4.3 亿美元增加到 4.8 亿美元。然而在收购阿特维斯之后，新阿特维斯的销售额已达 59 亿美元，总资产也达 141 亿美元，转型之路又可以再次提上日程。

资本的雪球总是越滚越大，随着华生制药不断地收购，销售额也在不断地增加，市值也得到很大的提高，投资自然也就来了，投资一到位，又可以策划更大的收购。于是在 2013 年，新阿特维斯再度出手，以 87 亿美元收购 Warner Chilcott，获得了妇科、消化、泌尿方面的药物管线，总销售额从 59 亿美元瞬间增加到 87 亿美元，而品牌药销售额也随之增加到 11.3 亿美元。收购 Warner Chilcott 让华生制药的品牌药销售额占比从 8% 增加到 14%，然而 14% 的品牌药并不能让新阿特维斯脱掉仿制药企的"帽子"，于是在 2014 年，公司又以 250 亿美元并购了森林实验室，将总销售额从 87 亿美元提高到 131 亿美元的同时，品牌药销售额也从 11.3 亿美元增加到 46.3 亿美元，其销售额占比接近 40%，转型之路几乎完成了一半。

通过几次大规模的并购，尽管新阿特维斯的总债务增加了近 90 亿美元，但总资产却增加了 400 亿美元，2014 年底，新阿特维斯的总资产已经达到 530 亿美元，几乎已经接近安进、阿斯利康、礼来等创新制药巨头的同期水平，当年华生制药创始人的制药巨头梦几乎圆满了，这距离华生制药成立不过 30 年时间。但在巨大的成就面前，Paul M. Bisaro 并没有满足，他的梦想是建立更强大的制药帝国。于是在 2015 年初，新阿特维斯又以 705 亿美元的价格收购了专科药巨头艾尔建（Allergan Inc）。通过这一起并购，该公司的品牌药销售额提高到 130 亿美元，为了脱掉"仿制药"的帽子，将艾尔建（Allergan plc）作为新公司名称。

在兼并了艾尔建之后，该公司的总资产已达 1300 亿美元，几乎已经与默沙东、诺华等一线制药巨头规模相当。2015 年下半年，新艾尔建以 400 亿美元的价格将仿制药业务卖给了 Teva，成为一家纯粹的品牌药巨头。2016 年，新艾尔建又以 5 亿美元的价格将营销公司 Anda 卖给梯瓦，从此正式告别了仿制药，以全新的面貌迎接未来。在过去的 10 年里，艾尔建在做一系列"大买卖"同时，也没有忘却对小公司的并购。Paul M. Bisaro 曾频繁出手，收购了大量的小研发公司以获得其在研产品，从而形成了丰富而全面的研发管线，这或许就是辉瑞愿意出价 1600 亿美元去收购艾尔建的一大原因，而相比之下，传统制药巨头阿斯利康、辉瑞在二次议价的情况下也只愿出 1170 亿美元。

尽管新艾尔建经过一系列并购而完成华丽转型，品牌药销售额达到了 150 亿美元，但相比传统制药巨头而言，该公司依然只是"新手"，硬实力依然与传统制药巨头有明显差距。新艾尔建的产品线以专科药品（眼科、医美、皮肤、妇科、眼科）和改良型药品为主，重磅新分子实体相对欠缺，加之环孢素滴眼液的专利悬崖，营收在未来几年里将面临巨大压力。研发管线方面，尽管新艾尔建在成立之初，拥有让人眼红的研发管线，但这些项目大多是通过并购或授权而来，自身的创新药技术功底依然非常薄弱，之前备受关注的抗非酒精性脂肪肝（NASH）新药 cenicriviroc 在一项 2b 期临床试验中未达到主要终点，抗抑郁新药 rapastinel 在 3 期临床研发中折戟沉沙，加之商誉减值的原因，新艾尔建的股票持续飘绿，市值从 2015 年巅峰时期的 1300 亿美元一直跌到 400 多亿美元，最后以 635 亿美元的价格卖给了艾伯维。

五、小结与讨论

总体而言，新艾尔建是一家非常成功的企业。从华生制药到阿特维斯，再到新艾尔建，该公司不仅逐渐实现了仿制药向创新药的转型，还实现了总部向"避税圣地"爱尔兰的迁移，仅三十年时间，华生制药就完成了从小仿制药企业向国际制药巨头的蜕变，堪称药界奇迹。但从局部上而言，新艾尔建是失败的，因为从华生制药到新艾尔建，并购企业所花的钱早已超过 1000 亿美元，其中并购原艾尔建就高达 705 亿美元，最后 630 亿美元卖给艾伯维，似乎这生意有点"赔本"。然而造成这种结果，并不是模式的错误，而是充分说明了创新药行业的高风险性。

华生制药的发家轨迹告诉我们，一个仿制药企业想要成为制药巨头离不了并购，华生制药的发展史几乎就是一部并购史，如今艾尔建的"肚子里"已经装了 40 多家药企，但该公司的并购之路并没有停下。虽然另一家仿制药巨头梯瓦也采用了相似的发展轨迹，但结局完全不同，虽然两家公司都背负了巨额债务，但艾尔建的市值几乎是梯瓦的 3 ～ 4 倍，是什么导致了如此巨大的差异？一方面是战略的不同，艾尔建从一开始就想要摘掉"仿制药"的帽子，而梯瓦却一直在使用创新药赚的钱来养仿制药；另一方面，梯瓦并购只是一味地寻求扩大规模，在资源的筛选和整合方面，艾尔建更贴近时代的发展。因此，想要取得伟大的成功，单靠并购远远不够，还需要有符合时代发展的战略方向，以及巧妙的包装和融合。

艾尔建的发家轨迹也告诉我们，单纯的仿制药不可能撑起一个制药巨头，想要做大、做强必须转型。从华生制药到阿特维斯再到艾尔建，这一系列的蜕变过程完全可以写入教科书的典范，在这家公司的发家史背后，有很多东西值得我们去学习和借鉴。纵观艾尔建（华生制药）的发家历程，其从仿制药起家，一旦初具规模就开始考虑转型，然而事实证明，其第一次转型以失败而告终。原因也很明显，主要是行业的竞争压力和自身的财力限制。因此要实现转型，必须要有一个合适的前提基础。

对于我国的制药行业而言，经过未来 5 ~ 10 年的"大洗牌"，很多中小型企业可能都逃不过被收购的命运，未来是"沉"还是"浮"或许全凭我们今天的把握。在此以前，经过笔者的调研发现，其实我国药企的总研发投入并不低，甚至可以与日本药企相提并论，但是我国的企业多、规模小，研发资源过度分散，在这种高度分散的研发资源下，很多企业都在做同样的事情，不但造成资源的过度浪费，还成为我们创新乏力的主要原因。因此，在这共享经济的时代大背景之下，我国的研发资源亟待重组，只有强强合并，才能集中优势的资源进行创新，而只有创新，我们才有机会"活"下去。

强强合并不等于被收购，而是交叉持股，由单干模式变成合伙人模式。简单而言，你更需要一个合伙人，而不是一个竞争对手。因此在笔者看来，与其全心全意玩抢仿、抢一致性评价的进度，不如拿出一部分精力，去寻找一两家和自己规模相当的企业合并，通过集聚众人研发与销售的优势资源，才能有机会在未来的激烈竞争中脱颖而出。只有在竞争中占据优势地位，才有融资的机会，有了足够资本，并购和创新才能有所保障，有了这两项保障，转型和出海之路才有可能成为现实，发展道路才会进入良性循环。否则，激烈的仿制药竞争只会把我们拖入"价格战"的恶性循环，利润越做越低，最后逃不掉被收购的命运。

附：华生制药 / 艾尔建的发展历程

1985 年赵宇天和 David S. Hsia 创办华生制药

1993 年 Watson Pharma 申请 IPO，销售额 6760 万美元

1995 年 6 亿美元收购 Circa Pharma

1997 年在纽约纳斯达上市

1997 年 1.35 亿美元收购 Oclassen Pharma 的皮肤病品牌药

1997 年获得 G.D. Searle & Co 的妇科药代理权，开始涉足妇产科管线

1998 年 3 亿美元收购载药技术公司 TheraTech

2000 年 6.7 亿美元收购 Schein Pharma，销售额首次突破 10 亿美元

2006 年 19 亿美元收购 Andrx Pharma，成为美国第三大仿制药生产商

2009 年 17.5 亿美元收购 Arrow Group

2010 年 0.15 亿美元收购 Eden Biodesign

2011 年 5.6 亿美元收购 Specifar Pharma

2012 年 4 亿美元收购 Ascent Pharma

2012 年 56 亿美元收购 Actavis，称为全球第三大仿制药企业，采用 Actavis 作为全球新名称，营收近 60 亿美元

2013 年 3 亿美元收购 Uteron Pharma

2013 年 85 亿美元收购 Warner Chilcott，营收突破 85 亿美元

2014 年 250 亿美元收购森林实验室

2014 年 6.8 亿美元收购 Durata Therapeutics

2015 年 705 亿美元收购艾尔建，采用 Allergan 作为全球新名，销售额突破 150 亿美元

2015 年 3.1 亿美元收购 Auden Mckenzie holding，强化仿制药部门在英国的竞争力

2015 年 5.6 亿美元收购 Naurex Inc，获得其 CNS 药物的研发管线

2015 年 3 亿美元收购 AqueSys，获得眼科药物 XEN45

2015 年将仿制药部门卖给 Teva，获得 337 亿美元和 1 亿股 Teva 的股票

2016 年 0.9 亿美元收购 Anterios，获得新产品肉毒素 A 产品 ANT-1207

2016 年 0.85 亿美元收购 Topokine Therapeutics，获得 Ⅱb/Ⅲ 期皮肤病药物

XAF5

2016 年 17 亿美元收购 Tobira Therapeutics，获得其胃肠道药物研发管线

2016 年 6.4 亿美元收购 Vitae Pharma，获得 VTP-43742 等皮肤病研发管线

2016 年 0.5 亿美元收购 Akarna Therapeutics，获得 NASH 药物 AKN-083

2016 年 0.6 亿美元收购 RetroSense，获得眼科基因治疗药物 RST-001

2016 年 0.95 亿美元收购 ForSight，获得眼科药物 VISION5

2016 年 2 亿美元收购 Motus Therapeutics，获得消化系统药物 relamorelin

2016 年 1.25 亿美元收购 Chase Pharma，获得 AD 药物 CPC-201

2016 年将销售公司 Anda 卖给 Teva，获得 5 亿美元

2017 年 29 亿美元收购 LifeCell，强化美容领域的产品优势

2017 年 24 亿美元收购 Zeltiq Aesthetics，进一步强化美容领域的产品线

2017 年收购 Repros，强化健康生殖系统管线

参考文献

［1］Company histories. Watson Pharmaceuticals Inc［DB/OL］. http://www.company-histories.com/Watson-Pharmaceuticals-Inc-Company-History.html

［2］Pederson JP. International Directory of Company Historie, Vol. 56s［M］. Mississippi US：St. James Press, 2004

［3］Company histories. Allergan, Inc［DB/OL］. https://www.company-histories.com/Allergan-Inc-Company-History.html

［4］Pederson JP. International Directory of Company Histories，Vol. 30［M］. Mississippi US：St. James Press, 2000

［5］FDA 数据库［DB/OL］. https://www.fda.gov/

［6］Allergan（Watson/Actavis）annual report 2000-2018［DB/OL］. https://www.sec.gov/

［7］AbbVie. AbbVie Completes Transformative Acquisition of Allergan（2020）［EB/OL］. https://news.abbvie.com/news/press-releases/abbvie-completes-transformative-acquisition-allergan.htm

［8］Hirschler B，Berkrot B. Pfizer walks away from $118 billion AstraZeneca takeover fight（2014）Reuters［DB/OL］. https://www.reuters.com/article/us-astrazeneca-pfizer-idUSBREA3R0H520140526

［9］Humer C，Banerjee A. Pfizer，Allergan scrap $160 billion deal after U.S. tax rule change（2015）.Reuters［EB/OL］. https://www.reuters.com/article/us-allergan-m-a-pfizer-idUSKCN0X3188

［10］Kumar BR. Actavis-Allergan Merger Deal. In：Wealth Creation in the World's Largest Mergers and Acquisitions. Management for Professionals［M］. Springer online，2019. https://doi.org/10.1007/978-3-030-02363-8_19

第十三章
雅培 / 艾伯维：鼎盛时期分道扬镳而各得其所的制药巨头

雅培（Abbott Laboratories）总部位于芝加哥，通过 100 多年的厚积薄发，已在 2010 年成为了全球顶级医药巨头，然而就在最鼎盛的时期，又被拆分成了新雅培和艾伯维。从表面上看，雅培似乎在"背道而驰"，分出了最赚钱的创新药业务就等于整个公司被掏空，但事实上，分家以后两个公司都得到了非常好的发展，如今艾伯维已经成为全球前十大制药巨头，而新雅培也成为最具潜力的公司，自分家以来，股价翻了 3 倍……

一、早期的蓬勃发展

雅培公司的历史可以追溯到 1888 年，创始人是一位名为 Wallace Calvin Abbott 的芝加哥医生。在 19 世纪末期，人类的现代制药工业还没有成型，虽然当时人们已经可以使用到多个单一成分的药品，但基本都提取自天然药物，如吗啡、奎宁、士的宁和可待因等生物碱，因为还没有完善的现代化制剂工艺，市面上流通的药品主要是汤剂。汤剂因为运输不方便，药物的稳定性也受到影响，作为医生的 Abbott，对这种现状非常苦恼。后来比利时医生将这些生物碱药物做成了片剂，虽然质量同样不是很可靠，但 Abbott 博士看到了希望，于是他打算自己做药，创办了雅培药厂。

那个时候美国还没有《食品、药品和化妆品法》，因此药品上市前也不需要审批，产品基本都是药店或小作坊生产出来的，这对于那些有志者而言，可以"说干就干"，且能"立竿见影"——产品马上就能上市销售。1888年，年方30岁的Abbott已经是一名执业医师和药店的老板，他开创了一种名为"Dosimetric granules"小丸剂，不但患者服用更加方便，而且剂量更加准确，得到患者的普遍欢迎，在公司成立的当年，营收就达到了2000美元（约合当前的50万美元）。

19世纪90年代以后，Abbott开始广泛地向医生同行推广他的产品，因为广泛的临床需求和巨大的产品优势，Abbott的业务得到蓬勃发展。由于在那个时代，药品几乎都是直接面向医生销售，为了加速产品的推广和普及，Abbott还积极地拉医生参股，并在1900年组建了Abbott Alkaloidal Company（雅培生物碱公司），到1905年，这已经是一个年销售额达20万美元的大公司。随着企业规模的不断扩大，产品线也在不断地丰富，雅培在1910年的新产品数量竟高达700余种，分支机构也覆盖到纽约、旧金山、西雅图和多伦多，部分产品更是通过经销商卖到欧洲和印度。

20世纪初期，随着化工业的高速发展，很多提取药物陆续被化学合成出来，为了体现公司的转型，公司被改名为Abbott Laboratories，并一直沿用至今。一战爆发以后，雅培开始生产各种战争必需药物，比如抗疟疾药奎宁，伤口护理剂Chlorazene等等。这些产品因为其他公司也在生产，因此并不能体现雅培的重要性，能体现雅培公司重要性的药物是普鲁卡因和巴比妥。由于德国在一战中是美国的敌对国家，开战以后，德国药物被断供，长期依赖德国药物的美国人面临着严重缺药的境地，尤其是一些具有巨大临床需求的必需药物。在此期间，雅培公司因开发出普鲁卡因（procaine）和巴比妥（barbital）成功替代了德国生产的诺瓦卡因（novocaine）和Veneral，而在美国医药界获得很高的影响力。

1921年，Abbott博士去世，Alfred Stephen Burdick博士被任命为公司的掌门人。在Burdick的主导下，公司在北卡罗纳州的研发实验室投入了运营，陆续开发出多种新药，包括麻醉剂、镇静剂和维生素等。因为积极地研发和推广，雅培公司在20世纪20年代发展非常迅速，1929年，雅培公司登陆芝加哥证券交易所上市，公开发行2万股，每股32美元。1933年，

Clough, S.DeWitt 成为雅培的新一任 CEO。Clough 积极地改革创新，虽然遭遇经济危机，但公司依然保持着较高的活力。除此以外，Clough 还创办了公司内刊，对员工的舆论进行引导，公司士气得到很大的提振。

自 20 世纪 20 年代成功开发出 Butyn（丁卡因），雅培公司就与麻醉剂结下了不解之缘，时至今日，麻醉剂一直都是雅培的一大特色。在 Butyn 之后，雅培又推出了 Nembutal（戊巴比妥钠）和 Pentothal（硫喷妥钠），其中 Nembutal 成为雅培史上最长寿的药品，而 Pentothal 因为太畅销而其开发者在 50 年之后入选了美国名人堂。二战期间，以麻醉剂为特色的雅培，在战争中发挥了巨大的作用，与此同时，雅培还应美国政府的要求生产青霉素以满足军需，成为当时五大青霉素巨头之一。

二战以后，美国政府放开了对青霉素的管制，几乎所有能够量产青霉素的企业都发了一笔不小的财，1948 年，雅培已经是一家拥有 1500 多名员工的制药公司，生意做到了北美、欧洲和巴基斯坦等国家。然而由于青霉素没有专利，全球各地的制药企业在短短几年间，陆续地开始量产，青霉素不再是理想中的肥肉，因此二战以后，雅培公司也积极地从事新型抗生素的开发，其中 20 世纪 50 年代最具代表性的产品是 Erythrocin（硬脂酸红霉素）和 E.E.S.（琥乙红霉素）。

二、多元化的困局

20 世纪 50 年代，雅培的研究员在一次偶然的工作中发现一种具有甜味的物质——环己基氨基磺酸盐（甜蜜素），最初，这种产品只是向糖尿病患者推广，但 20 世纪 60 年代以后，随着美国人变得更加关注健康和饮食，这种物质的商业用途开始逐步扩大。甜蜜素的巨大潜力，为雅培的多元化发展提供了条件和机遇。

20 世纪 60 年代以后，雅培制药的特色是大输液和抗生素，因为新药研发领域多年无突破，制药业务的高速发展难以保持，为了降低业绩的压力，雅培开始考虑多元化。1964 年，雅培收购了营养品巨头 M&R Dietetics，获得了奶粉业务，其中包括著名的 Similac 系列配方奶粉。1967 年，Edward J.Ledder 被任命为公司 CEO，他是一个典型的多元化倡导者。他认为多元化可以让公司减少对药品业务的依赖，也让公司变得更灵活，各部门间更富有弹性，失败业务可以获得繁荣业务的补贴，相互促进以度过共同的危机。在上任后的几年里，雅培推出了一系列的消费品，包括 Pream 牌无脂奶精、Glad 牌橡胶手套、Faultless 牌高尔夫球和 Sucaryl 牌甜味剂等，为了确保消费品部门的有序发展，Ledder 还从 Revlon（露华浓）公司挖来了销售专家 Melvin Birnbaum 作为部门负责人。

虽然 Ledder 理想的"灵活性"逐渐地体现了出来，但新的问题也在逐渐暴露。由于消费品销售费用太高，盈利能力低下，多元化并没有理想中那么完美，甜蜜素是雅培唯一的爆款产品，其在 1969 年的销售额高达 5000 万美元，几乎占到雅培消费品业务营收的三分之一。然而"人红是非多"，甜蜜素因大范围使用，遭到 FDA 的调查。虽然 FDA 当时给出的证据受到人们的质疑，但是那些证据依然被定性为甜蜜素致癌。1970 年 8 月，FDA 禁止甜蜜素在美国市场销售。

在多元化没有尝到甜头的同时，雅培的医疗用品业务也受到激烈的竞争，公司的业绩在泥潭里挣扎，且让雅培雪上加霜的事情还不止这些，在甜蜜素禁售后的第二年，雅培的大输液因为受到细菌污染而被大量召回，销售额从1790 万美元降至 300 万美元，而且被判罚款 1000 万美元。这一系列的打击让雅培陷入了困境，股价逐渐下滑。

三、新任 CEO 执掌下的第二个春天

由于 20 世纪 70 年代初期发展的不顺，雅培的高层受到了普遍指责，但Robert Schoellhorn 却成为一枝独秀。Schoellhorn 作为医疗用品的副总裁，他成功预测了未来的发展趋势，在此基础上积极布局，雅培的医疗用品业务在1974 ～ 1979 年间增长了 139%。基于这些出色的表现，Schoellhorn 被提拔为公司的总裁和首席运营官，并在 1979 年登上了董事长和 CEO 的宝座。

因为多元化失利，20 世纪 70 年代后期的雅培开始将目光逐渐转移回制药，确立了以药品、营养品和诊断设备为核心的战略方向，主张加强研发、强调效率、严控成本、积极进行国际化扩张。药品方面，推出了 Depakene（丙戊酸）、Tranxene（二甲氯氮䓬）和 Abbokinase（尿激酶）三种新药。除此

以外，雅培还积极与其他公司合作，与当时正在出海的武田成立了合资公司 TAP Pharma，共同开发和销售药物。营养品方面，雅培利用多年的大输液经验积极地开发维生素疗法，开发了一系列的营养品治疗方案，以加速住院患者的康复，从而降低医疗费用。在 20 世纪 80 年代，多达 65% 的住院患者存在各种形式的营养不良，为雅培提供了巨大的市场空间。与此同时，婴儿食品和家庭护理品业务也在逐渐增长，在巨大的市场中取得了一席之地。诊断用品方面，雅培也取得相当不错的成绩，该公司开发的电子检测设备大大增强了手动检测的精度和便捷性，广受用户的欢迎。

Schoellhorn 成为 CEO 和董事长之后，进一步加强了研发的投入，并强调对外投资。1982 年，雅培推出了 7 种新药，这 7 种产品在短短的 3 年内，销售额就增加到公司营收的五分之一。1987 年，Hytrin（特拉唑嗪）获得 FDA 批准用于妊娠期高血压，随后 TAP Pharma 的头孢甲肟和亮丙瑞林也获批上市，制药业务的发展迎来了第二次春天。在 Schoellhorn 的主导下，雅培的海外业务也得到了快速发展，先后在 30 多个国家和地区建立起 75 家子公司或制造工厂。在发展制药的同时，Schoellhorn 并没有推倒 Ledder 的多元化战略，而是推出了 Murine 牌眼部护理品和 Selsun Blue 牌去屑洗发水以扩大消费品管线，并承诺让其他低迷的业务枯木逢春。诊断业务方面，在 Schoellhorn 的主导下，雅培成为血液分析仪的主导者，其产品被广泛用于对血液中各种物质的检测。1985 年，雅培推出了针对 HIV 和 HBV 的诊断测试设备，到 20 世纪 80 年代末，雅培的血液分析仪销售额超过了 10 亿美元，几乎占到医疗产品营收的一半。

Schoellhorn 是雅培历史上非常出色的一位领导人，同时也是一位非常具有争议性的领导人。在他的带领下，雅培 20 世纪 70 年代的颓势被彻底改变，销售额在 20 世纪 80 年代翻了 3 倍，利润翻了 2 倍，然而遗憾的是 Schoellhorn 在雅培并没有得到"善终"。因为独特的管理风格，领导层之间的斗争非常激烈，在 20 世纪 80 年代的 10 年中，James L. Vincent、Kirk Raab 和 Jack W. Schuler 等三位总裁离职，而 Schoellhorn 本人也在 1989 年 12 月被董事会驱逐下台，随后，原董事会副主席 Duane L. Burnham 接管了雅培的帅印。

四、站在巨人的肩膀上

20 世纪 80 年代的业绩发展为 20 世纪 90 年代的腾飞奠定了基础，但在 20 世纪 90 年代初期，雅培的制药业务除了丙戊酸钠，依然没有特别像样的产品，1990 年的全球药品销售额排名中，雅培排在 15 名以外，处方药销售额不足 20 亿美元。尽管如此，公司发展创新药的决心很坚定，从 20 世纪 80 年代开始，研发投入一直稳步增长，1990 年的研发投入达 5.7 亿美元，与默沙东、BMS 等当时的美国一线制药巨头相差无几。

随着研发投入的逐渐增大，雅培在 20 世纪 90 年代陆续收获了几个非常有潜力的产品：1991 年，新一代红霉素类抗生素 Biaxin（克拉霉素）获批上市，1994 年吸入麻醉剂七氟烷又获得 FDA 批准，1997 年抗病毒药 Norvir（利托那韦）成功推出，尤其是克拉霉素还成为一个"重磅炸弹"药物。除此以外，与武田联合开发的 Lupron（亮丙瑞林）和 Prevacid（兰索拉唑）持续走俏，每年销售额高达 20 亿美元。

虽然研发取得了不错的成绩，但是雅培在 20 世纪 90 年代的药品销售额并没有实现像 20 世纪 80 年代一样的高速增长，一方面是七八十年代推出的产品专利陆续到期，另一方面是研发不再像 80 年代那么高产，除此以外，武田在 1997 年宣布要在美国自建营销管线，不再续签下一个十年的产品代销合同，这将让雅培每年丧失高达 20 亿美元的销售额。增长乏力，股票低迷，雅培公司面临着被对手吞并的危险，求稳图存的发展道路已经明显走不通了。幸运的是，雅培在 20 世纪 90 年代中期，摆脱了保守派领导人的束缚，为了避免被吞并，Burnham 主动出击，开启了雅培的并购之路。1996 年，雅培以 8.67 亿美元的价格收购了糖尿病血液检测设备制造商 MediSense，打响了并购之路上的第一枪。1997 年，又花了 2 亿美元从赛诺菲美国子公司中买下了大输液产品线。

1999 年，Burnham 退休，诊断部门的高级副总裁 Miles D. White 接替了他的职位。White 是一位能够放开手脚做事情的人，在他的带领下，雅培之前"求稳图存"的发展模式彻底被改变。还在领导权的过渡期，White 就以 2.34 亿美元的价格收购了诊断设备制造商 Murex Technologies，进一步加强雅培的诊断部门。尽管 White 是放开手脚做事情的人，但也并非为图规模一味地兼并，他在兼并的同时也强调拆分，以实现资金平衡，业务稳步发展。通过几次医疗和诊断业务的并购，雅培的诊断和医疗用品的销售额在 1999 年达到52.5 亿美元，加之国际业务高速发展，总营收达到 132 亿美元，相比 1990 年的 62 亿美元翻了 2 倍多。相比之下，虽然收获了几个新产品，但是出于武田不再续签合同的原因，雅培在 20 世纪 90 年代的药品销售额并没有大幅上涨，1999 年总销售额仅为 24 亿美元。

为了加强制药业务，1999 年 6 月，雅培宣布以价值 73 亿美元股票为代价，向载药巨头 ALZA 发起收购邀约，但遗憾的是这笔交易因雅培的股票暴跌而告吹。收购 ALZA 失败之后，White 很快将目标转向了 BASF，最终在2000 年以 69 亿美元的价格拿下 BASF 的制药部门 Knoll，从这笔收购中，雅培获得了 Meridia（西布曲明）和 Synthroid（左甲状腺素钠）等畅销产品，将雅培药品销售额瞬间提高了 20 亿美元，与此同时，从这次交易中，雅培还获得一种名为 D2E7 的在研药物，这就是我们今天所知的神药阿达木单抗（商品名：修美乐）。除此之外，White 还在跨世纪的一年多时间里完成了多起小型并购，以 6 亿美元的价格收购了手术器械生产商 Perclose，以 2.2 亿美元的价格从 GSK 买断了 5 个麻醉药品的销售权。

在 BASF 的制药业务并入管线之后，雅培很快又将农产品业务出售给住友化学株式会社，成为纯粹的医疗保健公司。然而在 21 世纪初期，虽然有来自 BASF 的三大产品和抗艾滋病新药 Kaletra（Iopinavir/ritonavir）助力，但雅培的药品销售额一直不足营收的三分之一，2002 年仅为 42.3 亿美元，占总营收的 27.6%，然而这一现状很快就因阿达木单抗而发生改变。2002 年底，修美乐获得 FDA 批准，很快就发展成"重磅炸弹"药物，销售额在 2005 年就达到 14 亿美元。随着药品销售额渐显起色，雅培在 2006 年以 37 亿美元的价格收购了 Kos Pharma，换回 Niaspan（烟酸控释片）、Flutiform（氟替卡松 /福莫特罗）和 Advicor（烟酸 / 洛伐他汀）三大产品，2009 年，White 又以 66亿美元的价格收购了 Solvay（苏威），获得 Udiliv（熊去氧胆酸）、Duphaston（去氧孕酮）和 Creon（胰酶）等畅销产品，到 2010 年时，雅培的药品销售额已达 200 亿美元规模，首次登上了全球十大制药巨头的宝座。除了制药业务，诊断和医疗用品业务也在 White 的带领下遍地开花，通过持续不断的收购和剥离，雅培的业务活力逐渐爆发出来，盈利能力也在逐步增强。在 21 世纪的第一个十年间，雅培收购了二十多家相关的公司，两大部门在 2010 年的销售额近 70 亿美元，盈利达 15 亿美元。

五、雅培分家

White 掌权的第一个十年，雅培取得了巨大的成功，销售额翻了 2.6 倍，净利润翻了 4 倍，不但让雅培成为全球前十大制药巨头，还妥善解决了多起"医疗欺诈"和"营销纠纷"官司，获得了美国商界多项至高无上的荣誉。但是在 White 执掌公司的第一个十年间，雅培的研发投入并没有实质性提升，平均研发投入仅占销售额的 9.4%。没有耕耘，自然也就没有收获，在 21 世纪的第一个十年，雅培在自主创新药研发方面，几乎没有新产品成功补充到产品管线。并购方面，公司把目光都放在了产品线的打造上，并没有在研发管线的储备上多下功夫。由于研发力度不够，管线空虚，药品营收高度依赖于阿达木单抗，而该产品在 2016 年专利到期，因此，雅培风光的背后潜藏着巨大的隐忧。

雅培要剥离创新药业务的声音，早在 2011 年就传了出来，这种令人难以理解的想法最终还是在 2013 年成为了现实。通过一年多的股权调整和资产分离，2013 年初，创新药部门组建成一家全新的公司 Abbvie Inc（艾伯维）上市，原雅培的首席运营官 Richard Gonzalez 担任 CEO 和董事长。分家之后，雅培保留了营养品、医疗诊断用品和非专利药品的业务，2013 年销售额为 218.5 亿美元，净利润 21.8 亿美元，而艾伯维则带走几乎所有的专利药物，包括修美乐、Niaspan、Creon 和 Tricor 等畅销产品，2013 年销售额为 187.9 亿美元，净利润达 41.3 亿美元。

从数据的表面上看，在分家的过程中，雅培似乎已经被掏空，近十年来的努力都是在给别人作嫁衣裳，而且把最赚钱的业务剥离出去，无异于自断手足。虽然其他制药巨头也经常剥离业务部门，但基本剥离的都是盈利能力较低的多元化部门，雅培这种"离经叛道"的做法到底意欲何为？有分析师曾认为艾伯维的盈利能力虽然比较高，但营收高度依赖阿达木单抗，该产品专利悬崖日益迫近，但研发管线储备非常空虚，阿达木单抗在 2016 年专利到期之后，公司的利润将无以为继。除此以外，艾伯维背负着 157 亿美元的债务，持有资金只有 72 亿美元，如果按照 2012 年的现状，要到 2015 年才能实现财务的平衡。相反，新雅培虽然没有高度赚钱的制药业务，但债务只有 75 亿美元，持有的资金却达 50 亿美元，如果稳扎稳打，业绩上升的空间非常大。

说白了，剥离艾伯维，是雅培高层对高投入高风险的制药业务没有足够的信心，想通过拆分将部分债务转嫁到新的公司。但这种观点也有一定的片面性，当时雅培董事长 White 就进行了解释，拆分是为了让投资者更好地了解两个业务部门，以在差异化的投资中获益。事实上，在拆分之前，雅培的市盈率只有 7 左右，而拆分之后的一年里，新雅培的市盈率达到 21，而艾伯维则达到了 17，股东的获益是非常明显的。除此以外，阿达木单抗并没有分析师当时预测的那么"短命"，如今依然为艾伯维带来丰厚的回报。

事实上长期经营多元化业务的雅培早已经习惯了低风险，长生命周期的多元化生意，虽然利润比较低，但比较把稳。在拆分之后，新雅培卖掉了盈利较低的仿制药业务，收购了 CFR Pharma 和 Veropharm，重新构建了制药部门，2020 年药品销售额达 43 亿美元。诊断和医疗用品方面，雅培卖掉了眼科医疗业务，发动了大量的并购案，收购了 10 余家公司，在销售额增长的同时，盈利能力稳中有升，2020 年的销售额规模达到 215 亿美元。因为出色的业绩，自 2013 年以来，雅培的股票高速增长，2017 年底的市盈率一度高达 216，远高于艾伯维。

艾伯维因为有巨大的债务，运营上显得有些束手束脚，好在阿达木单抗没有分析师当年预测的那么"短命"，在 2020 年之前持续为公司带来大把的现金。在拆分之后，艾伯维迅速把研发投入提高到制药巨头的平均水平，与此同时，还积极对外投资，通过合作的形式弥补研发效率的不足。并购方面，Gonzalez 也没有松懈，刚完成拆分不久就对夏尔发起了高达 540 亿美元的收购邀约，但遗憾的是该交易因未获得政府批准而以失败告终，最终不得不支付 16.4 亿美元的分手费，这对当时的艾伯维而言，的确是雪上加霜。不过好在失之东隅收之桑榆，艾伯维与 Enanta 联合研发的抗丙肝鸡尾酒疗法 Viekira 于 2014 年成功上市，投资者对艾伯维的信心大幅增强，2014 年底，艾伯维的市盈率达到了 53。2015 年之后，艾伯维分别以 210 亿美元和 98 亿美元为代价，相继收购了 Pharmacyclic 和 Stemcentrx，换回"重磅炸弹"药物 ibrutinib 和在研新药 Rovalpituzumab tesirine。除此以外，艾伯维自研的白血病新药 Venclexta 获得 FDA 批准，抗肿瘤管线逐渐形成。

经过多年的努力，艾伯维的研发也逐渐有了起色，研发管线中积累了多个比较有潜力的产品，包括妇科新药 Elagolix，抗肿瘤新药 veliparib、depatuxizumab mafodotin、rovalpituzumab tesirine 和 elotuzumab，免疫和炎症新药 upadacitinib 和 risankizumab 等，在这些产品的助力之下，艾伯维销售额有望在未来五年之内继续高速上涨。由于巨大的发展潜力，艾伯维的股票自拆分以来实现高速上涨，2017 年底的市盈率也达到了 94。随着股票的上涨，艾伯维也不再束手束脚，最终在 2019 年以 630 亿美元的价格收购了艾尔建，销售额在 2020 年达到了 458 亿美元，强势登陆全球前五大制药巨头的榜单。

六、小结与讨论

企业大了，形形色色的人都有——有革新派，自然也会有保守派。从业务的发展上不难看出，二战以来，在雅培的管理层中，明显是保守派占据了上风。保守派治理公司往往"图稳"，为追求低风险高利润，他们会在生产和销售上做文章，积极提高效率，严格控制成本，力争将利润最大化。然而这种利润的提升是局部的，容易受到外部环境的干扰。20 世纪 80 年代以后，虽然 CEO Schoellhorn 的积极改革颇显成效，但在他的管理下，雅培高层动荡不断，3 位总裁离职，而他自己也被驱逐出董事会。20 世纪 90 年代以后，雅培虽然逐渐摆脱了保守派的束缚，开始大刀阔斧地开展并购交易，但在高风险的创新药研发上，公司自始至终都没有放开手脚。

在笔者看来，雅培 69 亿美元买到阿达木单抗是额外的运气，因为被收购之时，Knoll 的营收高达 21 亿美元，很明显雅培是冲着上市产品去的。然而，雅培制药业务的高速发展却是阿达木单抗带来的，在这运气之外，公司不愿意去冒太多风险。因此，雅培的拆分可能就是保守派和革新派博弈的一个结果，而拆分本身也是一次巨大的改革。保守派图稳，低风险、低投入、拼运营成本的营养品、非专利药品和医疗用品再适合他们不过；而相反，高风险、高投入，需要持续不断创新的品牌药业务，以求稳的模式发展肯定是行不通的。

除此以外，因为超适应证推广 Depakote 而被 FDA 判罚 15 亿美元，这更让保守派对创新药业务的未来感到怀疑，因此，让股东获利并不是拆分的全部原因。

虽然在 2012 年时，雅培的总销售额已经达到 399 亿美元，几乎就是一个"青春版"的强生，但从盈利能力而言，雅培并不如强生。为了让每个业务获得最专业的领导，或许拆分的确是一个不错的选择。通过拆分，两个公司的活力都得到巨大的释放，不论是保守派和革新派都得到了他们想要的发展模式，最终两个公司都实现了资产快速积累，市盈率高速上涨，股东直接获益，而且在艾伯维巨额并购艾尔建之后，又将再次成为前五强制药巨头。

雅培和艾伯维的事迹告诉我们，在无法面面俱到的情况下，拆分是最好的选择；在某些业务被另一些业务所拖累时，拆分也是最好的选择。

附：雅培 / 艾伯维主要并购交易一览

1996 年，收购诊断公司 MediSense，8.76 亿美元

1997 年，收购赛诺菲在美国的大输液产品线，2 亿美元

1999 年，收购葛兰素威康的麻醉品管线，价格未知

1999 年，收购医疗设备公司 Perclose，6.44 亿美元

2000 年，收购 BASF 的制药部门 Knoll AG，获得修美乐等系列产品，69 亿美元

2001 年，收购 Vysis Inc，3.55 亿美元

2001 年，收购 Millennium Pharma，2.5 亿美元

2001 年，收购 MedNova Ltd 的手术器械业务，价格未知

2002 年，收购医疗器械公司 Spinal Concepts，2.1 亿美元

2002 年，收购 JOMED N.V. 的部分业务，0.7 亿美元

2002 年，收购 Hokuriku Seiyaku，2.92 亿美元

2002 年，收购 Biocompatibles 的心血管设备业务，2.34 亿美元

2003 年，收购诊断公司 i-STAT，3.92 亿美元

2003 年，收购医疗器械公司 Integrated Vascular Systems，0.65 亿美元

2003 年，收购营养品公司 Zone Perfect Nutrition，1.6 亿美元

2004 年，收购医疗器械公司 Spine NextSA，0.6 亿美元

2004 年，收购诊断公司 TheraSense，12 亿美元

2006 年，收购 Kos Pharma，获得 Niaspan 等系列产品，37 亿美元

2006 年，收购 Guidant 的器械业务，60 亿美元

2009 年，收购软件开发商 STARLIMS Technologies，1.23 亿美元

2009 年，收购 Solvay Pharma，获得 Creon 等系列产品，66 亿美元

2009 年，收购医疗设备公司 Evalve，4.1 亿美元

2009 年，收购医疗器械公司 Visiogen，4 亿美元

2009 年，收购医疗设备公司 Medical Optics，28 亿美元

2010 年，收购 Piramal's Healthcare，获得仿制药业务，37.2 亿美元

2010 年，收购诊断公司 Murex，0.58 亿美元

2010 年，收购 Facet Biotech，获得 Elotuzumab，4.5 亿美元

2012 年，收购 Neuro Genetic Pharma，价格未知

2013 年，收购医疗设备公司 IDEV Tech，3.01 亿美元

2013 年，收购医疗设备公司 OptiMedica，4 亿美元

2014 年，艾伯维收购 ImmuVen，价格未知

2014 年，收购诊断设备公司 Topera，2.5 亿美元

2014 年，收购医疗设备供应商 Cardiac Therapeutics，价格未知

2014 年，收购 Veropharm，获得伤口护理业务，3.02 亿美元

2014 年，收购 CFR Pharma，获得系列药品管线，33.3 亿美元

2015 年，艾伯维收购 Pharmacyclic，获得 ibrutinib 销售权，210 亿美元

2015 年，收购 Tendyne，2.5 亿美元

2015 年，收购医疗设备公司 Cephea Valve Technologies，价格未知

2016 年，艾伯维收购 Stemcentrx，获得 Rovalpituzumab tesirine，98 亿美元

2016 年，收购 OTC 产品生产商 Glomed Pharma，价格未知

2016 年，收购医疗器械公司 St. Jude Medical，获得多个产品，25 亿美元

2016 年，收购医疗器械供应商 Kalila Medical，价格未知

2016 年，收购诊断设备供应商 Alere，获得一系列产品，53 亿美元

2019 年，艾伯维收购艾尔建，630 亿美元

2019 年，艾伯维收购 Mavupharma，价格未知

参考文献

［1］Abbott lab. Our heritage［EB/OL］. http://www.abbott.com/about–abbott/our–heritage.html

［2］Abbott lab. Newsroom［EB/OL］. http://www.abbott.com/corpnewsroom.html

［3］Abbvieinc Newscentre［EB/OL］. https://news.abbvie.com/

［4］Abbott lab Financial report 1994–2020［DB/OL］. https://www.sec.gov/

［5］Abbvieinc Financial report 2013–2020［DB/OL］. https://www.sec.gov/

［6］Company histories. Abbott lab［DB/OL］. http://www.company–histories.com/Abbott–Laboratories–Company–History.html

［7］Pederson JP. International Directory of Company Histories，Vol. 40［M］. Mississippi US：St. James Press，2001.

［8］Frost P. Chicago Tribune reporter（2012）［DB/OL］. http://www.chicagotribune.com/business/ct–xpm–2012–12–30–ct–biz–1230–bf–abbott–spin–20121230–story.html

［9］Silicon vallery historical association.Abbott［DB/OL］. https://www.siliconvalleyhistorical.org/abbott–history

［10］The United States department of justice，Abbott Labs to Pay $1.5 Billion to Resolve Criminal & Civil Investigations of Off–label Promotion of Depakote［EB/OL］. https://www.justice.gov/opa/pr/abbott–labs–pay–15–billion–resolve–criminal–civil–investigations–label–promotion–depakote

［11］Pandora Group. Strategic Report for Abbott Laboratories［DB/OL］. http://economics–files.pomona.edu/jlikens/SeniorSeminars/pandora/reports/abbott.pdf

［12］Griffin Consulting Onsulting Group. Abbott Laboratories Aboratories［DB/OL］. http://economics–files.pomona.edu/jlikens/SeniorSeminars/Likens2012/reports/Abbott.pdf

［13］Chicago business Robert Schoellhorn，whose colorful Abbott career exploded，dies at 88［N］. https://www.chicagobusiness.com/article/20170126/NEWS07/170129871/robert–schoellhorn–whose–colorful–abbott–career–

exploded–dies–at–88

［14］Bain B，Brazil M. Adalimumab［J］. Nat Rev Drug Discov，2003（2）：693–694

［15］AbbVie. AbbVie Completes Transformative Acquisition of Allergan（2020）［EB/OL］. https://news.abbvie.com/news/press–releases/abbvie–completes–transformative–acquisition–allergan.htm

［16］FDA 数据库［DB/OL］. https://www.fda.gov/

第十四章

吉利德：风险投资人开办药企的最成功先例

　　吉利德科学（Gilead Sciences）是一家以研发生产抗病毒药物而闻名的公司，吉利德于 1987 年在美国加州成立，2020 年总营收 247 亿美元，拥有约 1.36 万名员工，是一家极为高效的公司。尽管吉利德发展极快，但并不是一家生物技术公司。2015 年是吉利德最风光的一年，营收首次突破 320 亿美元，成功挤入了全球前十大制药巨头的榜单，但遗憾的是 HCV 治疗市场"昙花一现"，吉利德被榜上除名。尽管如此，吉利德仍是一家极为成功的企业，吉利德的成功源自对病毒感染治疗领域的高度专注，因为这种专注，开发出最多、最优的鸡尾酒治疗方案，而且在进度上遥遥领先于竞争对手。

一、黑暗中摸索

　　吉利德的创始人 Michael Riordan 是一位天才风险投资人，他不仅能一次又一次募集到风险投资以维持公司的前期运营，还成功让一个毫无收益的公司挂牌上市。Riordan 是约翰霍普金斯大学的医学博士和哈佛大学商学院的 MBA，拥有令人羡慕的学历背景。Riordan 毕业后就职于 Menlo Ventures 公司，仅仅一年，他就摸透了风险投资的运营套路，这为他以后成功创办吉利德打下了基础。

1987 年，年仅 29 岁的 Riordan 成立了吉利德（曾用名 Oligogen Inc）。吉利德一词的灵感源于中东古地名，该地盛产一种名为吉利德的乳膏，而该乳膏常被视为人类历史上第一个真正意义上的药品。Riordan 的人缘非常广，能够邀请到名人政客为自己助阵。在创办吉利德之初，他邀请了政治家（拉姆斯菲尔德）、诺贝尔奖得主、知名律师和经济学家加入董事会为吉利德造势，或许这是他能够成功募到风险投资的一大原因。在吉利德成立后第二年，Riordan 就成功募集到 200 万美元的风险投资，随后就把公司搬到了学术气氛浓郁的加利福尼亚福斯特城。

成立之初，吉利德选择研究抗病毒药是因为 Riordan 的兴趣爱好，而且他本人也曾是登革热的感染者。但由于财务的压力，最初的吉利德更像是一个 CRO，主要靠合同研究项目来获得收益。1989 年，吉利德在 Riordan 的巧妙运作下，再次获得 1000 万美元的风险投资。尽管多次成功获得了风险投资，但吉利德在最初的几年里始终没有收入。直到 1991 年 3 月，吉利德才首次入账 130 万美元的合作经费，而此时公司的净亏损已经高达 400 万美元。好在天无绝人之路，同年，吉利德从欧洲的一个大学实验室获得了一组核苷酸化合物的开发权，这让 Riordan 再次获得了 2000 万美元的投资。幸运的是这些药物一到吉利德手上，很快就展现出了诱人的商业潜力，于是吉利德在 1992 年申请上市，成功募集到资金 8625 万美元。随后不久，吉利德的第一个药物西多福韦（Vistide）向 FDA 提交了临床研究申请（IND）。

在吉利德成立之初的十年里，其财务状况都可以用"惨淡"一词来形容，尽管 1992 年成功上市，但 Riordan 依然拿不出产品向投资人交待。直到 1995 年，吉利德的收入依然只来自项目合作，为 GSK 支付的 490 万美元合同款。但是经过八年的艰苦"拓荒"，吉利德已经累积了 1.67 亿美元的资产，持有现金、货币等价物和短期投资达 1.56 亿美元。

二、黎明的曙光

1995 年 10 月，吉利德第一个新药西多福韦在美国申请上市，为了这一刻，吉利德已经辛苦耕耘了八年，为了这一个产品，吉利德已经烧掉了 9330 万美元，如果能获得 FDA 批准，吉利德有望每年获得 1.5 亿美元的收益，反之未来则将布满阴霾。1995 年 12 月，吉利德又向 EMA 提交了上市申请，因为不具备海外销售能力，随后便将美国以外市场销售权授予了法玛西亚普强。

根据吉利德的宣传，Vistide 相比当时的主流药物膦甲酸和更昔洛韦，有巨大的优势，Vistide 不需要手术插管给药，只需静脉注射即可，这不但能扩大 CMV（巨噬细胞病毒）视网膜炎的市场规模，还能迅速抢占到市场份额。随着西多福韦获批期限日益逼近，吉利德又以产品上市推广为由发起新一轮融资。在 1995 年成功融资 9420 万美元之后，1996 年 2 月，又公开发行股票 400 万股，获得 1.625 亿美元。

1996 年 6 月，Vistide 终于获得了 FDA 的批准，早已做好上市筹备的吉利德在收到批文后迅速向各大经销商发货。1996 年，吉利德的营收首次超过了 1000 万美元，达到 2494 万美元，其中 848 万美元由刚上市不久的 Vistide 贡献。除了 Vistide，吉利德另一笔收益是来自罗氏，为奥司他韦的特许授权费。罗氏获得了奥司他韦的全球开发权益后，于 1999 年获批上市，并成为了抗病毒领域的一大重磅炸弹。

三、日出东山

1996 年以后，吉利德的营收迎来转折点，但驱动因素并不是期待已久的新药 Vistide。虽然吉利德声称 Vistide 相比当时的疗法有质的飞越，但是该产品在吉利德 2002 年以后的年报中就销声匿迹了，而且所有年报中所报告的销售额几乎没有超过 1000 万美元。综合吉利德报告的数据来看，Vistide 研发所花掉的 9330 万美元成本是否收回都值得存疑。尽管如此，Vistide 对吉利德的意义重大，吉利德以 Vistide 的上市之名，募集到近 2.5 亿美元的融资，这为后期营收的高速发展奠定了基础。

1997 年，吉利德的营收首次超过了 4000 万美元，但仍有 2800 万美元的亏损。1999 年 3 月，吉利德对外宣布，以 5.5 亿美元的价格收购了年销售额 1.3 亿美元的 NeXstar Pharma。通过以小吃大，吉利德获得 AmBisome（两性霉素）和 DaunoXome（柔红霉素）两大脂质体产品，次年，吉利德的营收首次超过了 1 亿美元，达到 1.69 亿美元，而且营收的主要来源首次从合作经费变成了药品销售额，其中 AmBisome、Vistide 和 DaunoXome 分别贡献了 1.29

亿美元、594 万美元和 478 万美元。

　　为了全身心地投入抗病毒药物研发，吉利德将研究多年的反义治疗技术平台卖给了 Ionis Pharma，将肿瘤业务卖给了 OSI Pharma。2001 年，吉利德首个抗艾滋病药物替诺福韦酯获得了 FDA 的批准，而这个产品成为吉利德发展壮大的主要财源。2002 年吉利德宣布以 4.64 亿美元的代价收购 Triangle 制药，通过该项收购，吉利德的抗病毒管线得到极大的加强，2003 年该项 4.64 亿美元的收购初现回报——恩曲他滨获得了 FDA 的批准。

四、如日中天

　　如果说吉利德早期的成功源自创始人巧妙的资本运作，那么中期的成功可归结为精益求精的 combination tablet（固定剂量组合物疗法）。

　　随着抗艾滋病药物的逐渐丰富，华裔科学家何大一在 1996 年提出了鸡尾酒疗法——一个蛋白酶抑制剂联合两个核苷类逆转录酶抑制剂的三联疗法，以减少单一用药产生的抗药性，最大限度地抑制病毒的复制。鸡尾酒疗法的理念得到了广泛认同，组合疗法也很快发展成为艾滋病的主要治疗方式。由于鸡尾酒疗法涉及三个抗艾滋病药物，患者需要服用多个不同剂量的药片，而且这些药片的服用时间和服用方法各不相同，使用非常不便。为了解决这一问题，开发固定剂量组合物（复方制剂）成为艾滋病治疗的一大趋势。

　　虽然最早开发复方制剂的公司并不是吉利德，但吉利德却是首个推出每日一片鸡尾酒疗法的公司，因为抗 HIV 治疗需要长期用药，治疗方案的简洁性对市场推广极为重要。在获得两个新分子实体之后，吉利德的战略是主推每日一片的组合疗法，首个每日一片的二联疗法 Truvada（替诺福韦酯 / 恩曲他滨）在 2004 年问世，2006 年吉利德又推出首个每日一片的三联疗法 Atripla（恩曲他滨 / 依法韦伦 / 替诺福韦酯）。看到"组合拳"的威力后，吉利德先后又推出了 Complera（恩曲他滨 / 利匹韦林 / 替诺福韦酯）、Stribild（埃替格韦 / 可比司他 / 恩曲他滨 / 替诺福韦酯）、Genvoya（埃替格韦 / 可比司他 / 恩曲他滨 / 丙酚替诺福韦）、Odefsey（利匹韦林 / 恩曲他滨 / 丙酚替诺福韦）和 Descovy（恩曲他滨 / 丙酚替诺福韦），打得老对手 GSK 节节败退，2017 年吉利德的 HIV 药物总销售额首次超过 140 亿美元，而且随着 Biktarvy 的上市，吉利德在 HIV 治疗市场的优势正在进一步扩大。

在艾滋病鸡尾酒方案上，吉利德几乎做到了极致，不仅通过临床试验逐步优化了用药方案，而且还通过改良配方组成将不良反应降到最低、使用也最便捷。虽然大量的临床试验消耗了巨额的研发投入，但这些优化的成果被吉利德用专利的形式牢牢控制，虽然吉利德手握的抗艾滋病病毒新分子实体药物的数量不及 GSK，但吉利德通过合作或授权的方式，开发出比 GSK 更多、更优良的鸡尾酒方案。

除了艾滋病，吉利德也是丙肝市场的引领者。2011 年 11 月，吉利德以112 亿美元买下 Pharmasset，获得索磷布韦。2013 年 12 月，随着索磷布韦的获批，丙肝治疗市场迅速被引爆。相比当时的 HCV 疗法，索磷布韦首次摆脱了干扰素的限制，将治愈率从 50% 提高到 80%，治疗周期也缩短了一半。2014 年索磷布韦让吉利德入账 103 亿美元。借鉴多年 HIV 的市场经验，吉利德在 HCV 市场也打起了组合拳，以索磷布韦为基础，吉利德相继推出了Harvoni、Epclusa 和 Vosevi，将丙肝的治愈率全面提高到 90% 以上，尽管竞争对手也在不断更新他们的产品，但吉利德在丙肝治疗领域保持有绝对的统治地位。

从 1996 年营收发生转机，到 2015 年销售额达到 330 亿美元，吉利德的营收在 20 年间翻了 1000 倍，堪称传奇中的传奇。2017 年，也就是吉利德成立的第三十个年头，吉利德总资产达到 702.8 亿美元，手中持有的现金和现金等价物达到 366.9 亿美元，成为世界上"最有钱"的制药企业之一。

五、危机再现

因为索磷布韦，丙肝治疗实现了全口服给药，也因为索磷布韦，丙肝实现了 90% 以上的治愈。索磷布韦的巨大临床优势，很快引爆了丙肝治疗市场，2015 年，全球抗丙肝病毒药物总销售额达 240 亿美元，吉利德凭借复方索磷布韦的巨大优势，几乎一家独霸市场，丙肝业务的销售额超过了 190 亿美元。然而在 2015 年之后，默沙东、艾伯维、百时美施贵宝等企业，也相继推出了改良版的丙肝鸡尾酒，尽管吉利德的产品也在不断升级，但领先优势正在逐渐减少。

为了抢占有限的丙肝市场，默沙东、艾伯维、百时美施贵宝等企业先后下调了销售价格，这使得丙肝市场出现逐步萎缩的态势。随着有迫切治疗需求的患者逐渐被治愈，市场规模的萎缩速度进一步加快，到 2018 年时，全球丙肝治疗市场已经不足 78 亿美元，仅剩下 2015 年的三分之一不到，而且还有进一步萎缩的态势。2020 年，吉利德丙肝业务销售额仅 20.64 亿美元，昔日的现金牛最终变成了"拖油瓶"。若不是瑞德西韦"意外"带来的 28 亿美元销售额，吉利德的总销售额可能出现"三连跌"。

为了缓解营收压力，吉利德也是想尽各种办法，一是积极走出美欧日，让产品在尽量多的"新兴市场"上市销售；二是积极升级艾滋病鸡尾酒，稳住 HIV 治疗市场的领先优势；三是积极布局肿瘤，快速打造抗癌药管线。地域扩张方面，尽管吉利德做了很多努力，但依然阻止不了丙肝业务的下滑趋势；在艾滋病鸡尾酒疗法方面，强生、GSK 等竞争对手均推出了新一代鸡尾酒疗法，吉利德面临着前所未有的压力，另外，因为仿制药的介入，全球抗HIV 治疗市场增速已经放缓，吉利德想依赖 HIV 进一步大幅提高销售额的愿望几近破灭；肿瘤与免疫方面，吉利德充分利用丙肝赚回的钱，开足马力扩张，花了近 400 亿美元，换回了包括 PI3K 抑制剂、CAR-T（嵌合抗原 T 细胞免疫疗法）和 ADC（单抗药物偶联物）在内的抗肿瘤管线，2020 年销售额近 7 亿美元，另外还有多个新药处于临床研究中。

除了 HCV 和 HIV 抗病毒管线的巨大压力，吉利德的替诺福韦酯、雷诺嗪、安倍生坦等产品也面临着专利悬崖的危机，为了阻止销售额的进一步下滑，在未来的几年里，吉利德势必发动多起并购。

六、一花一世界

吉利德成功的一大根源在于专注，因为专注所以擅长，而擅长可以让吉利德的研发效率和销售效率最大化，让运营成本降到最低。在吉利德成立之初，Riordan 的核心定位就是抗病毒治疗，为了做好抗病毒药物，Riordan 忍痛割爱卖掉了其他治疗领域的业务。20 世纪 80 年代以来，随着艾滋病的日益流行，给吉利德的快速发展提供了绝佳的机会，然而机会并不是吉利德成功的决定因素，很多制药巨头如默沙东、艾伯维、BMS、GSK 和强生都有抗病毒药物管线，但"小公司"吉利德能够在巨头的夹缝中脱颖而出，这足以反映出吉利德的硬实力。

在 10 年前的 HIV 治疗领域，GSK 拥有绝对的话语权，但在短短 10 年里，GSK 就被吉利德打得节节败退。尽管 GSK 手里有很多抗艾滋病药物，但 GSK 在过去的 20 年里只上市了 5 个组合疗法。吉利德虽然是后起之秀，但吉利德运作模式非常灵活，在短短的 10 来年间就推出了 8 个组合疗法，而且这 8 个组合疗法中的 7 个新分子实体，大部分都是从其他地方"借来"的（替诺福韦酯是由欧洲大学授权而来，恩曲他滨则由收购 Triangle 获得，利匹韦林由杨森授权而得，依法韦伦从 BMS 授权而得，而艾维雷韦则由 Japanese Tabacco 授权而来），因为吉利德巧妙地利用他人资源，所以省去很多研发经费，通过制成鸡尾酒，从疗效上击败了竞争对手。

因为抗 HIV 治疗需要长期用药，吉利德是最早注重给药方案简洁性的公司，为了实现含艾维雷韦鸡尾酒的每日一片给药，吉利德还特意研发了肝药酶抑制剂可比司他。相反，GSK 前期的鸡尾酒产品 Combivir（齐多夫定 / 拉米夫定）和 Trizivir（齐多夫定 / 拉米夫定 / 阿巴卡韦）都需要每日两次给药，竞争上完全不占优势。尽管 Triumeq 和 Juluca 都可以实现每日一片给药，但是节奏上明显落后吉利德一拍。

因为长期的专注，模式灵活，吉利德渐渐地统治了艾滋病治疗市场，在 2017 年全球 250 亿美元的 HIV 市场中，吉利德的市场占有率达到了 56%，随着 Biktarvy 大卖，吉利德的 HIV 市场占有率还会有一定的提高。

七、爱"赌"才会赢

如果说"Riordan 巧妙的资本运作""长期专注抗病毒治疗"和"精益求精的固定剂量组合物"是吉利德成功的前三大原因，那么第四个原因就是爱"赌"敢"拼"，灵活多变的运营模式。

吉利德的第一次豪赌是收购 NeXstar。那时候吉利德的营收只有 4000 万美元，基本没有利润，但敢开出 5.5 亿美元的筹码收购 NeXstar，完全摆出了一种不倾家荡产不罢休的姿态去豪赌。然而结果证明吉利德开到一副好牌，让吉利德从一家"CRO"蜕变为真正的"药厂"。吉利德的第二次豪赌是收购

Triangle，为了这一笔收购，吉利德要花光前三年的全部营收。但幸运女神还是降临到吉利德，最终获得了恩曲他滨，而恩曲他滨是吉利德以后十年的财源之一。吉利德的第三豪赌在于收购 Pharmasset。按照当时业内的评价是吉利德用自己 1/3 的企业价值，去追求一个有临床试验失败风险的公司，而且还是一个只有 82 名员工、净亏损达 9120 万美元的公司，这是一种非常疯狂的行为。但是疯狂最后变成了狂欢，吉利德获得了数百亿美元的回报。

通过三次成功的豪赌，吉利德积攒了丰厚的实力，最终成为抗病毒治疗市场的引领者。然而在这三次豪赌之后，爱"赌"的吉利德并没有停下，为了缓解营收的压力，吉利德在最近几年又发起了两次豪赌，一次是 119 亿美元收购 Kite Pharma，另一次是 210 亿美元收购 Immunomedics。Kite 是一家专注 CAR-T 疗法研究的公司，尽管 Kite 的财务状况与当年的 Pharmasset 高度相似，但 Kite 为吉利德带来的营收却与 Pharmasset 无法同日而语，尽管时至今日，吉利德已经有两大 CAR-T 获批上市，但总销售额仍未突破 6 亿美元，这次豪赌是赔是赚还不得而知。在 Kite 之后，吉利德又收购了 Immunomedics。该公司是 ADC 的引领者，Sacituzumab govitecan 是吉利德最直接的收获。或许对现在的吉利德，收购 Kite 和 Immunomedics 已经不能算是豪赌，其毕竟在抗病毒药上积攒了数百亿美元的现金，而且在营收下滑的压力下，吉利德必须出手阔绰。

总而言之，吉利德是一家极为成功的企业，其很多案例都值得行业同仁深入研究和学习。与此同时，吉利德是风险投资人开办药企的最成功先例，Riordan 巧妙的资本运作方式可为初创型公司提供参考。

附：吉利德的并购事件一览

1999 年，5.5 亿美元收购 NeXstar Pharma，获得两性霉素 B 脂质体

2003 年，4.6 亿美元收购 Triangle Pharma，获得恩曲他滨

2006 年，3.7 亿美金收购 Corus Pharma，这是一家专注呼吸道疾病的公司

2006 年，1.3 亿美金收购 Raylo Chemicals，解决原料供应问题

2006 年，25 亿美金收购 Myogen，获得安倍生坦

2009 年，14 亿美金收购 CV Therapeutics，获得雷诺嗪和瑞加德松

2010 年，1.2 亿美金收购 CGI Pharma，获得小分子激酶药物

2010 年，2.25 亿美金收购 Arresto Biosciences，获得 Simtuzumab

2011 年，3.75 亿美金收购 Calistoga Pharma，获得 Idelalisib

2011 年，112 亿美金收购 Pharmasset，获得索磷布韦

2013 年，5.1 亿美金收购 YM Biosciences，获得 Momelotinib

2015 年，4.7 亿美金收购 Phenex Pharma，获得 NASH 药物

2015 年，6500 万美元收购 Epi Therapeutics，获得其抗肿瘤药物管线

2015 年，4.25 亿美金收购 Galapagos NV 15% 股权，获得治疗类风湿关节炎的药物 Filgotinib

2016 年，4 亿美金收购 Nimbus Apollo，获得 NASH 药物 NDI-010976

2017 年，119 亿美金收购 Kite Pharma，获得 CAR-T 管线，布局肿瘤细胞免疫治疗

2020 年，210 亿美元收购 Immunomedics 获得 Sacituzumab govitecan 等 ADC 管线

2020 年，49 亿美元收购 Forty Seven，获得 Magrolimab 等肿瘤免疫治疗管线

参考文献

［1］Gilead. Annual report 2000-2020［DB/OL］. https://www.sec.gov/

［2］FDA 数据库［DB/OL］. https://www.fda.gov/

［3］Company-histories. Gilead Sciences，Inc［DB/OL］. http://www.company-histories.com/Gilead-Sciences-Inc-Company-History.html

［4］Pederson JP. International Directory of Company Histories，Vol. 54［M］. Mississippi US：St. James Press，2003.

［5］Middlebrooks JT. A Half-Century of Nuclear Medicine［J］. J Nucl Med Technol，2020，48（Suppl 1）：40S-42S

［6］Maeda K，Das D，Kobayakawa T，et al. Discovery and Development of Anti-HIV Therapeutic Agents：Progress Towards Improved HIV Medication［J］. Curr Top Med Chem，2019，19（18）：1621-1649

［7］Prabhu S，Harwell JI，Kumarasamy N. Advanced HIV：diagnosis，treatment， and prevention［J］. Lancet HIV, 2019, 6（8）: e540–e551

［8］Alonso Alumni. Gilead Sciences: Innovation for growth（2015）. Harvard business school［EB/OL］. https://digital.hbs.edu/platform−rctom/submission/gilead−sciences−innovation−for−growth/

［9］Gentile I, Maraolo AE, Buonomo AR, et al. The discovery of sofosbuvir: A revolution for therapy of chronic hepatitis C［J］. Expert Opinion on Drug Discovery, 2015, 10（12）: 1–15

［10］NIH. CAR T Cells: Engineering Patients' Immune Cells to Treat Their Cancers （2019）［EB/OL］. https://www.cancer.gov/about−cancer/treatment/research/car−t−cells

［11］Capaldini L. Medications in the treatment of HIV: associated conditions［J］. Clin Podiatr Med Surg, 1998, 15（2）: 241–248

第十五章
安进：Biotech 成长历程的典型和缩影

　　安进成立于 1980 年，总部位于美国加州，2020 年总营收为 254 亿美元，拥有员工约 2.4 万名，是全球最大的生物制药公司之一。然而时至今日，安进仍把自己定位为一家生物技术公司（Biotech）——利用生物制药方面的先进经验，解决未满足的临床需求。安进以成功研发了一红（促红细胞生成素）一白（粒细胞集落刺激因子）而闻名于世，在此基础上，安进近年来深耕骨质疏松和肿瘤两大市场，在溶瘤病毒和双特异性抗体方面，具有领先的优势。安进是众多 Biotech 成长历程的典型和缩影，对行业具有很大的启示意义。

一、Biotech 的艰难发家路

　　1980 年，创始人 Bill Bowes 在 Cetus 公司遭遇了职场失意，随后找到加州大学的科学家 Winston Salser 一起创办了 Applied Molecular Genetics，这就是后来的 Amgen（安进）公司。Salser 聘请了一些知名科学家和美国科学院院士作为专家顾问，并依靠科学家的影响力，两人成功募集到 1900 万美元的风险投资。公司选址于加州 Thousand Oaks，这里地靠加州大学洛杉矶分校和加州理工学院，是一个学术氛围非常浓厚的地方，可以第一时间感知到科学前沿的变化。公司成立后，首任董事长兼 CEO 由雅培原诊断部门的研发副总 George B. Rathmann 出任。

　　1981 年，华人科学家林福坤加入了公司，成为安进的首批科学家之一。

林福坤加入的时候，安进既没有办公室也没有像样的实验室，但简陋的条件阻挡不了科学家的热情。在选题时，芝加哥大学科学家 Eugene Goldwasser 于1976 年从尿液中分离得到的一种物质引起了他的兴趣，即促红细胞生成素（EPO）。在当时，重组人体激素或细胞因子是当时 Biotech 非常热门的研究领域，但 EPO 不同于生长抑素、生长激素、胰岛素和干扰素，其分子结构尚不完全明确，要实现 EPO 的基因重组，面临着更大的技术挑战。尽管如此，公司和林福坤都坚信这个物质将有巨大的商业潜力，于是从 EPO 的基因序列筛选开始，试图实现 EPO 的基因重组。

受到基因泰克上市的影响，生物技术公司成为股市争相追捧的宠儿。1982 年，安进也申请了 IPO，次年，安进成功发行了价值约 4000 万美元的股票。然而 4000 万美元很快就被烧光，但开发项目依然没有眉目，为此，这家185 人的公司不得不做好破产的心理准备。在这种"破产"的阴霾笼罩下，林福坤也收到了项目终止通知书，但不服输的林福坤打动了公司的高层，项目最终得以 2 个月的延期。1983 年底，林福坤从 150 万个基因片段中不可思议地分离出 EPO 基因序列。

确认了基因序列，EPO 项目就有了突破性进展，但这个时候安进已经没有钱了。为了项目的继续推进，安进只能拿着 EPO 到处融资，幸运的是没过多久就遇上了在美国四处寻找发展机遇而屡次受挫的日本麒麟发酵，麒麟同意以 1∶1 的持股方式与安进成立联合投资公司 Kirin-Amgen Joint Venture，向安进注入资金 4450 万美元，前提是以日本和亚洲地区的 EPO 独家销售权作为交换。

1985 年，安进的 EPO 首次进入临床试验，但 4450 万美元再一次很快被烧光。令安进感到雪上加霜的是 1984 年以后，Biotech 的行业股票持续走低，在公开融资无望而私募融资又受挫的条件下，安进不得已使用一个未成熟的想法去游说强生，希望获得强生的帮助。尽管科学家认为 EPO 有潜力用于癌症化疗引起的贫血、艾滋病引起的贫血等适应证，但当时的安进已无力去验证，其首要目标是拿下肾病综合征引起的贫血。经过强生的医学专家的反复论证后，同意向安进注入 1000 万美元，交换条件是肾病综合征型贫血以外适应证的美国市场销售权和欧洲市场独家销售权。

为了顾全大局，安进不得已舍车保帅。在获得强生的 1000 万美元过渡资金后，EPO 的临床试验得以继续，同时安进的股票也开始回涨，每股价格从年初的 5 美元涨到年底的 13.5 美元。1986 年，安进首次实现微薄的盈利，而此时，安进已经有多个产品开始了人体试验，包括乙肝疫苗、三种细胞因子和两种干扰素。

成立之初的六年是安进发家历程中最黑暗的一段，这一段发家故事，足以映射出人间百态。在这六年里，安进几乎两次面临倒闭，在紧要关头，为了 1000 万美元而被迫向强生委曲求全，然而这"弃车保帅"换来的 1000 万美元却为安进带来一系列的麻烦，差一点让安进再次倒闭。

——不经历风雨，怎么会见彩虹，经过了"山穷水复疑无路"的苦闷，就会有"柳暗花明又一村"的舒畅。安进 EPO 的巨大潜力在临床试验中很快展示了出来，在三期临床试验中，尽管是双盲研究，但医生仅通过区分脸色就能判断患者属于 EPO 治疗组还是安慰剂组。进入 1986 年以后，安进的股票进一步上涨，价格超过了 20 美元，随后安进相继进行了第二轮、第三轮公开融资。1987 年 10 月，安进获得了 EPO 的专利，并向 FDA 提交了上市申请。

二、风雨之后，初现彩虹

1989 年，安进迎来了首个产品，其辛苦耕耘多年的 EPO（Epogen）终于在 1989 年 6 月获得了 FDA 的批准，该产品在上市当年就为安进带来了 260 万美元的销售额。尽管这一桶金不算多，但 EPO 的潜力大大超出了投资人的意料，1990 年，Epogen 销售额突破 1 亿美元，达 1.4 亿美元。1991 年，安进的第二个产品也获得了 FDA 的批准，这就是我们所知的粒细胞集落刺激因子（G-CSF）非格司亭（Neupogen）。Neupogen 上市后第一年就让安进创收 2 亿多美元。在两大产品的助力之下，安进的销售额在 1992 年达到了 10.5 亿美元，成为首个年销售额超过 10 亿美元的生物科技公司。同年，安进放弃了曾用名 Applied Molecular Genetics，直接改名为"Amgen"。

1994 年，FDA 批准 Neupogen 用于骨髓移植，适应证的拓宽加快了销售额的增长，同年底，安进收购了 Synergen 公司，获得了其研发管线，然而这家公司后来对安进的营收并未做出大的贡献。20 世纪 90 年代后期，安进在红（EPO）白（G-CSF）两驾马车的驱动下销售额飞速上涨，到 1999 年时，安进的总营收已达 34 亿美元，净利润达 11 亿美元。2000 年，安进成功进入世界 500 强企业，在制药公司里，排名第 21 位。

2001 年，安进改良版的 EPO（Aranesp）获得 FDA 批准，这是一个带有两个含烃链唾液酸的 EPO，相比普通 EPO 半衰期延长了 2 倍。因为是全新的分子，所以 Aranesp 不受 1985 年与强生所签订的协议限制，可以与强生的产品正面竞争，而且 EPO 的生命周期也得到有效延长。Aranesp 获批之后，销售额高速上涨，2003 年销售额首次突破 10 亿美元，2006 年超过 40 亿美元。2002 年，改良版 G-CSF（Neulasta）也获得了 FDA 的批准，这是一个 PEG 修饰的非格司亭，注射间隔达到 14 天以上。Neulasta 获批以后，销售额同样高速上涨，2003 年的销售额就突破 10 亿美元，2007 年超过 30 亿美元。

2002 年，安进"趁热打铁"，发起了当时生物制药史上的第一大并购，以 160 亿美元的价格收购了 Immunex，将依那西普收入囊中。依那西普是一种重组 TNFα 受体融合蛋白，于 1998 年获得 FDA 批准，适应证为类风湿关节炎、斑块银屑病、银屑病关节炎、强直性脊柱炎、幼年特发性关节炎。依那西普也是一个极畅销的产品，安进接手后的第二年，销售额就达到了 13 亿美元，此后的十年里，依那西普一直都是安进的第一大摇钱树。

因为有依那西普、培非司亭和达依泊汀等几大产品的助力，2002 ～ 2006 年是安进销售额增长最快的 5 年，营收从 55 亿美元涨到 143 亿美元，复合增长率高达 27%。2006 年之后，安进的销售额增长开始放缓，但在此期间，romiplostim 获得了 FDA 的批准。2010 年以来，地诺单抗、卡非佐米和 blinatumomab 等产品相继获得 FDA 批准，销售额又再次进入快速上升通道。2017 年，安进的营收达 229 亿美元，其中 7 个产品销售额超过 10 亿美元，总资产达 800 亿美元，成功挤入全球制药企业前十强，而此时的安进，成立仅 37 年时间。

三、成功路上的憋屈

（一）合同官司

1976 年，芝加哥大学科学家从尿液中分离得到 EPO，而安进是最早进入 EPO 开发的公司。起初，安进对 EPO 的定位是透析辅助治疗（肾病综合征型贫血），但是 20 世纪 80 年代中期，全球透析治疗市场只有 3.5 亿美元，而美国的肾透析患者不足 20 万人。尽管知道 EPO 有潜力用于化疗癌症、类风湿关节炎和艾滋病引起的贫血，但安进心里并没有十足的把握，而且以当时安进的财力，要把肾病综合征（CKD）型贫血适应证开发上市都是一种奢望。1985 年，陷入财务危机的安进，无奈之下找到强生，希望用 CKD 型贫血以外的用途为代价换取强生的投资。经过专家的评估，强生同意以 1000 万美元的代价与安进展开合作，条件是 EPO 在美国的非透析引起的贫血用途权益和欧洲地区独家销售权益。

在合作达成之后的数个月里，安进的股票开始大幅上涨，财务危机解除的安进开始有些后悔，但也只能是哑巴吃黄连。在拿到协议后，强生根据协议内容开展了癌症化疗引起贫血和齐多夫定引起的贫血的临床试验研究，但是产品还没有获批，官司就来了。按照协议，强生的子公司 Ortho Pharma 可以非透析引起的贫血用途生产销售 EPO，但因为是同一药品，Ortho Pharma 在推广 Procrit 时会对安进的 Epogen 产生额外增量。以此为由，Ortho Pharma 将安进告上法院，希望安进的 EPO 推迟上市，以防止安进把美国市场独占了。1989 年 3 月，法院判决安进和强生必须提交联合申请，以交叉授权的形式将产品推向市场。同年 6 月，安进的 Epogen 获批用于肾病型贫血，1993 年，强生的 Procrit 获批用于癌症化疗引起贫血和齐多夫定引起的贫血治疗。尽管商品名和适应证不同，但 Epogen 和 Procrit 被授予了同一个批准文号，强生的 Procrit 通过补充申请的方式获得 FDA 批准。

然而安进与强生的官司并非就此结束，1991 年，Ortho Pharma 以安进在此前的 19 个月里违反 1985 年签订的协议销售 Epogen 为名，把安进告上法院，安进被判赔偿 1.64 亿美元。对于当时的安进而言，这笔天价的索赔相当于全部家当，当时安进为此不得不做好上诉失败就破产的心理准备。好在这个案子在次年发生了反转，安进以强生未履行该合同规定而反诉强生要求赔偿 9000 万美元。根据当时的合同，安进授权强生公司开发乙肝疫苗和白细胞介素 -2，但强生并未按合同规定支付授权费。

尽管这一系列的官司让强生没占到大便宜，但小便宜却没少占，另外，强生的 Procrit 市场表现比安进的 Epogen 好，这也让安进感到很憋屈。而且强生并没有就此满足，1998 年，安进与强生之间的战斗再次打响，法院判决安进因长期违反合同销售 Epogen 而需要向强生子公司 Ortho Pharma 支付 2 亿美元，同时采纳安进溢价销售的计算方法，要求 Ortho Pharma 赔偿安进在长期争议中造成的损失 1 亿美元。

经过多年的思索，安进想到通过产品换代的方法来解决与强生的争端及抢回被强生占据的市场。1998 年，升级版长效 EPO 阿法达依泊汀（Aranesp）问世，因为是全新的分子，法院将新版 EPO 的所有权利都判决给了安进，长达十年的争端算是告一段落。Aranesp 在 2001 年上市，因为临床优势明显，安进很快从强生的 Procrit 手中夺取了大量的市场份额。除此之外，随着 EPO 专利的到期，Procrit 的销售开始逐渐下滑，通过 Aranesp，安进赢得了最终的胜利。

尽管安进笑到了最后，但强生也占了很大便宜，以超低的代价就换回 497 亿美元的销售收入（截至 2017 年），而最早开发 EPO 的安进，Epogen 带来的销售收入却只有 472 亿美元（截至 2017 年），而且期间差点因纠纷而倒闭，这 1000 万美元的代价实在太大。也有人认为如果安进再挺几个月，可能就能熬过难关，但这终究是假设，没有强生的 1000 万美元，可能也就没有今天的 EPO，没有今天的安进。归根结底，这件事情的根源在于权益分配不清。

（二）专利官司

在安进研究 EPO 之时，另一个由哈佛大学科学家成立的公司 Genetics Institute（GI）也在开发 EPO。与安进的 EPO 相比，GI 的生产工艺是完全不同的，安进是首次分离出 EPO 基因的公司，其生产方式是通过基因重组的方式生产 EPO，而 GI 则使用尿液为材料提取纯化。1987 年 7 月，GI 公司的专利获得授权，这比安进的重组 EPO 专利早了 3 个月。GI 将他们的专利授权给了日本中外制药，而该公司想通过普强公司在美国上市。

1988 年 2 月，GI 将安进告上法院，裁决结果是安进生产的 EPO 侵犯了 GI 的专利，对于希望阻止 GI 产品进入美国市场的安进而言，这样的判决结果自然是无法接受的，于是就提起了上诉。由于工艺不同，法院二审判决安进和 GI 均拥有专利权，但这对双方而言，都没有达到独家销售的诉求。随后，安进向国际贸易委员会（ITC）提出申请，希望阻止日本中外制药的 EPO 进口美国，但该请求在 1989 年 1 月遭到了 ITC 法官的拒绝。

1990 年美国众议院通过了《孤儿药法》的修正案，过分垄断的药品、病例数超过规定的药品将被取消孤儿药资格，但 EPO 因 GI 和安进科学家的激烈游说而得以幸免。同年，联邦政府裁决安进和 GI 相互侵犯了对方的专利权，希望两家公司通过交叉授权的方式解决争端。然而 GI 并没有就此罢休，要求法院冻结安进 EPO 的销售收入并停止 EPO 的生产销售。最终法院裁定两家公司互相侵犯专利，允许日本中外制药使用安进的基因编码，在日本生产 EPO 后进口美国销售。1990 年 3 月，一名联邦法官下令安进和 GI 交换专利交叉授权许可证，受此影响，GI 的产品也将纳入孤儿药范畴。

面对这一裁决，安进自然不甘心，于是上诉到最高法院，这一次，法院的裁决发生了反转，1991 年 12 月，法院认为 GI 没有证据证明其如何从人尿中制备纯化 EPO 而判决 GI 的专利无效，肯定了安进 EPO 的三项专利。在美国失利后，GI 将重心放在欧洲和日本，后来中外制药也逐渐实现了 EPO 的基因重组，并与罗氏结盟，为安进 EPO 的国际市场带来不少的麻烦。

尽管安进在官司战中获得了胜利，但惊心动魄官司战耗费了安进大量的精力，而这一切都是起初安进"贪婪"的决策导致的。尽管安进是最早开发出 EPO 的公司，但安进并不想第一时间申请专利，而是想尽量拖延专利申请时间以延长产品上市后的专利保护期，导致 GI 的专利提前获得了授权，才引起了这一系列的专利战。除了 EPO，G–CSF 的专利申请也采取了相类似的策略，不过幸运的是 G-CSF 没有同一起跑线上的竞争对手。

四、艰难地守业

俗话说创业容易，守业难，要想把前人的事业发扬光大更难。事实证明，大多 Biotech 在做到一定规模之后，研发效率都会大不如前。一方面是随着企业规模的变大，小"Biotech"的那种灵活性和高效性会逐渐消失，另一方面是随着治疗水准的提高，研发一个生物创新药不再像 20 世纪八九十年代重组一个生理激素那么简单。自安进 2002 年收购 Immunex 成为全球最大的 Biotech 以来的 16 年间，安进成功自主研发了地诺单抗、romiplostim、evolocumab 和 erenumab 四大产品，但在此期间，安进的累积研发投入已经超过 520 亿美元，虽然这些钱可能并非完全花在这几大产品上，但这个研发效率似乎已经不如从前。

尽管四大产品的年最高销售额都将超过 10 亿美元，但似乎并不足以抵消依那西普和"一红一白"两大产品专利悬崖所带来的销售额损失，为了延续销售额的持续增长，安进只能"绞尽脑汁"扩充产品线。为了继续保持骨质疏松/高钙血症领域的领先优势，安进收购了 KAI Pharma，获得了依特卡肽，与 NPS 和 UCB 达成合作，共同开发西那卡塞和 romosozumab；为了搭建全新的抗肿瘤管线，安进收购了 Abgenix、BioVex、Onyx 和 Micromet 等企业，分别将 panitumumab、溶瘤病毒 T-Vec、卡非佐米和 blinatumomab 等纳入了产品线，除此以外，安进还在积极布局 CAR-T……除了创新药，安进还积极布局 biosimilar，时至今日，安进的阿达木单抗、贝伐单抗和曲妥珠单抗均已成气候，未来 biosimilar 有望每年为安进贡献数亿甚至十几亿美元的销售收入。

尽管研发和并购都下了血本，但近几年以来，安进推出的产品缺少足够的亮点，为了支撑销售额的持续高速上涨，安进在 2019 年收购了新基的阿普斯特，巩固其在免疫与炎症领域的领先地位，2020 年，安进再次出手，以 28 亿美元的价格拿到百济神州 20.5% 的股权，与百济神州深度合作研发抗肿瘤新药。尽管如此，安进在未来的几年里或许还会发动大规模并购，毕竟该公司在 2020 年底持有的现金和一般等价物超过了 100 亿美元。

五、小结与启示

在短短的 40 年里，安进挤掉了无数传统制药巨头，甩开了与之起名的三大基因生物公司，成为世界第一大生物制药企业。总结安进成功的原因，可能有以下几点：

第一大原因是赶上"天时"。在 20 世纪 80 年代是生物制药的萌芽时代，生物科技公司都是股市的宠儿，融资相对容易。而且当时 Biotech 都流行重组细胞因子和生理激素，这些产品都是内源性物质，安全性和有效性比较直观，部分产品甚至氨基酸序列都是已知的，研发难度远低于当今的生物创新药。

第二大原因是选择了"地利"，安进公司刚成立时选址于加利福尼亚，那是美国学术氛围最为浓厚的地方，有利于将最前沿的科学进步转化为商业价值。

第三大原因是"人和"，创始人拉知名科学家入股，通过他们的名气来融资，这种模式屡试不爽，至今很多初创型 Biotech 依然还在使用。

第四大原因是不轻言放弃。林福坤的坚持挽救了安进，安进的坚持成就了安进。1983 年的安进濒临破产，而收到项目终止通知的林福坤坚持要求延期 2 个月，林福坤夜以继日工作的精神折服了当时的公司领导层，然而就在后来的 2 个月里，研发出这个为后世创造了 1059 亿美元的 EPO。尽管如此，这离产品的上市，还有艰难的 6 年时间，在这 6 年时间里，到处筹钱，看尽了人间百态，但是安进"舍车保帅"熬了过来。

第五大原因在于重视产品升级。产品升级可以甩开同质竞争对手，延长产品的生命周期，以较小的代价获得全新的产品。安进对 EPO 和 G-CSF 升级后，用药需求得以巨大释放，而且摆脱了强生的商业纠纷，两个产品为安进带来 900 亿美元的销售额，为安进营收的高速发展作出巨大的贡献。

附：安进的并购事件一览

1994 年，2.39 亿美元收购 Synergen Inc，获得治疗类风湿关节炎的药物 Antril

2000 年，1.7 亿美元收购 Kinetix Pharma，这是一家开发小分子蛋白激酶的公司

2002 年，160 亿美元收购 Immunex Corporation，获得依那西普及其他细胞因子产品

2004 年，13 亿美元收购 Tularik Inc，布局基因治疗，获得包含 Batabulin 在内的研发管线

2006 年，22 亿美元收购 Abgenix Inc，布局单抗，获得产品 panitumumab

2006 年，3.8 亿美元收购 Avidia Inc，获得在研 IL-6 抑制剂

2007 年，3 亿美元收购 Alantos Pharma，获得 DPP-4 抑制剂 ALS20426

2007 年，4.2 亿美元收购 Ilypsa Inc，获得 Bixalomer

2007 年，2.7 亿美元收购 Alantos Pharma holding

2011 年，10 亿美元收购 BioVex Group Inc，获得溶瘤病毒 T-Vec

2011 年，4.5 亿美元收购 Laboratório Químico Farma，这是一家巴西药企

2012 年，11.6 亿美元收购 Micromet Inc，获得 Blincyto

2012 年，7 亿美元收购 Mustafa Nevzatİlaç，这是一家土耳其制药公司

2012 年，3.15 亿美元收购 KAI Pharma，获得 Etelcalcetide

2012 年，4.15 亿美元收购 deCODE genetics，这是一家专注基因分析的公司

2013 年，104 亿美元收购 Onyx Pharma，获得 Kyprolis 在内的肿瘤药管线

2013 年，65 万美元剥离 NextCODE genetics

2015 年，15.5 亿美元收购 Dezima Pharma，获得降脂药 TA-8995

2015 年，1050 万美元收购 Catherex，这是一家专注 CAR-T 的公司

2017 年，7.8 亿美元买断 Kirin-Amgen Joint Venture

2019 年，134 亿美元从新基收购了阿普斯特的全球销售权

2020 年，28 亿美元收购百济神州 20.5% 的股权

参考文献

［1］Amgen. Amgen History［EB/OL］. http://www.amgenhistory.com/ ～ /media/ amgen/full/www-amgenhistory-com/pdfs/amgen_timeline_february-2016.ashx

［2］Company-histories. Amgen, In［DB/OL］. http://www.company-histories.com/ Amgen-Inc-Company-History.html

［3］Pederson JP. International Directory of Company Histories，Vol. 30［M］. Mississippi US：St. James Press，2000.

［4］FDA 数据库［DB/OL］. https://www.fda.gov/

［5］Amgen. Annual report 2000-2020［DB/OL］. https://www.sec.gov/

［6］Bunn HF. Erythropoietin［J］. Cold Spring Harb Perspect Med，2013，3（3）: 306-307

［7］Kalantar-Zadeh K. History of Erythropoiesis-Stimulating Agents，the Development of Biosimilars，and the Future of Anemia Treatment in Nephrology ［J］. Am J Nephrol，2017，45（3）: 235-247

［8］Hayat A，Haria D，Salifu MO. Erythropoietin stimulating agents in the management of anemia of chronic kidney disease［J］. Patient Prefer Adherence,

2008（2）: 195–200

［9］ Molineux G. The design and development of pegfilgrastim（PEG–rmetHuG–CSF,
Neulasta）［J］. Curr Pharm Des, 2004, 10（11）: 1235–1244

［10］ FürstI. Amgen's NESP victory cuts out Johnson & Johnson［J］. Nat
Biotechnol, 1999（17）: 124. https://doi.org/10.1038/6117

［11］ Dale DC. The discovery, development and clinical applications of granulocyte
colony–stimulating factor［J］. Transactions of the American Clinical and
Climatological Association, 1998（109）: 27–36

［12］ U.S. District Court for the District of Delaware. Ortho Pharmaceutical Corp. v.
Amgen, Inc., 709 F. Supp. 504（D. Del. 1989）［EB/OL］. https://law.justia.
com/cases/federal/district–courts/FSupp/709/504/1586670/

［13］ US District Court for the District of Massachusetts. Amgen, Inc. v. Genetics
Institute, Inc., 877 F. Supp. 45（D. Mass. 1995）［EB/OL］. https://law.justia.
com/cases/federal/district–courts/FSupp/877/45/1396743/

第十六章

强生：保健、药品、器械面面俱到的成功典范

强生总部位于美国新泽西州，是全球最大的医药巨头，旗下拥有 200 多家子公司，2020 年总销售额 826 亿美元，员工总数达 13.5 万名。强生是最为成功的医药巨头之一，在大众消费品、医疗用品（器械及诊断）和药品三大领域都建立起了龙头地位。在漫长的发家历程中，强生形成了鲜明的公司文化和独特的管理模式，让看似"一盘散沙"的大集团得以高效运行，让大众消费品、医疗用品和药品都得到专业的管理。

一、巧借他人灵感起家

强生的发家历程可追溯到 1886 年，创始人 Robert Wood Johnson 虽然是一位药学家，但面对那个"神药"满天飞的时代，他并没有选择制药。由于那时还没有抗生素，感染是手术患者死亡的主要原因。科学家 Joseph Lister 发现手术室的浮游菌是感染的主要缘由，于是提出了喷洒碳酸的消毒法。然而事实证明 Lister 的方法并不靠谱，一则操作不方便，二则效果不理想，所以防止手术过程中的细菌感染依然是一个巨大难题。受到这一启示，Robert Johnson 把目光抛向了即用型外科敷料，如绷带、纱布、脱脂棉等，并拉着他的两位兄弟 James Wood Johnson 和 Edward Mead Johnson，雇佣了 14 名员工，

在新泽西州的一家老壁纸工厂开始生产敷料，首个产品在 1886 年开始上市销售。

Johnson & Johnson（强生）公司在 1887 年正式组建，第一个产品是一种改良版的石膏，这是一种含药物粘黏剂，不久之后，强生又推出了一种柔软而且吸水的棉纱敷料，因为方便实用，强生的敷料迅速成为畅销品而享誉美国。1891 年，强生成立了一个细菌研究实验室，在该实验室的助力下，强生成功达到了无菌产品的公认要求。随后强生围绕着手术、急救、牙科，开发出一系列的产品，业务得到非常迅速的发展，还在 1893 年推出了著名的婴儿爽身粉，首次向消费品领域迈进。

除了生产和供应无菌手术用品，强生还是一个无菌手术的倡导者，1888 年，强生科学家提出了现代化的伤口消毒方法，后来被医学界延续使用多年。1988 年，著名的医学家 Fred B.Kilmer 加入了强生，为强生的学术宣传起到至关重要的作用。20 世纪后，强生面向军队推出了一系列产品，业务也因此随之扩大，James Johnson 接任公司的董事长以后，强生开始了多元化和国际化的进程，为了保障公司日益增长的纺料需求，强生在 1916 年收购了 Chicopee，1919 年和 1924 年，分别在加拿大和英国成立子公司，逐渐地把产品销到美国以外的地区。20 世纪 20 年代以后，强生进一步多元化，1921 年推出了 Band-Aid 牌创可贴和婴儿爽身粉，1927 年又推出 Modess 牌卫生巾，逐渐形成了广泛的消费品管线。

二、强生二世与强生模式

Robert Johnson 的儿子 Robert Johnson Ⅱ（强生二世）是一位非常有创见 "富二代"，他在十几岁就加入了公司，25 岁时就成为副总裁，在 39 岁时（1932 年）就继任了董事长。在别人眼中，强生二世是一个充满活力、不知疲倦、富有责任感的人，因为在二战中担任 War Production Board（战时生产委员会）副主席而获得了 "准将" 军衔，因此也常被称作 "将军"。强生二世的管理理念是权力下放，让各部门和子公司拥有充分的自主运营权，在他的主导之下，强生的手术包扎用品和卫生服生产部门被整合成 Surgikos Modess，卫生巾生产部门被整合成 Personal Products Company，计生用品部门被整合成

Ortho Pharma，而伤口缝合产品相关的业务则被整合成 Ethicon Inc.。

在企业管理上，强生主张提高最低工资，改善工厂条件，强调企业对社会的责任，呼吁管理层尊重员工，制定规划，提高工人的技能，以更好地为工业现代化做好准备。1943 年，强生二世写下了著名的强生信条，强调了公司在四个社会领域的责任：第一，关注我们的客户，世界上所有的医生、护士和父母们；第二，关注自己的员工，并尊重他们的尊严和价值；第三，关注我们的社会，时刻提醒自己为社会做出贡献，维护我们所共有的财产；第四，关注股东的利益，给股东以合理的回报。后来该信条成为强生发展的核心价值观，成为强生一切战略规划的出发点。

确定了公司的核心价值后，强生于 1944 年在纽交所上市，从家族企业变成了社会公司。20 世纪 50 年代以后，强生渐渐把制药纳入发展战略，于 1959 年收购了 McNeil Lab，获得了一种名为泰诺（Tylenol，扑热息痛）的药品，完成收购一年后，McNeil 推出了 OTC 版的泰诺，因为这是首款不含阿司匹林的镇痛药配方，非常受患者青睐，加上强生在消费品市场的强大销售推广能力，给当时的 OTC 巨头百时美公司制造了很大的麻烦。同在 1959 年，强生还收购了瑞士的 Cilag-Chemie，并在随后不久就推出了抗精神病药物 Haldol（氟哌啶醇）。1961 年，强生又吃下了比利时制药巨头 Janssen（杨森）。

强生二世是强生企业文化和管理模式的奠基者，在他掌舵强生的 31 年间，强生的销售额从 1100 万美元增加到 7 亿美元，逐渐形成了以医疗用品、大众消费品和药品为核心的三大板块业务。因此，强生二世是强生模式的开拓者，而这种强生模式经过后来数位 CEO 的发扬光大才成就了今天的"巨无霸"强生。在强生二世之后，Philip Hofmann 和 Richard Sellars 相继成为强生的董事会主席，Hofmann 是强生二世战略的追随者，在他的主导之下，强生公司的国内和海外子公司得以蓬勃发展。Sellars 是 Hofmann 的门生，仅掌管了 3 年的帅印，1976 年，营销专家 James Burke 成为强生的第六位掌门人。

三、伟大的销售专家

20 世纪 60 年代以后，美国医疗护理品的批文数量大幅增加，医疗用品业务的竞争压力与年俱增。为了抵消业务减缓的损失，强生加大了大众消费品业务的布局，1966 年，强生从保洁公司的销售部门挖来了 James Burke，并任命他为国内运营总裁。在 Burke 的主导下，强生不断地从保洁公司吸纳顶级营销人员，通过几次非常成功的推广活动，将 Carefree 和 Stayfree 卫生巾推向了市场。值得一提的是，Burke 突破了业内对女性卫生用品广告低调而谨慎的作风，将 Carefree 和 Stayfree 的宣传广告开创性地放到了电视荧幕上，成功击败了当时的行业霸主 Kimberly-Clark（金佰利）。为了增加卫生巾的市场占有率，强生还在 1973 年收购了德国卫生巾制造厂 Dr.Carl Hahn G.m.b.H.，获得 o.b. 牌卫生巾，到 1978 年，强生卫生巾在美国市场的占有率超过了一半。

Burke 的另一大成功是成就了泰诺。20 世纪 60 年代初，强生推出泰诺的 OTC 版本，迅速抢占了百时美公司的很大一部分镇痛药市场份额，而且该产品一直被当作高价产品销售。为了应对泰诺的巨大竞争压力，百时美在 1975 年也推出了不含阿司匹林的镇痛药 Datril（扑热息痛），而且价格比泰诺低。为了应对百时美公司挑战，Burke 说服了 Sellars 让泰诺大幅降价，并将该产品引入大众营销领域，最终强生不仅击败了百时美的 Datril，还成功扳倒了镇痛领域的另一领头羊——American Home Products（惠氏）公司的 Anacin（阿司匹林＋咖啡因）。

因为出色的销售表现，Burke 在 1976 年被任命为 CEO 和董事长。在 Burke 以前，强生的各部门业务间一直保持高度平衡，尤其是大众消费品和医疗用品之间，没有一个产品能够占到公司总销售额的 5%，但是在 Burke 掌舵之后，大众消费品业务迅速扩大，而泰诺则成为强生产品线里销售额遥遥领先的"领头羊"，1981 年的销售额达到了 7000 万美元。

四、泰诺事件

然而人红是非多，1982 年 9 月，芝加哥发生了臭名昭著的"泰诺事件"，不法分子将泰诺的包装篡改后加入了氰化物，至少造成了 7 名服药者死亡。泰诺事件是强生的噩梦，如何妥善处理泰诺事件不但是对 Burke 的一大考验，也是对强生信条的一大考验。事件发生之后，强生立即从市面上召回了 3100 万瓶泰诺，通知医院和经销商全面停止销售该产品，停止了所有的促销广告，在各媒体上发布通告，通知患者用片剂替代胶囊，或者给予退款，与媒体紧密合作，直接回答记者的问题，让公众第一时间内了解事件的进展。

泰诺事件对强生造成的直接损失超过 1 亿美元，虽然强生积极应对危机，但是一周内股票仍然下跌了 18%。后来 FDA 调查发现，这种篡改包装发生在营销层面上，与生产没有关系，但是分析师依然认为该事件为强生带来的品牌价值折损高达 12.4 亿美元，有的人更是认为泰诺将永远退出美国市场。在短短的 3 个月内，泰诺的市场份额从 37% 下降到 7%。为了挽救品牌和弥补损失，Burke 想出了一个妙招，以"向消费者报销他们在篡改事件中可能丢弃的泰诺胶囊带来的损失"为名义，在各地报纸上印发价值 2.5 美元的泰诺抵用券，鼓励消费者购买新的泰诺。与此同时，为了增强公众对其产品的信心，强生不但积极响应 FDA 的号召，第一时间内推出了防篡改包装的泰诺，而且使用了三层防护，这比 FDA 推荐的多出两层。通过一系列的营销策略，泰诺在短短几个月内，销量就恢复了正常，而且超过 90% 的患者愿意继续使用泰诺。

受到泰诺事件的牵连，美国整个 OTC 行业遭受到致命打击，百时美和 American Home Products 的竞争产品的销量也在大幅下滑。Burke 临危不乱的处置，不但保住了泰诺的品牌价值，而且捍卫了强生的价值观信条。最终，泰诺在涅槃后重生，销售额从 1981 年的 7000 万美元增加至 1989 年的 5 亿美元。而且自此以后，强生不再销售泰诺胶囊，而百时美却没有充分汲取教训，最终 1986 年，西雅图发生了第二次篡改包装案，使得百时美公司的 OTC 业务再次遭到致命的打击。因为成功地处置了泰诺事件，Burke 于 1990 年成功入选美国商业名人堂。20 世纪 90 年代以后，强生利用泰诺的品牌知名度开发出一系列的产品，如 Tylenol Cold、Tylenol P.M. 等，渐渐地泰诺走出了美国，成为全球知名的品牌。

在大力发展大众消费品的同时，Burke 也没有放松医疗用品的业务发展，为了医疗用品业务的发展，强生在 1977 年收购了肾脏透析和输液产品生产商 Extracorporeal Medical Specialties；1979 年成立了 Critikon Inc.，以开发重症监护室的护理产品；1980 年，又收购了白内障手术用镜片制造商 Iolab Corporation，正式进入眼科保健领域；1982 年则再次收购了 Frontier Contact Lenses，扩大了眼保健业务；1983 年，强生成立了医疗服务公司 Johnson &

Johnson Hospital Services，专门负责制定公司产品的开发和营销计划……通过这一系列的措施，强生持续领跑着医疗用品行业。

除了以上成就，Burke 在 20 世纪 80 年代作出的贡献还包括投资安进，以 1000 万美元的代价，为强生换来促红素，换回近 500 亿美元的销售额，而且强生至今还在销售这一产品，为强生制药业务的腾飞起到至关重要的作用。除此以外，在 Burke 的主导下，强生于 1986 年收购了胰岛素在线监测设备生产商 LifeScan, Inc.，婴儿护理产品生产商 Penaten G.m.b.H.，1988 年又推出了 Acuvue 系列隐形眼镜，1989 年，强生公司和制药巨头默沙东成立合资公司 Johnson & Johnson-Merck Consumer Pharma，使用默沙东的处方药开发 OTC，并将产品带出美国，推向全世界。

五、企业收割机

Burke 是强生历史上非常伟大的一任 CEO，也是强生模式的集大成者，不但让强生度过了泰诺危机，还让强生发展成为一个年销售达 98 亿美元，净利润 10.8 亿美元，旗下拥有 153 个子公司的国际医药巨头。除了 Burke，在整个泰诺事件中，Ralph S.Larsen 也起到至关重要的作用，并在 1989 年成为新一任董事会主席。Larsen 是一位推陈出新的人，他认为在庞大的集团里，权利过度下放是造成效率低下的原因，于是上任以后，烧的第一把火就是让强生的业务重组，让婴儿保健部门与健康和牙科业务部门合并，组建更加广泛的消费品部门，重组了海外业务，将欧洲的医疗用品业务部门从 28 个整合成 18 个，让 Ethicon、Johnson & Johnson Medical 和 Johnson & Johnson Professional Products 三家子公司合并，成立 Ortho Biotech Inc，开始布局生物制药。

20 世纪 90 年代初期，受到不景气的经济大环境影响，以多元化业务为主的强生，增速开始放缓，从 1990 年到 1993 年间，营收仅从 112.3 亿美元增加到 141.4 亿美元，增幅仅为 26%。为了保持高速增长的态势，Larsen 发起了一个兼并潮。在 1993 ~ 1996 年间，先后收购了皮肤护理产品生产商 RoC S.A 和 Neutrogena，买下了 Eastman Kodak 的诊断部门并与 Ortho Diagnostic 合并，整合成 Ortho-Clinical Diagnostics。1996 年，强生的销售额达到了 216 亿美元，在短短三年里增长了三分之一。1996 年以后，强生又"吃掉"了微创乳房活检专业公司 Biopsys Medical、心脏支架巨头 Cordis Corporation 和全球关节置换装置引领者 DePuy，并从惠氏公司获得了美林（布洛芬）的经营权，1999 年的销售额进一步增加到 276 亿美元。

虽然 1991～1998 年间，强生没有并购制药企业，但药品业务在促红素、利培酮和芬太尼等产品的助力下，销售额持续高速增长，从 38 亿美元一直增长到 89 亿美元，而且每年为强生贡献了过半的利润。但在 1997～1998 年间，强生的研发出现了问题，研发管线里的 9 个曾被看好的产品，相继研发失败或进度延期，为了解决研发管线匮乏的问题，强生 49 亿美元收购了单抗先驱 Centocor 公司，并与 Ortho Biotech 合并组成 Centocor Ortho Biotech。通过这起收购，强生获得了强生史上的第二个"现金牛"类克（英夫利昔单抗），这是强生自 1000 万美元换回促红素后，又一次撞上了大运，49 亿美元换回了上千亿美元的销售收入，而且类克直到现在仍是最畅销的产品之一。

如果说辉瑞是企业收割机，强生又何尝不是，而且强生收购的企业与辉瑞相比只多不少。在 Larsen 的带领下，强生在 13 年间，一共兼并了 40 多家企业，将销售额从 98 亿美元提高至 363 亿美元。除此以外，销售出身的 Larsen，销售是他的最强项，在他的带领之下，高度依赖销售资源的消费品业务和医疗用品业务的盈利能力得以大幅提高，其中消费品部门盈利水平从 1991 年的 9.9% 增加到 2002 年的 18.7%，而医疗用品部门则从 13.8% 提高到 18.0%。因为各部门盈利能力的逐步提高，强生的净利润也在此期间增长了 6 倍，达 66 亿美元。

六、新世纪的二次腾飞

半个世纪以来，强生与泰诺有着千丝万缕的关系，强生成就了泰诺，泰诺则成就了强生三代掌门人。因为泰诺，强生的核心价值观得到很好的体现，因为泰诺，强生的主导大权一直被销售背景的 CEO 掌握。2002 年 Larsen 退休，强生迎来了第三位与泰诺相关的 CEO William C.Weldon。此前，Weldon 的职业生涯几乎在强生度过，从 McNeil 销售员到杨森再到 Ethicon Endo-Surgery，他的出色业绩渐渐地进入了强生高层的视野，尤其是在 20 世纪 90 年代初期，强生的业务面临大萧条，Ethicon Endo-Surgery 在他的带领下却成为一枝独秀。因为出色的业绩，1998 年，Weldon 被任命为强生制药集团的总裁。在此期间，Weldon 是强生收购 Centocor 和 ALZA 的主要推手。

20 世纪 90 年代后期，强生的制药业务接连失利，多个在研新药研发遇挫，治疗中风和糖尿病的新药在大型临床试验中惨遭失败，多发性硬化药物和保胎药被 FDA 无情拒绝，促红素的专利争夺战败诉……面对一系列困难，Weldon 再次以出色的表现征服了大家。在上任后的第二年，他就促成了强生对 Centocor 的收购，以 49 亿美元为代价，换来了 Remicade（英夫利昔单抗）、Reo-Pro（阿昔单抗）和 Stelara（尤特克单抗）。

在收购 Centocor 之后，Weldon 促成的另一大交易是收购 ALZA。ALZA 是当时载药技术领域的领头羊，其渗透泵技术、透皮贴技术、脂质体技术和植入技术都引领着世界，而且成功开发的产品年销售额高达数十亿美元。2001 年 3 月双方达成了合并协议，ALZA 于 2002 年正式并于强生，于是强生获得了芬太尼透皮贴和哌甲酯控释片等"重磅炸弹"，在强生新分子实体管线最薄弱的几年里，起到巨大的承上启下的作用。在收购 ALZA 之后的一周，Larsen 宣布辞职，Weldon 成为强生历史上的第八位董事长。

在 Weldon 担任董事长的 10 年间，强生继续采取了加强研发和积极收购的策略，各大板块的业务都得到非常好的发展。制药方面，Weldon 加大了对研发的投入，将药品研发投入提高到销售额的 20% 以上，远超过制药巨头的平均水平，积极与 Alkermes 合作，对利培酮和帕利哌酮进行升级，相继收购了多家载药技术和生物技术公司，获得了托吡酯和阿比特龙为代表的重磅产品，不但成功度过了利培酮和雷贝拉唑等重磅炸弹专利悬崖危机，将药品销售额从 172 亿美元提高到 254 亿美元，而且还为研发管线攒下了多个重磅级产品，为强生后继的高速发展奠定了基础。大众消费品和医疗用品方面，Weldon 则通过不断并购的方式来获得新产品，增加在行业的竞争力，其中消费品业务销售额从 2002 年的 65.6 亿美元增加到 144.5 亿美元，而医疗用品部门则从 126 亿美元增加到 274 亿美元，部门的盈利能力得到进一步加强。

Weldon 于 2012 年离任，继任者是 Alex Gorsky，这也是一位销售背景的 CEO，而且还是一位多元化和包容性的倡导者。在 Gorsky 担任董事长的前五年里，强生最出色的表现来自于制药。在研发投入水平不变的条件下，

Gorsky 积极收购中小型研发公司，大力推行联合研发的模式，让强生的药品线得到很大的增强。收购了 Aragon 获得重磅前列腺癌新药 Apalutamide，与 MorphoSys 公司合作，获得了重磅银屑病新药 Guselkumab，与拜耳和田边三菱合作，分别推出利伐沙班和卡格列净……虽然强生的药品管线产品不多，但几乎都是精品，一投放市场便立即成为"重磅炸弹"。除此以外，Gorsky 在原有的药品管线的基础上，积极拓宽治疗领域，建立了全新的免疫、肿瘤、疫苗和罕见病管线，2017 年的药品销售额达到 362 亿美元，成为全球第四大制药巨头。

在消费品领域和医疗器械领域，Gorsky 也是一个成功的守业者，通过持续不断的收购和剥离，在总销售额几乎保持平衡的条件下，进一步提高了部门盈利能力。因为盈利能力持续增强，强生才能频繁地发动收购，而债务却一直在一个可控的范围，而且股价也一路高涨，目前市值已经超过 3700 亿美元，是辉瑞的 1.5 倍，是诺华的 1.9 倍。

七、强生与利培酮

强生是一家非常重视制剂创新的公司，也是一家非常擅长于巧借他人技术升级产品的公司，在过去的 30 年里，强生推出了芬太尼透皮贴、哌甲酯控释片、多柔比星脂质体、利培酮微球和帕利哌酮注射混悬剂等明星产品，其中强生对利培酮的改良，是行业人人传道的佳话。

利培酮是杨森（强生子公司）开发的第二代抗精神分裂症和双相障碍药物，1993 年底，利培酮片首次获得 FDA 批准。利培酮的优点是疗效好，但剂量调整复杂，片剂不适宜儿童或老年人服用，于是杨森在 1996 年又推出了利培酮口服液。尽管片剂和口服液已经可以涵盖绝大部分用药人群，但精神分裂症患者往往依从性非常差，经常抗拒服药。为了解决这一问题，杨森于 2003 年又推出了口崩片。相比普通片剂，口崩片入口即化，服药不需要水，而且可大幅降低药物被患者偷偷吐出来的可能性，大大降低了医护工作者或监护人的工作量。

在杨森不断的制剂改良下，利培酮的销售额逐渐升高，并在 1999 年首次突破 10 亿美元。2000 年以后，更新一代的抗精神病药物奥氮平、阿立哌唑等相继放量，尽管这些产品具有更大的治疗优势，但利培酮在强生精明的销售下，销售额增速并未出现下滑，最终在 2007 年达到销售额峰值 34.2 亿美元。利培酮的化合物于 2006 年到期，尽管经过两次保护期的延长，但 2008 年 6 月，利培酮及利培酮片开始面临专利悬崖。在片剂专利到期之后，口服液和口崩片的专利依然有效，虽然销售额出现了快速下滑，但强生依然保留着一部分特定市场，直到 2014 年，利培酮的年销售额才降到 3 亿美元以下，而此时利培酮的口服制剂专利已经全部到期。

面对利培酮的专利悬崖，杨森并没有坐以待毙，而是于 2003 年推出了利培酮注射微球。利培酮注射微球每两周给药一次，相比口服制剂，医护工作者或监护人变得更加省心，而且更加关键的是相比口服利培酮，利培酮注射微球的治疗失败率大幅下降。利培酮微球上市之后，逐渐接棒利培酮口服制剂，并在利培酮专利悬崖之际，销售人员转而推广利培酮微球，最终利培酮微球在 2007 年的销售额首次突破 10 亿美元，并于 2011 年达到销售额峰值，实现近 16 亿美元的净销售收入。

相比普通制剂，利培酮微球的技术门槛极高，即便是专利到期，也很少有人能够仿制，所以强生可以持续销售，直到该产品无利可图为止，截止到 2018 年，利培酮注射微球已经为强生贡献了超过 160 亿美元的销售收入。微球几乎已经是极限，但强生对利培酮的改良依然还没有停止。

在利培酮的研发过程中，研究人员发现利培酮的代谢物 9- 羟基利培酮也具有生理学活性，并于 1989 年申请了专利。因为专心研发利培酮，9- 羟基利培酮曾一度被搁置，在利培酮取得极大的成功之后，强生开始重视这个利培酮的活性代谢物，并命名为帕利哌酮。相比利培酮，帕利哌酮的活性更低，但对疾病的控制力更强，而且专利期所剩无几，于是强生首次推出上市就使用了渗透泵技术，一方面渗透泵技术让血药浓度更平稳，更有利于疾病的控制，另一方面通过技术门槛将仿制药拦在门外。2006 年，帕利哌酮渗透泵片获得 FDA 批准上市，但此时距帕利哌酮的化合物专利到期仅剩下 3 年，尽管该产品最终获得了专利补偿，但最终在 2012 年失去保护。

为了挽救帕利哌酮，强生采取了利培酮相似的长效注射剂策略。然而帕利哌酮因为剂量较大，并不适于制备长效微球，于是 Alkermes 和强生科学家设计出一种全新的思路，利用难溶药物释放慢的原理将帕利哌酮制成棕榈酸酯，然后制成混悬液注射，为了控制释放速度，最终使用了纳米晶技术进行加工。

最终每月一次的帕利哌酮棕榈酸酯注射混悬剂在 2009 年获得了 FDA 批准，相比利培酮微球，注射混悬剂不仅大幅减少了注射频率，还提高了疗效，进一步降低了疾病复发率。在每月一次的注射混悬剂获得成功之后，强生又继续开发了每三月一次的超长效注射混悬剂，并于 2015 年获得 FDA 批准。因为巨大的临床优势，帕利哌酮注射混悬剂很快获得了市场的认同，2018 年的销售额已经达到 29.3 亿美元，而且还有进一步增长的趋势。尽管帕利哌酮已经成为一枚市场的重磅炸弹，但强生并未就此满足，还在积极推进每 6 个月一次超长效注射剂的临床试验，欲将帕利哌酮的有效性和患者顺应性做到极限。

强生的利培酮和帕利哌酮是产品升级的最经典和最成功的案例，通过产品升级，利培酮口服制剂在生命周期内累积实现了 300 亿美元的销售额，帕利哌酮口服制剂累积实现了 43 亿美元的销售额，利培酮微球和帕利哌酮注射混悬剂的生命周期远未结束，截至 2018 年，已分别为强生换回 160 亿美元和135 亿美元的销售额。

八、小结与讨论

强生是一家非常成功的企业，不但做到药品、消费品和医疗用品（器械和诊断）三大业务平衡发展，而且就其所在的任何一个领域而言，强生都是世界领先的巨头。强生成功的原因是其独特的模式，自二战以来，强生高管一直笃信小而完全授权的单位能创造新产品、开发新市场，因此尽量保持小而独立的公司，让他们自行负责生产、营销、配销及研发，并购新公司后亦维持其独立性，而且还不断从现有组织中分植成独立的公司。虽然后来的 CEO 在构架上进行了多次调整，但权力下放一直是强生的一大特色。权力下放让各子公司和部门拥有充分的独立自主权，避免了企业因规模大而出现尾大不掉的现象。在公司管理上，通过几十年的磨合，强生建立了一套非常适合自己发展的管理矩阵，让看似"一盘散沙"的强生实现各部门间相互协调和相互促进。在这种模式下，一则部门可灵活运营，让分公司得到最专业的领导，二则集团可以对各子公司进行遥控式干预，对于有发展潜力的业务，可以着重培育，对于发展不好的业务，可以第一时间剥离。

发展战略上，强生做到并购与研发协同，坚持创新，坚持多元化的策略。早在20世纪二三十年代，强生就已经是一家多元化的公司。相比以创新为主导药品，消费品和医疗用品利润较低，产品更新换代慢，销售资源占用率高，20世纪八九十年代以后，制药巨头们纷纷放弃了多元化战略，但强生却保留了下来，而且做到三大产业协同发展。40多年来，强生的CEO全部是销售出身，个个都是经营能手，为了提高盈利能力，他们持续不断地并购，也在持续不断地剥离，加上强生独特的管理模式，最终这些被制药巨头放弃的多元化业务却成了强生的香饽饽。除此以外，强生消费品业务和医疗用品业务的成功还归功于强生长期的品牌建设和销售模式创新，从多个维度发力来提高业务的盈利水平，在20世纪90年代的短短十年间，消费品和医疗用品业务盈利水平几乎翻了一倍，这不但坚定了强生保留多元化业务的必要性，而且在最赚钱的制药业务面临专利悬崖时，挑起了公司的大梁，引领公司向前发展。

研发方面，虽然强生自主研发的效率不高，但强生一直坚持"创新不怕出丑和失败"的思想，积极地研发投入。自2000年以来的21年间，强生的累计研发投入高达1480亿美元，仅次于辉瑞和罗氏，在药品研发上，强生在此期间的平均研发投入水平为销售额的19.74%，大幅高于一般制药巨头的水平。因为研发效率低下，于是强生采取了"自主创新＋借鸡生蛋"的研发模式，不断收购中小型公司，或与它们建立广泛的合作，逐渐建立起强大的生物药管线，是未来几年里最具增长潜力的制药巨头之一。

并购方面，强生采取细水长流、积极并购、实时整合、迅速剥离的策略，不断买进朝阳产业和卖出夕阳产业。自2000年以来，强生已经并购了80余家公司，是不折不扣的企业收割机。虽然强生喜欢搞收购，但强生的收购模式与辉瑞并购策略完全不同，辉瑞喜欢惊天动地的大规模并购，而强生却讲究"稳、准、频、快"，在过去的21年间，强生的并购支出约1350亿美元，不足辉瑞的一半，但收获却不比辉瑞少，而且完成了多个"超级划算"的"小买卖"，以最小的代价，换回最大收益。因为强生追求小规模并购，所以虽然收购不断，但债务却一直没有成为负担，而且还能在并购的基础上及时调整，实时剥离不赚钱的业务，在保持盈利水平不变的基础上，让销售额稳步提高。此外，强生的并购很多都是由子公司发起，因此并购目标精准，做到并购与研发、市场结合，让产品线和研发管线处于一个稳中向前的动态平衡。

总而言之，强生的模式非常成功，做到行散而神不散，机制灵活多变。但是笔者认为强生的发展模式，一般企业学不来，唯一可以与强生"对标"的雅培，也不得不在 2013 年分家。成功的企业管理必须与企业文化密切关联，而且需要长期的调整与磨合，如果只学习"形"，不学其"神"，就等于东施效颦，不但企业的活力激发不出来，还有可能作茧自缚，甚至深陷泥潭。因此，管理模式的好坏是次要的，是否属于自己才是主要的！不要以为华为的管理模式好就死板硬套华为，大家不妨试想一下，如果华为模式被某些老国企照搬了，结局将会如何？……

附：强生近年来的并购事件一览

1993 年，收购皮肤护理公司 RoC S.A，价格未知

1994 年，收购皮肤护理公司 Neutrogena Corporation pursuant，9.24 亿美元

1994 年，收购 Eastman Kodak's 诊断部门，10.1 亿美元

1995 年，收购医疗器械公司 Mitek Surgical Products，价格未知

1995 年，收购医疗器械公司 Menlo Care，价格未知

1995 年，收购医疗器械公司 Joint Medical Products，价格未知

1995 年，收购医疗器械公司 Gyno Pharma，价格未知

1995 年，收购医疗器械公司 Ultra Cision，价格未知

1996 年，收购心脏支架巨头 Cordis Corporation，18 亿美元

1996 年，收购医疗器械公司 Indigo Medical，价格未知

1996 年，收购 Lactaid，价格未知

1997 年，收购微创手术器械 Biopsys Medical，3.1 亿美元

1997 年，收购 Biosense，价格未知

1997 年，收购 Gynecare，价格未知

1998 年，收购器械巨头 DePuy，Inc，29 亿美元

1998 年，收购 FemRx，0.22 亿美元

1998 年，收购 RETAVASE 的北美销售权，价格未知

1999 年，收购 Centocor，获得英夫利昔单抗，49 亿美元

1999 年，收购 S.C.Johnson 的皮肤护理业务 AVEENO，价格未知

1999 年，收购医疗器械公司 ANGIOGUARD，价格未知

1999 年，收购 Cygnus 的载药技术平台，价格未知

2000 年，收购 ALZA 的子公司 Crescendo，0.66 亿美元

2000 年，收购手术器械生产商 Innovasive Devices，0.85 亿美元

2000 年，收购动脉穿刺器械生产商 Atrionix，0.66 亿美元

2000 年，收购电子起搏器生产商 Medtrex，价格未知

2001 年，收购载药技术巨头 ALZA，105 亿美元

2001 年，收购诊断设备生产商 Inverness，13 亿美元

2001 年，收购手术器械生产商 Heartport，0.81 亿美元

2001 年，收购医疗器械商 TERA Med，价格未知

2001 年，收购互联网站 Babycenter.com，价格未知

2001 年，收购 BMS 的 VIACTIV 产品线，价格未知

2002 年，收购 Tibotec-Virco，获得依曲韦林和地瑞那韦，3.2 亿美元

2002 年，收购医疗企业生产商 Micro Typing Systems，价格未知

2002 年，收购 Obtech，获得病态肥胖症治疗设备，价格未知

2003 年，收购 Scios Inc.，获得奈西立肽等药物，24 亿美元

2003 年，收购医疗器械生产商 Link Spine Group，1.7 亿美元

2003 年，收购创新药研发公司 3-Dimensional Pharma，0.88 亿美元

2003 年，收购 OraPharma，获得米诺环素微球，0.85 亿美元

2003 年，收购医疗器械生产商 Orquest，0.11 亿美元

2004 年，全资收购与默克成立的 OTC 合资公司

2004 年，收购生物技术公司 Egea Biosciences，价格未知

2004 年，收购诊断设备生产商 Artemis Medical，价格未知

2004 年，收购法国皮肤用品经销商 Biapharm SAS，价格未知

2004 年，收购颈椎植入设备生产商 Micomed，价格未知

2005 年，收购 TransForm Pharma，获得托吡酯创新制剂，2.3 亿美元

2005 年，收购手术设备生产商 Closure Medical，3.7 亿美元

2005 年，收购 Peninsula Pharma，获得 doripenem，2.45 亿美元

2005 年，收购 REMBRANDT 等品牌权益

2006 年，收购辉瑞保健品部门，166 亿美元

2006 年，收购胰岛素器械生产商 Animas，5.18 亿美元

2006 年，收购医疗器械生产商 Hand Innovations，0.22 亿美元

2006 年，收购诊断试剂生产商 Future Medical Systems，0.37 亿美元

2006 年，收购医疗器械生产商 Vascular Control Systems，0.87 亿美元

2006 年，收购皮肤保健公司 Groupe Vendôme，价格未知

2006 年，收购皮肤保健公司 ColBar Life Science，0.49 亿美元

2006 年，收购医疗器械生产商 Ensure Medical，0.66 亿美元

2007 年，收购医疗器械巨头 Conor Medsystems，14 亿美元

2007 年，收购日本整形手术设备销售商 Robert Reid，价格未知

2007 年，收购大众传媒 Maya's Mom Inc，价格未知

2008 年，收购诊断技术开发公司 Amic AB，价格未知

2008 年，收购北京大宝，3 亿美元

2008 年，收购医疗器械生产商 SurgRx，价格未知

2008 年，收购网络公司 HealthMedia，价格未知

2008 年，收购培训公司 LGE Performance Systems，价格未知

2008 年，收购生物制药公司 Omrix Biopharma，4.38 亿美元

2009 年，收购美容巨头 Mentor Corporation，10.7 亿美元

2009 年，收购 Cougar Biotechnology，获得阿比特龙，10 亿美元

2009 年，收购医疗器械生产商 Finsbury Orthopaedics，价格未知

2009 年，收购 Gloster Europe，获得 AD 免疫疗法项目，价格未知

2010 年，收购医疗器械生产商 Acclarent，7.85 亿美元

2010 年，收购吸入剂研发公司 RespiVert，价格未知

2010 年，收购医疗器械生产商 Micrus Endovascular，4.8 亿美元

2011 年，收购生物公司 Crucell N.V，获得 Vivotif，23.4 亿美元

2011 年，收购 Chemicals &Pharma 的 OTC 品牌授权

2011 年，收购医疗器械生产商 SterilMed，价格未知

2012 年，收购医疗器械巨头 Synthes，213 亿美元

2012 年，收购广州倍绣生物，获得蛋白黏合剂，价格未知

2012 年，收购 Angiotech Pharma，0.62 亿美元

2012 年，收购 CorImmun，获得在研新药 COR-1，价格未知

2012 年，收购胰岛素载药设备生产商 Calibra Medical，价格未知

2012 年，收购乌克兰医疗器械销售商 Spectrum Vision，价格未知

2013 年，收购医疗器械生产商 Flexible Stenting Solutions，0.21 亿美元

2013 年，收购妇婴保健公司上海嗳呵，1 亿美元

2013 年，收购 Aragon Pharma，获得 Apalutamide，10 亿美元

2014 年，收购 Covagen AG，获得 FynomAb 技术平台，价格未知

2014 年，收购 Alios BioPharma，价格未知

2014 年，收购 Jagdale Industries，价格未知

2015 年，收购 XO1 Limited，获得抗血栓抗体 Ichorcumab，价格未知

2015 年，收购 Novira Therapeutics，获得乙肝管线 NVR 3-778，价格未知

2016 年，收购头发洗护用品巨头 Vogue Inc，33 亿美元

2016 年，收购医疗器械小公司 NeuWave Medical，0.55 亿美元

2016 年，收购个人护理公司 NeoStrata，获得 Rhinocort，价格未知

2017 年，收购 Actelion，获得肺动脉高压管线，302 亿美元

2017 年，收购雅培眼科子公司 Abbott Medical Optics，43.3 亿美元

2017 年，收购 Neuravi Ltd，获得血栓清除医疗技术，价格未知

2017 年，收购 TearScience Inc.，布局干眼症治疗，价格未知

2017 年，收购隐形眼镜生产商 Sightbox Inc，价格未知

2017 年，收购 Torax Medical，拓展胃食管反流疾病设备，价格未知

2017 年，收购 Megadyne Medical Products，拓展心电外科手术产品，价格未知

2018 年，收购消费品厂家 Zarbee's，价格未知

2018 年，收购 BeneVir Biopharm，获得溶瘤病毒管线，10.4 亿美元

2018 年，收购医疗器械公司 Orthotaxy，价格未知

2019 年，收购 TARIS Biomed，获膀胱癌靶向递送技术，价格未知

2019 年，收购日本皮肤护理公司 DR.CI：LABO，价格未知

2020 年，收购生物技术公司 Momenta，65 亿美元

参考文献

［1］ Johnson & Johnson.Ourstory ［EB/OL］．https://ourstory.jnj.com/archives

［2］ Johnson & Johnson Financial report 1994–2020 ［EB/OL］．https://www.sec.gov/

［3］ Johnson & Johnson News ［EB/OL］．https://www.jnj.com/latest–news

［4］ Company histories.Johnson& Johnson ［EB/OL］．http://www.company–histories.com/Johnson–Johnson–Company–History.html

［5］ Pederson JP. International Directory of Company Histories，Vol. 36 ［M］．Mississippi US：St James Press，2001

［6］ Foster，Lawrence G. A Company That Cares：One Hundred Year Illustrated History of Johnson & Johnson ［M］．New Jersey US：Johnson & Johnson，1986

［7］ CarterL，Giber D（Editor），Marshall Goldsmith. Best Practices in Organization Development and Change：Culture，Leadership，Retention，Performance，Coaching ［M］．North Carolina US：Pfeiffer，2001

［8］ Reference for business William C. Weldon ［EB/OL］．https://www.referenceforbusiness.com/biography/S–Z/Weldon–William–C–1948.html

［9］ Daniels Fund Ethics Initiative University of New Mexico TYLENOL® Continues Its Battle for Success ［EB/OL］．https://danielsethics.mgt.unm.edu/pdf/Tylenol%20Case.pdf

［10］ Fandom. The Tylenol Killer ［EB/OL］．http://criminalminds.wikia.com/wiki/The_Tylenol_Killer

［11］ MBA Knowledge Base. Case Study of Johnson & Johnson：Using a Credo for Business Guidance ［DB/OL］．https://www.mbaknol.com/management–case–studies/case–study–of–johnson–johnson–using–a–credo–for–business–guidance/

［12］ Campbell award. Business case Johnson & Johnson：Is there a connection between being social responsible and building sustainable competitive advantage

（2008）. National safety council［EB/OL］. https://www.campbellaward.org/wp-content/uploads/2017/06/JJ-Case-Study.pdf

［13］FDA 数据库［DB/OL］. https://www.fda.gov/

［14］Colpaert FC. Discovering risperidone：the LSD model of psychopathology［J］. Nat Rev Drug Discov, 2003, 2（4）：315-320

［15］Chue P, Chue J. A review of paliperidone palmitate［J］. Expert Rev Neurother, 2012, 12（12）：1383-1397

［16］Park EJ, Amatya S, Kim MS, et al. Long-acting injectable formulations of antipsychotic drugs for the treatment of schizophrenia［J］. Arch Pharm Res, 2013, 36（6）：651-659

［17］Jattia US law. U.S. District Court for the District of Delaware. Ortho Pharmaceutical Corp. v. Amgen, Inc., 709 F. Supp. 504（D. Del. 1989）［DB/OL］. https://law.justia.com/cases/federal/district-courts/FSupp/709/504/1586670/

［18］张东，陈宏生. 强生孵化器运营管理模式及对我国的启示［J］. 全球科技经济瞭望, 2018, 33（395）：71-74

［19］Brune K, Renner B, Tiegs G. Acetaminophen/paracetamol：A history of errors, failures and false decisions［J］. Eur J Pain, 2015, 19（7）：953-965

［20］Lu RM, Hwang YC, Liu IJ, et al. Development of therapeutic antibodies for the treatment of diseases［J］. J Biomed Sci, 2020, 27（1）：1-30

第十七章

梯瓦：仿制药出海战中亮起的耀眼新星

Teva（梯瓦）是全球最大的仿制药公司，2020 年总销售额 167 亿美元，拥有 4 万名员工，是世界前 20 强制药巨头。Teva 是全球产能最大的制药企业之一，年销药品近 1000 亿剂，产品涵盖处方药和 OTC，拥有 70 多个生产基地，遍布 32 个国家和地区。1985 年以前，Teva 只是一家名不见经传的小公司，1985 年以后，该公司通过仿制药出海迅速做大做强。Teva 的发展模式整体上非常成功，但局部上也不乏失败，尤其是近年来的债务危机。在我国仿制药积极出海的今天，Teva 的发展模式非常值得我们去研究和学习，以取其精华而为我所用。

一、小药店起家

Teva 是一家以色列的公司，"Teva" 一词在希伯来语里意为 "自然"。当今的 Teva 由 S.L.E、Teva 和 Zori 三家公司合并而成，根据 Teva 官网信息，S.L.E 被视为公司的起源。S.L.E 由 Chaim Salomon，Moshe Levin 和 Yitschak Elstein 于 1901 年联合创办。在成立之初，这只是耶路撒冷的一家小型药品批发公司，随着犹太人第三、第四次回归潮的来临，业务逐渐做大，并于 1935 年在佩克提克瓦开办了一个名为 Assia 的小药厂。就在同一时期，Gunter Friedlander 博士在耶路撒冷创办了 Teva 公司，而 Zori 也在特拉维夫成立。

中东是一个持续动荡的地区，公司的早期发展很大程度上受到政治因素的影响。在 S.L.E 创立之后的数十年里，以色列还没有建国。1917 年，英国占领了巴勒斯坦地区，外长贝尔福发表了《贝尔福宣言》，鼓励犹太人回到巴勒斯坦地区建国。于是一战以后，大量犹太人回到了英占巴勒斯坦地区。20 世纪 30 年代以后，世界范围内有多股政治力量在鼓励犹太人回到英占巴勒斯坦地区，随着犹太人的不断增多，于是掀起了轰轰烈烈的复国运动，直到 1948 年以色列建国，返回该地区的犹太人已达到 80 万之多。

在归国的犹太人中，不乏知名的药学家，他们的回归，将欧洲先进的制药技术也带了回来，并在该地区陆续建立制药厂，其中 Teva 和 Zori 就是在这种背景下创立的。尽管中东冲突不断，但犹太人的独特爱国情怀促使更多的科学家、富人回到国内，制药企业的发展不但有很好的人才资源，还有非常好的市场拓展空间。以色列建国以后，该地区的药品市场得到飞速发展，与此同时，以色列政府还对这些公司进行税收补贴，鼓励 Teva 进行药物的研究和生产。1951 年 Teva 在特拉维夫挂牌上市，但此 Teva 并不完全是今天的 Teva。1964 年，Assia 和 Zori 联姻，组建了 Assia-Zori 公司，1968 年，Assia-Zori 公司控股了 Teva，1976 年，Assia-Zori 和 Teva 进行了合并，组建了今天的 Teva Pharma。

在整个 20 世纪 40～60 年代，以色列的药品市场发展都很快，到合并之时，Teva 已经是中东最大的制药企业。20 世纪 70 年代，Teva 建立了原料厂并组建了原料部门，合并之后又收购了酒精工厂，1980 年吞并了以色列的第三大药企 Ikapharm。经过一系列的精心运作，Teva 在以色列的龙头地位渐渐地得到巩固，摆在高管面前的问题就是如何海外扩张了，毕竟以色列是只有几百万人口的"国家"。

二、仿制药出海

早在 20 世纪 70 年代，Teva 就已经制定了明确的出海战略。因为那个时候 Teva 还没有开发新药的能力，于是原料出口是最佳的选择。1977 年，Teva 收购了一家名为 Orphahell 的荷兰原料药厂，开始布局欧洲的原料业务，1982 年，该公司在卡法萨巴的生产设施通过了 FDA 的认证，为原料出口美国奠定了基础。

进入 20 世纪 80 年代，大量在六七十年代开发的新药专利渐渐到期，已经有人把目光投向了仿制药。但是根据当时的法规要求，仿制药也需要同新药一样开展全面的安全有效性研究，迫于成本的压力，开发仿制药依然显得比较鸡肋。1984 年，美国 Waxman-Hatch 法案（也作《药品价格竞争与专利期补偿法》）获得了通过，仿制药的研发和申请流程被简化，仿制药行业的春天瞬间到来。根据该法案，仿制药只需要提供简化新药申请（ANDA），通过生物等效性试验和文献数据来代替安全有效性试验，开发成本和开始周期大幅降低。与此同时，该法案还规定了 "Bolar 例外条款"，允许仿制药厂家在原研专利期内开展研发、申报和生物等效性试验，鼓励仿制药厂家挑战原研的专利，对首仿药给予 180 天的市场独占期。该法案的实施一方面保护了原研厂家的利益，一方面为仿制药行业的发展铺平了道路。

Waxman-Hatch 法案的通过对于 Teva 而言，绝对是天大的好消息，公司的高层迅速作出反应，于是在 1985 年与特种化学品生产企业 W.R.Grace 达成协议，以 50：50 成立合资企业 TAG Pharma。尽管是 50：50 持股，但 Teva 出资只有 150 万美元，更多的是出技术、出力，而作为制药 "新手" 的 Grace 却支付了 90% 以上的启动资金，合计 2300 万美元。对于 Teva 而言，这一起战略合作太划算了。在 TAG Pharma 成立不久，Teva 又收购了 Lemmon。Lemmon 是一家因安眠酮而声名狼藉的公司，在之前的十五年里已经四度易主，Teva 以很低的价格就把它买了下来。经过精心地包装，摇身一变成了 Teva 在美国的仿制药销售部门，而且业务很快就有了起色。短短两年时间，该公司的销售额从 1700 万美元增加到了 4000 万美元，在售的仿制药多达 7 种。

1987 年，Teva 在纳斯达克公开上市，募集到资金 2550 万美元。成功融资的 Teva，再次迅速发动了攻势，以 2600 万美元的价格收购了以色列第二大药企 Abic Ltd，进一步巩固了 Teva 在以色列的霸主地位。因搭上了开往美国 "仿制药春天" 的早班车，Teva 的发展速度非常惊人，加上持续不断地并购，影响范围逐渐扩大，药品产能也日益增加，从 1987 年上市到 1990 年间，销售额从 1 亿美元增加到 3 亿美元，净利润从 700 万美元增加到 2000 万美元。

随着实力的骤增，Teva 的并购步伐逐渐加大。20 世纪 90 年代早期的 Teva，收购目标主要是中小型仿制药企业，但足迹遍布了整个美国和欧洲。由于美国业务发展速度惊人，Teva 在 1993 年的营业额过半是由美国奉献。1995 年，Teva 的销售额达到了 8.1 亿美元，净利润达 7430 万美元。随着"钱袋"的不断鼓胀，20 世纪 90 年代后期的 Teva，开始把收购目标放到了中大型仿制药企业上，在 1996 年先后吞并了英国的第二大仿制药公司 Approved Prescription Services/Berk、匈牙利仿制药巨头 Biogal 和美国仿制药公司 Biocraft Laboratories，一举成为当时美国的第一大仿制药企业，年销售额达 11.2 亿美元。

仿制药不比新药，虽然开发成本低，但也不能像创新药那样，一两个产品就能养肥一个企业。仿制药企业想要做大做强，必须持续不断地申报 ANDA，持续不断地收购。20 世纪 90 年代以后，美国的仿制药竞争压力开始逐渐增加，2000 年之后又进一步加剧，2010 年之后呈现出白热化。对于仿制药巨头而言，为了充分保障自己的竞争优势，只能持续不断地收购对手来降低竞争压力，以提高自己的产品覆盖范围及增加自己的产品数量……纵观各大仿制药巨头，从 Teva 到山德士，到华生、迈兰，并购一直都是年报中最热的关键词。2000 年之后，Teva 收购的仿制药公司不计其数，其中最大手笔的收购包括 2004 年以 34 亿美元的价格"收购"Sicor，2005 年以 74 亿美元的价格吞并 Ivax，2008 年以 75 亿美元的价格换回 Barr，2010 年以 50 亿美元的价格"吃掉"Ratiopharm，2015 年又以 405 亿美元拿下艾尔建仿制药部门……到 2017 年底，Teva 的仿制药已经销到全球各地，销售额已经达到 122 亿美元，成为全球处方量最大的仿制药企业。

三、向创新药转型

尽管仿制药越做越大，但是 Teva 并不满足，想新药、仿制药两手一起抓，两手都要硬。Teva 的创新药布局可以追溯到 20 世纪 80 年代，该公司在 1987 年从以色列魏茨曼研究所获得了格拉替雷的开发权，经过近 10 年时间的临床试验，格拉替雷在 1996 年末获得了 FDA 批准，用于多发性硬化的治疗。格拉替雷上市后受到了广泛欢迎，销售额在第二个完整财年就突破了 1 亿美元，并首次奉献了净利润。在随后的几年里，格拉替雷的销售额高速增长，2005 年首次达到了 10 亿美元级别，2013 年达销售额峰值，为 43.3 亿美元。截至 2017 年，该产品已经为 Teva 奉献了 395.4 亿美元的销售额。

随着格拉替雷销售额的高速增长，Teva 开始以格拉替雷为中心，打造创新药产品线。在格拉替雷之后，Teva 又从以色列 Technion 公司获得了第二代单胺氧化酶抑制剂雷沙吉兰的开发权，该产品于 2006 年获得 FDA 批准用于帕金森病的治疗。不过该产品并没有达到重磅炸弹级别，2014 年销售额达到峰值，为 6.9 亿美元。此后，Teva 又通过收购 Cephalon，获得了阿莫达非尼，该产品同样在 2014 年销售额达到峰值，为 3.9 亿美元。

2014 年，Teva 以 8.25 亿美元的价格收购了 Labrys，获得 GCRP 抑制剂 Fremanezumab，该产品有望成为偏头痛领域的引领者，最高年销售额可达 20 亿美元。2015 年，Teva 又以 35 亿美元的价格收购了氘代药物研究公司 Auspex，获得在研产品 Deutetrabenazine，该产品于 2017 年获得 FDA 批准用于亨廷顿综合征的治疗。除了 Deutetrabenazine，Auspex 公司还在开发氘代吡非尼酮。除此之外，Teva 还通过收购 NuPathe 获得舒马曲坦透皮制剂用作偏头痛治疗，希望与 GCRP 单抗搭配，打造偏头痛管线。不过人算不如天算，该产品因不良反应很快就撤出了市场。

在作用于中枢神经系统药物之后，Teva 重点打造的产品管线是呼吸系统用药。Teva 早期的呼吸系统产品来自 IVAX，2006 年 Teva 以 74 亿美元收购 IVAX 获得了两大吸入剂产品，分别为沙丁胺醇干粉吸入剂 ProAir 和布地奈德气雾剂 QVAR，在收购 IVAX 的当年，呼吸系统用药就为 Teva 奉献了约 5 亿美元的销售额。此后的十年里，Teva 陆续开发了 DuoResp Spiromax、AirDuo RespiClick、ArmonAir RespiClick、CINQAIR 等产品，还收购了几家专门做吸入技术的小公司，如 MicroDose、Gecko Health 等，呼吸系统用药销售额在 2017 年达到 12.7 亿美元，约占 Teva 总销售额的 5%，占全球吸入制剂市场份额的 4.5%。

除了中枢神经系统和呼吸系统用药，Teva 形成特色的创新药就只有妇科产品线了，这些产品主要是通过收购默克雪兰诺的妇科药部门获得，每年为 Teva 奉献的销售额为 4 亿～ 5 亿美元。尽管 Teva 的产品线里有抗肿瘤药苯达莫司汀（收购 Cephalon 获得），但是 Teva 的肿瘤管线并没有形成特色，而且在研发管线中，也没有后继的抗肿瘤药物。

通过 30 年的打造，Teva 的创新药部门渐成气候。2016 年，Teva 的创新药销售额达 86.7 亿美元，凭借这个销售额，Teva 的创新药部门在制药巨头排名里，甚至可以进入前三十强。盈利方面，创新药部门为 Teva 奉献了绝大部分利润，2012 ～ 2017 年间，平均每年奉献盈利达 42.3 亿美元，而相比之下，仿制药部门只有 24.9 亿美元，盈利水平分别为 54.3% 和 22.8%。尽管创新药"很赚钱"，但 Teva 把这些钱，大部分投在了仿制药的扩张上，一笔高达 405 亿美元对阿特维斯仿制药部门的收购就花光了 Teva 20 年来攒下的利润。

因为仿制药部门不景气，Teva 的总盈利水平被拉低到 34.5%，而净利润水平则被降低到 15% 以下，2016 年四季度和 2017 年还出现了亏损。利润不高，每年还要支付高达数亿美元的债务利息，Teva 的创新药研发投入自然大打折扣。尽管在 21 世纪的前 18 年里，Teva 的累积研发投入达 165 亿美元，但很大一部分被投在了仿制药上。虽然近年来有所提高，但 2012 ～ 2017 年的平均创新药研发投入仅 8.93 亿美元，占创新药销售额的 10.71%，远低于制药巨头的平均水平。近年来，Teva 的确收获了几个新分子实体，但是这几个产品可能无法抵消格拉替雷专利悬崖带来的销售额损失，而且该公司研发管线产品单薄，未来五年创新药部门营收下滑是必然的趋势。

四、债务危机

30 年前，Teva 只是一个名不见经传的小药企，1985 年在美国上市，市值仅有 1700 万美元。自 1976 年 Eli Hurvitz 出任 CEO 以来，Teva 就开始了并购扩张。1985 年以后，Eli Hurvitz 又抓住了 Waxman-Hatch 法案带来的发展机遇，通过仿制药出海让 Teva 迅速做大。在 Eli Hurvitz 时期，Teva 的发展是最成功的，通过一系列的并购把仿制药市场做到美国、欧洲和拉美等地，让 Teva 成为北美最大的仿制药企业，与此同时，还为 Teva 种下了"摇钱树"格拉替雷，在 2002 年离任时，Teva 的销售额已达到 25.2 亿美元，净利润达到 4.1 亿美元，市值 98 亿美元，与上任时相比都翻了上百倍。

Eli Hurvitz 卸任之后，他的继任者并没有为 Teva 开拓新的发展道路，更多只是延续 Eli Hurvitz 的策略，以大规模、更大频率的并购进行扩张，甚至走上了"打肿脸冒充胖子"的并购之路，Teva 的债务雪球也因此逐渐滚大。在 Israel Makov 卸任时（2007 年），Teva 的债务已经突破 50 亿美元，而 Shlomo Yanai 卸任时（2012 年），债务进一步飙升到 145 亿美元。在 Shlomo Yanai 之后的短短 5 年时间里，尽管 Teva 五度换帅，但"无节制的收购步伐"却一直没有停下，2016 年底，Teva 的债务规模扩大到了 358 亿美元，债务的压力开始让 Teva "喘不过气来"。

自《药品价格竞争与专利期补偿法》实施以后的第一个十年，美国的仿制药处方率还不算很高，市场规模也不大，制药巨头们都不在意仿制药，市场比较活跃的，主要是北美的中小型药企，销售额超过 1 亿美元的公司更是屈指可数。在那样的时代背景下，并购是最有效、最快捷的扩张方式。20 世纪 90 年代中期，美国的仿制药处方率上升至 40%，仿制药的市场潜力不再被制药巨头们忽略，他们开始加入混战，与此同时，更多的中小型仿制药企业如"雨后春笋"般出来，甚至还有很多与 Teva 一样，通过仿制药出海战略到美国掘金的外国制药公司，美国的仿制药市场很快走向了多元化。1995 年以后，并购扩张之路让 Teva 开始觉得有些力不从心了。1996 年，Teva 的财务数据中首次出现债务，欠下长期债务 1.61 亿美元，而该公司同期的利润只有 7300 万美元。

2000 年之后，美国推行了降低医疗开支的政策，FDA 加速了仿制药的审评审批，ANDA 批文数量随之骤增，仿制药巨头的市场份额受到质优价廉的小公司产品陆续攻占，利润空间受到很大程度的挤压。为了谋取竞争优势，仿制药巨头们只能发动更大规模兼并来对抗分散化的市场。2000 ～ 2010 年间，Teva、山德士和华生等仿制药头都在持续不断地发起收购攻势，然而仿制药市场多元化是时代发展的必然趋势，也是各国的政府所希望看到的，因此并购对他们来说，已经变得越来越不"合算"，甚至可能因并购到"拖油瓶"而深陷债务泥潭。除此以外，太大规模的并购还会招来政府的反垄断调查，使一起看似完美的并购最终变成鸡肋，Teva 并购阿特维斯仿制药部门就是这样的结局。

2001 年，美国仿制药处方率首次突破 50%，竞争开始走向白热化，在 2000 ～ 2017 年间，FDA 每年批准的 ANDA 数量从 294 个增加到 924 个，累计批准 9450 个。ANDA 文号的大量增加，让仿制药的价格随之逐渐下降，2016 年，美国的仿制药平均价格只有原研药品的 15%，很多仿制药的市场竞争甚至变成了"首仿药的市场独占期抢夺战"。除此以外，随着环保成本和人力成本的大幅提高，仿制药的利润空间进一步下降，Teva 在印度仿制药企的低价战面前，开始节节败退，近 5 年来，Teva 的平均净利润率已经不足 10%。竞争骤增、利润下滑，分析师们甚至认为"仿制药的黄金时代正在谢幕"，部分仿制药巨头开始向创新药和 Biosimilar 转型，但 Teva 仍然还在实施并购扩张的策略，甚至用创新药部门赚的钱来补贴仿制药。

并购的确让销售额突飞猛涨，让 Teva 制药的"大旗"插满了全世界，但无节制地并购也引来了债务危机。2000 年，Teva 用股票交易的形式收购了加拿大的第二大仿制药企 Novopharm，这是一家净利润率不足 2% 的公司，而且还背有 2.18 亿美元的债务，可能是 Teva 并购史上的第一个"拖油瓶"，这一起并购让当年 Teva 净利润率下降了 1%。2008 年，Teva 又以 75 亿美元的代价吃下了美国第四大仿制药公司 Barr，因为这次并购，让 Teva 四季度净亏损 6.88 亿美元，净利润水平从 2007 年的 21% 下降到 6%。相比以上两起差强人意的并购，最有可能让 Teva 觉得"后悔"的，也许是 2015 年与阿特维斯和 Rimsa 签下的合同。两起并购合计支出达 428 亿美元，但这两起并购没有为 Teva 带来 1+1 ＞ 2 的效果，相反这两起并购广受争议，还招来了多国政府的反垄断调查，为了博得批准，Teva 不得已变卖了部分财产和产品。最终这两笔 428 亿美元的并购，带来的销售额增量不足 20 亿美元，部门盈利增量不足 10 亿美元，债务增量却高达 270 亿美元。

并购失利，债务危机，专利悬崖，股价暴跌，Teva 的信誉评级陆续被穆迪和惠誉下调至"垃圾级"，2017 年，Teva 的隐忧全面爆发，公司管理层陷入动荡，一年之内，三度易帅。2017 年 9 月，首个非以色列籍的 CEO Kåre Schultz（丹麦人，前灵北 CEO）上台，对 Teva 立即进行了大刀阔斧地改革，希望通过大幅裁员和变卖资产来让 Teva 实现重组。然而 Teva 陷得太深，丹麦人面临着重重困难，如果 Teva 重组失败，该公司可能面临着生与死的考验。最让丹麦人头痛的是，Teva 的财务困境有可能在未来的几年里进一步恶化。

五、Teva 应对仿制药价格下滑的举措

因为仿制药准入门槛较低，是中小型企业的主要布局方向，随着美国仿制药市场的不断扩大，全球大大小小的仿制药企业都涌入美国淘金，然而随着仿制药竞争对手的不断增多，仿制药的价格逐步下滑，利润越来越低。作为仿制药起家的巨头 Teva 无法放弃仿制药，只能在仿制药的策略上做一定的调整，以尽量适应市场的变化。经过归纳，Teva 采取的举措主要有以下几点：

举措一，地域转移。在美国仿制药竞争白热化之后，仿制药巨头们纷纷在美国瘦身，出售了大量的仿制药批文和生产工厂，以降低对美国市场的依赖，将更多资源转移到有发展前景的国家。为了布局日本仿制药，2009 年，Teva 与日本兴和制药成立 Teva-Kowa，并通过该合资公司最终收购了大正制药（Taisho），2011 年，又以 10.9 亿美元的价格收购日本第三大仿制药企 Taiyo，2015 年又与武田建立合资公司。欧洲方面，2010 年，Teva 以 52 亿美元的价格收购了德国仿制药巨头 Ratiopharm。2015 年以 400 亿美元吃掉阿特维斯，获得大量的欧洲和亚洲仿制药资产。除了欧洲和亚洲，拉美也是 Teva 积极布局的地区，2011 年，Teva 以 3 亿美元的价格收购秘鲁仿制药巨头 Infarmasa，2016 年又以 23 亿美元的价格收购墨西哥药巨头 Rimsa，逐渐在拉美国家建立自己的影响力。

举措二，控制原料供应，建立高效的自动化制剂生产线，以降低生产成本。尽管美国是全球最大的仿制药市场，但美国的人力和环保成本远高于发展中国家，所以研发和生产设施转移是仿制药巨头们近年来的重要举措。就如 Endo CEO Paul Campanelli 所述："我们无法提供更大的降价幅度，只能停止生产产品，并关闭工厂。"Teva 方面，自 Schultz 推出重组计划以来，计划在全球范围内裁员 1.2 万人，关闭部分美国工厂，把研发和生产设计迁移到中低收入国家，在印度建立原料基地，优化马耳他的生产线，将生产效能最大化，以最大幅度降低药品生产过程中所产生的隐形成本。

举措三，专利挑战，布局首仿药。Waxman-Hatch 法案实施后的十几年里，美国已经建立了完善的专利链接制度。在 ANDA 提交之时，需要对参考药物（RLD）在橙皮书所列专利的权利状态做出说明。美国专利状态分为四类：

① Paragraph Ⅰ是没有专利；② Paragraph Ⅱ是专利已过期；③ Paragraph Ⅲ是有专利，但仿制药将在专利到期后上市；④ Paragraph Ⅳ是有专利，但仿制药不侵犯专利，或专利无效。如果申请人提交 Paragraph Ⅳ的说明，将被视为专利侵权。如在 30 个月的等待期内，仿制药胜诉或和解，并获得 FDA 批准上市，可获得 180 天的市场独占期。在市场独占期内，首仿药的定价可以高达原研药的 70%，通过 180 天的冲击，仿制药可以拿下原研药 30% ～ 70% 的市场份额，甚至更多，对于大品种而言，回报可以达到数亿美元。Teva 作为挑战专利最多的仿制药巨头，科睿唯安 Newport 数据显示，仅在 1998 ～ 2018 年间，Teva 提交的 Paragraph Ⅳ申请就高达 231 项，赢下了辛伐他汀、卡培他滨等多个产品市场独占期，其中辛伐他汀的预期收益就可达 8 亿美元。

举措四，布局高端仿制药和 Biosimilar。相比一般的口服常释制剂，使用先进载药系统开发的创新制剂，仿制门槛较高，准入企业较少，利润相对丰厚，布局高端仿制药已经是仿制药巨头捍卫利润水平的主要举措。Teva 最成功的仿制药当属哌甲酯缓释片，2017 年销售额超过了强生的专注达，达 12 亿美元。除了哌甲酯缓释片，安非他命 / 右安非他命缓释胶囊和布地奈德吸入剂也是 Teva 的看家品种，虽然近年来销售额有所下滑，但销售额峰值也一度逼近 12 亿美元。除了这些超级吸金的重磅仿制药，Teva 还有多个产品年销售额超过 1 亿美元，如羟考酮缓释片、二甲双胍缓释片、布地奈德 / 福莫特罗吸入剂等，2018 年，Teva 的 EpiPen 仿制药获得 FDA 批准，毫无疑问这又将是一个年销售达数亿美元的重磅仿制药。除了高端仿制药，近年来仿制药巨头积极布局的领域还包括生物仿制药（Biosimilar）。在众多仿制药巨头中，山德士最早布局 Biosimilar，如今已经获得大部分重磅生物制品的 Biosimilar 批文，年销售额已达数亿美元。相比山德士，Teva 和迈兰布局较晚，大部分研发项目还在临床阶段。

举措五，仿创结合，培育创新药。简而言之，仿创结合就是利用仿制药赚的钱来培养创新药。虽然 Teva 被称为仿制药巨头，但 Teva 并不是纯粹的仿制药企业，在 2012 ～ 2017 年的营收中，超过 40% 来自于创新药。尽管 Teva 主打仿制药，但早在 20 世纪 80 年代中期，Teva 就已经开始布局创新药，先后买下了格拉替雷、雷沙吉兰等产品，2000 年之后，又收购了专科药部门、吸入剂部门，以及多个新分子实体和单抗药物，如今创新药已经成为 Teva 利润的主要来源。但遗憾的是近年来 Teva 在创新药布局方面并不积极，一直在"疯狂"并购仿制药企业，随着债务危机的加大，Teva 已经无力大规模投资研发，加之格拉替雷等创新药产品专利悬崖的影响，Teva 的创新药似乎陷入了"恶性循环"。

举措六，布局管制药物。因为管制药物受到政府的层层监管，对资质要求较高，并非一般企业都有资质研发生产，这无形中降低了仿制药的竞争压力。莫达非尼和阿莫达非尼曾是 Teva 的主力品种，为了扩大管制药品的市场影响力，Teva 在收购阿特维斯获得了哌甲酯等产品，还布局了羟考酮、芬太尼等系列产品，形成了一条全面的管线。

举措七，提高生产效率，降低运营成本。虽然 Teva 是全球产能最大的企业之一，但 Teva 仅有 4 万名员工，平均每个员工年产出药品达 250 万制剂单位，效率远超过 Mylan 和印度仿制药巨头，平均每个员工年贡献销售额超过 40 万美元，几乎已经接近美国一线制药巨头的水平。

总而言之，"排他性"是制药企业利润的源泉，也是制药业有别于消费品、保健食品和化工品等行业的主要特征。不论是创新药还是仿制药，通过法规、专利和技术构建壁垒，建立排他性是获取高附加值回报的主要手段。除了以上举措，Teva 还在积极探索新的销售模式，选择自营与代销相结合，布局自动售药机，以在保障销售规模的前提下，实现销售成本最低，提高利润水平。

六、小结与讨论

总结 Teva 的整个发家历程，总体是成功的，局部是失败的。能从几百万人口的以色列脱颖而出，就已经说明了 Teva 的不平凡。Teva 的成功，可归结为仿制药出海模式的成功，Teva 的近年受挫，可归结为本末倒置，并购未量力而行。

随着仿制药利润的大幅下滑，几乎所有仿制药巨头都开始在想尽办法培育创新药，但 Teva 却背道而行，使用创新药的赚的钱去支持仿制药扩张，不为创新药的专利悬崖做好充分的准备。最出乎人意料的是，格拉替雷的成功让 Teva 成为了多发性硬化的领头羊，但在格拉替雷之后，Teva 并没有布局新的多发性硬化产品，将自己做大的市场拱手让给渤健等竞争对手。

仿制药利润本不高，但 Teva 的并购却可以用"疯狂"来形容，大手笔的资金投入，却换来一堆"拖油瓶"，这种"打肿脸冒充胖子"的扩张策略，让 Teva 在 2016～2020 年间的累积商誉减值高达 257 亿美元，是 Teva 危机的主要导火索。从 2000 年到 2020 年，Teva 的并购总支出超过了 800 亿美元，但同期的总净利润却只有－11.21 亿美元，即便刨除 2016～2020 年商誉减值，该公司创造的总净利润也不过 245 亿美元。并购不量力而行，投资不谨慎，债务的雪球必然越滚越大。360 亿美元的债务规模，每年数亿美元的利息足以把一个公司拖垮。为了消化前人吞下的苦果，新帅 Kåre Schultz 要盘活企业，能做的只有卖厂、裁员和瘦身，但这么一来，又会遭到以色列人的反对，降低全球犹太人对公司的支持。

尽管债务危机让 Teva 跌入了深谷，但随着瘦身行动的不断推进，资产的逐渐盘活，Teva 的债务危机出现了一定的缓解，除此以外，Teva 最近获批的几个新药，将为 Teva 走出危机贡献一部分力量。总而言之，Teva 总体是成功的，局部是失败的，Teva 的模式值得广大仿制药企业学习参考。想必在未来的几年里，将会有不少的企业沿用 Teva 的模式进行仿制药出海，也将通过持续不断地并购进行扩张，但是我们需要扬长避短，综合多个企业的发展模式，结合自己的实际情况因地制宜，走出一条符合中国药企高速发展的通天大道！

附：Teva 近年来并购的企业一览

1976 年，收购以色列乙醇厂 Paca 的 50% 股权

1977 年，收购荷兰原料厂 Orphahell

1980 年，收购以色列第三大药企 Ikapharm

1980 年，收购 Nissan Preminger 资产，整合成 Promedico

1984 年，收购以色列医疗器械商 Migada 50% 股权，1992 年全资收购

1985 年，联合成立 TAG Pharma，持股 50%，1992 年全资收购

1985 年，收购美国 Lemmon 公司

1988 年，收购以色列第二大药企 Abic，0.27 亿美元

1989 年，收购百特子公司 Travenol，0.1 亿美元

1989 年，全资收购以色列化工厂 Plantex

1992 年，收购德国药企 GRYPharm

1993 年，收购意大利药企 Prosintex

1995 年，收购匈牙利仿制药企业 Biogal

1995 年，收购意大利药企 ICI 公司

1996 年，收购美国企业 Biocraft，2.9 亿美元

1996 年，收购英国仿制药企业 APS/Berk

1997 年，收购荷兰药企 Pharbil

1998 年，收购荷兰制药企业 Pharmachemie，价格未公开

1999 年，收购美国制药企业 Copley Pharma，2.2 亿美元

2000 年，收购加拿大第二大仿制药企 Novopharm，2.65 亿美元

2002 年，收购法国药厂 Bayer Classics，与 Honeywel 合计 1.68 亿美元

2002 年，收购意大利 API 生产厂 Honeywel Pharma，单独价格未公开

2003 年，收购印度 API 生产厂 Regent Drugs，价格未知

2003 年，收购生物仿制药企业 Sicor，34 亿美元

2004 年，收购辉瑞在意大利的仿制药子公司 Dorom，价格未知

2005 年，收购瑞士药企 Medika，价格未知

2006 年，收购美国药企 IVAX，74 亿美元

2007 年，收购土耳其药企 Medilac，金额未透露

2008 年，收购美国药企 CoGenesys，4.12 亿美元

2008 年，收购西班牙药企 Bentley，3.66 亿美元

2008 年，收购美国仿制药巨头 Barr，75 亿美元

2009 年，收购 OncoGenex，0.1 亿美元

2009 年，成立 Teva-KOWA，并以该公司收购 Taisho 70% 股份，1.3 亿美元

2010 年，收购 CureTech，0.69 亿美元

2010 年，收购德国仿制药巨头 Ratiopharm，52 亿美元

2011 年，收购默克雪兰诺的妇科药部门 Theramex，3.55 亿美元

2011 年，收购秘鲁仿制药巨头 Infarmasa，3 亿美元

2011 年，收购 CureTech 75% 股份，0.2 亿美元

2011 年，通过 Teva-KOWA 收购日本药企 Taisho，金额未知

2011 年，全资收购 Teva-KOWA，1.5 亿美元

2011 年，收购日本第三大仿制药企 Taiyo，10.9 亿美元

2011 年，收购美国药企 Cephalon，61 亿美元

2013 年，收购美国吸入剂公司 MicroDose，1.65 亿美元

2014 年，收购美国药企 NuPathe，获得产品 Zecuity，2.93 亿美元

2014 年，收购美国生物公司 Labrys Biologics，8.25 亿美元

2015 年，收购美国药企 Auspex，35 亿美元

2015 年，控股 Genomic-Analysis Company，持股 51%，金额未知

2015 年，收购英国吸入剂公司 Gecko Health，金额未知

2015 年，收购 Immuneering Corporation，金额未知

2015 年，收购 Microchips Biotech，与上两个公司合计 1.02 亿美元

2016 年，收购墨西哥药企巨头 Rimsa，23 亿美元

2016 年，收购 Actavis Generics，405 亿美元

2016 年，收购艾尔建子公司 Anda，5 亿美元

参考文献

[1] Teva.Our History［EB/OL］. http://www.tevapharm.com/about/history/

[2] Company Histories［DB/OL］. Teva Pharmaceutical Industries Ltd：https://www.company-histories.com/Teva-Pharmaceutical-Industries-Ltd-Company-History.html

[3] Pederson JP. International Directory of Company Histories，Vol. 54［M］. New Jersey US：St. James Press，2003

[4] 诺亚·卢卡斯. 以色列现代史［M］. 北京：商务印书馆，1997

[5] Teva. Annualreport 2003-2020［DB/OL］. https://www.sec.gov

[6] FDA 数据库［DB/OL］. https://www.fda.gov/

[7] Teva.Teva Pharmaceutical Industries reports financial results for fourth quarter and year ended Dec. 31，1996［EB/OL］. https://www.thefreelibrary.com/Teva+Pharmaceutical+Industries+reports+financial+results+for+fourth...-a019151373.

[8] Teva.Teva Pharmaceutical Industries Ltd. Reports 1998 Year End and Fourth Quarter Financial Results [EB/OL]. http://www.tevapharm.com/news/ teva_pharmaceutical_industries_ltd_signs_definitive_agreement_to_acquire_ novopharm_ltd_02_00.aspx

[9] NPDUIS Generic Drugs in Canada, 2014 [EB/OL]. http://www.pmprb-cepmb. gc.ca/view.asp?ccid=1233

[10] AAM. Generic Drug and Biosimilars Access and Savings in the U.S.（2020） [DB/OL]. https://accessiblemeds.org/2020-Access-Savings-Report

[11] 林淘曦，于娜，黄璐. 美国首仿药制度及专利挑战策略研究 [J]. 中国新 药杂志, 2016, 25（19）: 2168-2173

[12] 张洁铭，罗时珍，刘毅俊，等. 美国首仿药制度介绍及对我国的启示 [J]. 中国药房, 2018, 29（22）: 6-9

[13] 李思佳，杨俊，陈锋，等. 以色列梯瓦（Teva）制药公司仿制药的专利保护 战略 [J]. 南京中医药大学学报：社会科学版, 2011, 012（003）: 174-177

第十八章
武田：Me-Too 药物出海模式的践行者和集大成者

武田（Takeda）是日本最大的制药公司，总部位于日本大阪，在完成对 Shire 的收购之后，武田成为首个登上全球制药巨头前十强榜单的亚洲企业，销售额在 2020 年达到 307 亿美元，拥有员工近 4.8 万名。20 世纪 90 年代以前，武田对于日本以外的国家和地区而言，还是一家名不见经传的公司，然而经过 20 年的精心打造，到 20 世纪末时，武田已经发展成为世界级的制药巨头。尽管武田的成功跟日本的医药政策有一定关系，但公司今天的国际地位更多来自于 Me-Too 药物的成功和持续不断地海外扩张，在 Me-too 药物和出海扩张中，武田淌出了特色模式，这种模式值得业界借鉴和学习。

一、蓄势待发二百年

武田的发源地是日本的"医药城"大阪，1781 年（相当于我国乾隆后期），32 岁的武田长兵卫（音，Chobei Takeda）在大阪开设药店，做起了日本和中国传统药物的分销生意，自那以后，家族生意代代相传。明治维新以后，日本的市场被打开，武田家族也渐渐地把目标转向西药。1871 年，武田四世牵头当时的药物零售商在横滨建立合作社，开始进口和销售西药，产品包括抗疟疾药奎宁和治霍乱药苯酚等。

　　武田长兵卫开设药店之后的 100 多年时间里，武田家族一直做的都是分销生意，直到 1895 年，武田收购了 Uchibayashi Drug Works，才正式走上了制药之路。1909 年，武田布局了精细化工品业务，因为经营得当，业务越做越大，以致武田后来一度改名为武田化学工业株式会社（Takeda Chemical Industries, Ltd），直到 20 世纪 90 年代末期，武田仍有超过 10% 的营收是来自于化学品。

　　20 世纪 20 年代以后，武田的业务快速扩张，从一个地域性企业渐渐演变成日本知名的制药公司。1925 年，武田改制成了一个股份制集团公司（Chobei Takeda & Co., Ltd），持有资本 530 万日元，由武田五世出任总裁。1937 ～ 1938 年间，武田成功合成了维生素 C 和维生素 B_1，在此之后的很长一段时间，武田的生意都是以维生素、食品、化工品和简单的药品为主。因为战争的缘故，20 世纪三四十年代的日本非常重视国民健康和身体素质，对维生素的需求非常大，因此几乎所有的维生素生产企业都赚得盆满钵满。

　　二战以后，武田的维生素生意做得越来越大，并于 1949 年在东京和大阪证券交易所同时挂牌上市。1950 年，武田推出了日本第一个多种维生素配方 Panvitan，随后不久，武田又布局了特种食品业务，成立了武田食品工业（Takeda Food Industry），生产各种富含维生素的食品和饮料。到 20 世纪 60 年代初期，武田已经成为日本的维生素巨头，市场占有率超过 30%，供应量占到全日本的一半。制药方面，武田当时的产品主要是安定（地西泮）和抗生素。

二、日本制药行业的春天到来

　　二战以后，受西方的影响，日本也开始构建自己的保险制度，随着战后重建的有序进行，日本的经济飞速发展，短短十几年时间里，日本已经发生了天翻地覆的变化。经济的高速发展，让构建全民健康保险制度成为可能，而全面健康保险制度的实施，让日本制药行业迎来了快速发展的春天。1961年，日本首次推出了全民保险制度，规定一般患者只需支付 50% 的医疗费用，1963 年又进一步降低到 30%。此外，政府制定了高昂的药品价格，并且医生可从药品销售差价中赚取丰厚利润，在这种模式下，医生开始广开处方，广开高价药处方。20 世纪 60 年代以后，日本的制药行业呈现爆发式增长，年增长率超过 20%，成为日本发展最快的行业之一。

尽管当时日本的医药市场发展非常迅速，但日本的制药工业基础还非常薄弱，药品仍以进口为主。因为当时日本的专利法只保护配方和工艺，不保护化合物，所以日本本土药企的产品主要以仿制为主，新药创新乏力。随着西方大量新药的涌入，日本本土药企的市场占有率受到很大的挤压，到 20 世纪 80 年代初，日本市场上流通的药品 80% 来自于进口。

随着药品贸易逆差的日益加剧，从 20 世纪 70 年代中期开始，日本政府制定了一系列的应对政策。一方面通过专利制度改革和创新药"高价"的政策，鼓励本土药企进行药品创新，另一方面通过各种途径限制西方药品流入日本市场，不允许国外药企单独在日本国内申请药品的有效性和安全性研究，也不允许单独开展新药临床试验。在日本的这种类似于"保姆"政策的扶持下，一方面日本药企大幅增加了研发投入，部分企业的投入水平甚至超过了当时的欧美药企；另一方面，跨国药企想要把产品卖到日本市场就必须与日本企业合作或直接授权日本药企代卖，而日本企业则可以从中获得提成。后来，日本实施了《药事法》，为获得独家授权协议的药品提供了更多的照顾，变相地鼓励跨国企业与本土药企达成合作。

除了药企响应政府的政策，积极投资研发，当时的 PMDA 也非常"高效"，审评速度和审批通过率远超过 FDA。在 20 世纪 70 年代短短的 10 年时间里，日本上市了 75 种新化学实体，仅次于美国、英国和德国。而作为日本制药界领头羊之一的武田，在 20 世纪 70 年代最大的收获当属头孢甲肟和头孢替安，两大产品拿下日本本土药品 24% 的市场份额。授权合作方面，武田的收获也非常丰厚，直至 1983 年，该公司已经与 20 多家公司达成了协议。

进入 20 世纪 80 年代以后，日本政府开始控制药价，日本药企的"金饭碗"受到了威胁，但是创新药物依然可以单独定价。为了寻求高额的利润，日本药企开始"砸锅卖铁"做研发，于是掀起了轰轰烈烈的研发潮，在整个 20 世纪 80 年代，日本药企一共收获了 130 种新化学实体，占全球总数的 29%。尽管这些产品大多都是 Me-Too 类药物，但是其中也不乏疗效出色的 Me-Better，对于这些有治疗优势的 Me-Better，日本药企当然也不甘心把目光局限在国内，于是又掀起了风风火火的出海潮。在出海大军中，海外合作是主要手段，其中武田找到了雅培，麒麟找到了安进，塩野义找到了默沙东……

三、从日本巨头到世界巨头

相比欧美，日本医药市场规模较小，出色的日本药企绝不会把目光局限在国内。纵观武田在 20 世纪的发展历程，"扩张"一词几乎可以贯穿始终，从本土扩张到海外扩张，该公司的步伐一直都没有停下。武田的海外扩张可追溯到 20 世纪 60 年代，早在 1962 年，武田就开始对东南亚的一些小国家进行产品输出。但在整个 20 世纪 60 年代，出口生意都没有做大，直到 1970 年，武田的药品和化学品出口都没有超过总产值的 10%，20 世纪 70 年代后期，武田把业务范围拓展到欧洲，1978 年开始在德国和意大利布局业务。

20 世纪 80 年代以后，人类疾病谱开始发生改变，日本的老龄化问题也日渐凸显出来。意识到这一系列的变化后，武田把研发的重心放在了老年病上，先后推出了 Nicholin（胞磷胆碱）、Avan（艾地苯醌）等治疗老年痴呆的药物，其中 1987 年上市的艾地苯醌为武田带来了巨大财富，每月创造的价值高达 10 亿日元。因为拥有多个产品从市场上吸金，所以武田的研发有了雄厚的财力作后盾，在 20 世纪 80 年代后期，其研发投入几乎接近欧美一线制药巨头的水平，从 1985 年的 315 亿日元（约合 1.32 亿美元）逐渐增加到 1988 年的 453 亿日元（约合 3.54 亿美元），并在筑波成立了第二个研发中心，开始研发糖尿病和高血压药物。

一方面，武田长期"砸"研发积累了不少家底，急需冲出日本到广袤的欧美市场，让产品充分发挥经济学效益；另一方面，受日本控制医疗支出政策的影响，武田急需摆脱对本土市场的过度依赖。因为日本政府的降价政策，武田的看家品种 Pansporin（头孢替安）和 Bestcall（头孢甲肟）价格降幅在 12%～13% 之间，抗生素对总销售额的贡献度从 18.4% 下降到 16%，更为严重的是维生素，其维生素市场占有率达 40%，但对销售额的贡献只有 9%。

20 世纪 80 年代中期，受日本新医药政策的影响，"出海战略"在日本制药界变得非常流行，而且扩张目标一致指向全球第一大市场美国。尽管如此，武田的美国扩张之路并非一帆风顺，其最畅销的两大老年病药物胞磷胆碱和艾地苯醌都在 FDA 的面前折戟沉沙，而且当时 FDA 的审评速度也让武田很煎熬。然而聪明的人永远都不会在一棵树上吊死，直接扩张碰壁，那就来间接的。因为当年日本政策的诱导，武田在 20 世纪七八十年代与跨国药企建立了广泛的合作关系，而这些合作企业为武田的出海起到至关重要的作用，尤其是雅培。1985 年，武田与雅培 50：50 成立联合投资公司 Takeda Abbott Products（TAP Pharma），通过 TAP Pharma，两家公司在美国联合推出亮丙瑞林。同年，武田在北卡罗纳州开办了一家工厂，主要生产维生素类产品。

起初，亮丙瑞林的获批并没有为武田带来巨大的销售额，20 世纪 80 年代中期，该公司在美国依然"名不见经传"。1987 ～ 1988 年间，武田的两个头孢类抗生素也相继获得了 FDA 批准，但武田在美国的生意依然可以用"冷清"来形容。对于武田而言，1989 年是一个至关重要的转折点，因为亮丙瑞林微球（Lupron Depot）获得了 FDA 的批准。相比普通的注射剂，微球具有巨大的优势，大幅减少了患者因频繁注射带来的痛苦。Lupron Depot 非常受患者的欢迎，销售额很快突破了 1 亿美元，并且在 1993 年达到 2.5 亿美元。随着制剂的不断改良和适应证的不断拓宽，该产品逐渐成为武田的第一棵"摇钱树"，销售额持续上涨，并且在 1995 年突破 5 亿美元，在 2001 年达到 10 亿美元。

亮丙瑞林让武田在美国市场淘到第一桶金，吃到甜头的武田继续延续 Me-Too 药物扩张的战略。1991 年，武田的兰索拉唑登录了欧洲市场，这是继奥美拉唑之后的第二个质子泵抑制剂，1995 年，兰索拉唑（商品名：Prevacid）又获得了 FDA 的批准，并迅速发展成为武田的"财神"，销售额在 2001 年达到了 30 亿美元。紧接着兰索拉唑，武田相继又推出了坎地沙坦和吡格列酮，这两个产品也相继成为重磅炸弹，让武田的全球影响力得到很大的增强。

经过日本政府 20 世纪七八十年代的精心培育，在九十年代初期，日本本土药品的市场占有率达到了 40%。然而 1990 年以后，日本泡沫经济破裂，为了节省医疗支出，日本政府进一步推出了严格的限制药价政策，尤其是 1997 年，日本加入 ICH，日本的医药市场几乎完全放开了。为了摆脱对本土市场的过度依赖，武田进一步加快了出海战略，先后与多家公司建立了合作关系，通过联合研发或销售药物的方式渐渐地对外扩张，除了雅培，武田先后还与

GSK、诺和诺德和礼来等企业达成了合作。20 世纪 90 年代中后期，武田又在海外建立了一系列的分公司，包括中国武田、英国武田、爱尔兰武田、美国武田等，还在欧洲建立了全球第三个研发中心。在 1995 ～ 2000 年间，武田的海外营收几乎翻了两倍，海外营收占比从 11% 增加到 29%，达 2800 亿日元。此后的十几年里，随着出海战略的日渐推进，武田对本土市场的依赖逐渐降低，根据武田 2017 财年数据，日本市场贡献的销售额仅占武田营收的 32.8%，在 2018 年收购了夏尔之后，武田对本土市场的依赖度进一步降低到了 20% 以下。

四、研发与并购

1989 年以来，武田通过四大 Me-Too 药物赚得盆满钵满，国际地位也得到了很大的增强，2004 年，武田的营收超过 1.1 万亿日元（约合 104 亿美元），相比 1988 年翻了一倍，其中制药业务 9705 亿日元（约合 90 亿美元），占总销售额的 86.4%。然而武田无限风光的背后潜藏着巨大的隐忧，2000 年之后，FDA 收紧了 Me-Too 药物的审评尺度，通过 Me-Too 类药物发财的战略，不再像以前那么奏效了。摇钱树过不了多久就面临叶老株黄，武田必须获得新产品来补充自己的产品线，否则公司将在 2010 年前后面临着专利悬崖的严峻挑战。在很长一段时期内，武田在 First-in-class 药物研发上进行了尝试，但收效总是差强人意，放下失败不说，获批的几个产品也没有为武田的营收作出很大的贡献。

在研发"碰壁"的时候，武田选择了第二种尝试——并购。2005 年，武田以 2.7 亿美元的价格"吃下了"美国圣地亚哥的 Syrrx 公司。武田这一尝试，回报非常丰厚，不但获得以 DPP-4 抑制剂阿格列汀为代表的多个在研降糖药，还获得了先进的 X-射线晶体分析技术。除了产品，武田此行的另一大目的是希望以 Syrrx 公司为起点，在美国建立研究开发中心。如今，该公司被纳入武田的全球研发网络，以加州武田的名义运营。在收购 Syrrx 之后 2 年多的时间里，武田又把战略重心挪回到研发上，相继剥离了与药品不相关的多项业务，并将研发预算增加到 20% 以上，与多家公司建立合作开发新药。在 2005 ～ 2010 年间，武田的确有不小的收获，先后有雷美替胺、非布司他和右兰索拉唑获得了 FDA 的批准，但这几个产品远远无法弥补兰索拉唑、坎地沙坦和吡格列酮销售额大幅下降带来的损失。

随着专利悬崖的日益迫近，武田在 2008 年再度出手，以 88 亿美元的价格收购了位于美国马萨诸塞州的生物公司 Millennium Pharma，这是一家专注抗肿瘤药物和炎症药物研发的公司，后来被武田整合成肿瘤部门，获批产品包括治疗多发性骨髓瘤药物 Velcade（硼替佐米）、Ninlaro（艾莎佐米），治疗骨肉瘤药物 Mepact（米伐木肽）和治疗白血病药物 Adcetris（brentuximab vedotin）。武田的这一笔收购是非常值得的，硼替佐米在 2014 年销售额超过了 30 亿美元，而且艾莎佐米有望很快发展成为"重磅炸弹"。通过两起并购，武田一共获得了五个产品，外加自研和联合研制的产品，武田的产品线或研发管线里接近新增了 10 个产品，但这些产品很多还处在临床二期或三期，远水解不了近渴。随着兰索拉唑、坎地沙坦、吡格列酮等三大重磅药物的化合物专利相继到期，武田的营收承受着巨大的压力。2011 年，武田又以 95 亿美元的价格收购了北欧的制药公司奈科明（Nycomed），获得了泮托拉唑，并寄希望于以该产品来抵消兰索拉唑专利到期所受到的冲击。

通过两起大规模的并购，武田在 3 年里花出去 184 亿美元，在 2011 年的时候，药品销售额已经达到 190 亿美元，在全球制药巨头排名里，位居十二。随着经验的不断积累，武田在并购之路上越走越顺，于是又趁热打铁再次出击，在 2012 年以 8 亿美元的价格"吃掉"美国的 URL Pharma，获得 Colcrys（秋水仙碱），该产品对武田的年销售贡献高达 5.5 亿美元。在收购 URL 的当年，武田很快又以 2.5 亿美元收购了南美的制药公司 Multipara，不过该公司被武田在 2018 年卖出。

从财务数据来看，武田的这几起并购都是非常划算的，但是新增产品的销售额仍然无法抵消三大重磅产品销售额下降带来的损失。2012 年以后，武田的销售额几乎停下了增长的步伐，2013 ～ 2016 年间，武田的销售额下降了 30 亿美元（不考虑日元贬值），而且因为艾可拓的致癌风波，还在 2015 年出现了账面亏损。沉寂了 5 年以后，武田再次坐不住了，最终在 2017 年以 52 亿美元为代价买下了 ARIAD Pharma。这是一家专注小分子抗肿瘤药研发的公司，通过这起并购，武田获得了抗白血病药物 Ponatinib、治疗非小细胞肺癌药物 Brigatinib、治疗骨肉瘤药物 Ridaforolimus，以及在研药物 Rimiducid 和

AP32788 等。2018 年初，武田又以 6.3 亿美元的价格完成了对 TiGenix 的收购，获得克罗恩病干细胞疗法 Cx601。

在研发和并购的双重努力之下，武田的销售额在 2017 年止跌反弹，但是武田并购的步伐已经停不下来了。2018 年 4 月，武田与夏尔达成收购协议，以 620 亿美元的价格将夏尔纳入囊中。这是武田史上最大的一起并购，这起并购的花费比武田之前的所有并购支出都要多。因为这一次并购，武田 2019 年的销售额超过了 300 亿美元，成功挤进全球制药企业销售额排名前十的位置。不过因为这一次蛇吞象似的并购，武田可能进入财务困境，甚至有的股东表达了抱怨，因为他们认为武田的股票因为这一次并购而出现了大幅下跌，市值从二月初的 4.6 万亿日元下降至 3.2 万亿日元，跌幅近 30%。

因为并购花的钱比研发多，因此从宏观上讲，武田可归类为并购型企业。在 2000 ～ 2017 财年间，武田的研发投入共计 4.58 万亿日元，按平均汇率计算为 448 亿美元，并购支出则为 880 亿美元。尽管是并购型公司，武田对研发一点都不含糊，早在 2000 年的时候，武田的处方药研发投入就已经超过总销售额的 12%，此后便陆续上涨，最高达 30%。经综合统计，武田在 2000 ～ 2017 财年的平均研发投入比例为总销售额的 17.3%，而处方药领域的平均研发投入则超过了 20%。因此从这些数据上讲，武田在产品线扩张上是非常舍得花钱的。

五、小结与讨论

综合上述，武田是一家非常成功的公司，也是第一个步入全球前 20 强的亚洲制药巨头，在顺利完成对夏尔的收购后，武田还成为第一个挤入全球排名前十的亚洲制药企业。武田的确非常成功，然而日本有多个成功的"武田"，因此武田可视为日本高速发展的药企的一个缩影。抛开武田，有很多日本药企都是依靠一两个产品走出的暴发户，他们从日本的小药企到全球制药巨头只用了不到三十年的发展时间，因为中国的制药行业现状与日本 20 世纪 80 ～ 90 年代非常相似，所以他们的运作模式非常值得我们借鉴。

尽管武田的发家史超过 200 年，但是真正的爆发是在 20 世纪 70 年代以后。虽然武田在日本全民医保的政策驱动下，积蓄了不少实力，但当前有不少的中国药企具备武田 20 世纪 80 年代中期的实力。虽然武田在 20 世纪 70 年代开始布局研发,但在 1985 年时,研发投入也仅为 1.32 亿美元,目前中国的数家药企在研发投入上也达到了这一水平。因此从这些数据对比来看,中国的龙头制药企业与日本的龙头制药企业的差距只有 20 ～ 30 年。

在政策方面,日本曾经实施了"排外政策",而随着 CFDA 加入 ICH,中国药企可能没有这一机会了,而且 FDA 在 2000 年以后加紧了对 Me-Too 药物的审批,中国药企想通过 Me-Too 药物海外扩张,可能性非常小。尽管如此,中国的市场非常巨大,做好 Me-Too 药物的中国市场足以支撑多个企业的发家,趁现在 CFDA 还未对 Me-Too 药物的审评尺度收紧,对于能够 fast follow,且项目推进快、销售能力强的企业而言,是绝佳的时机。当然了,中国药企可以靠仿制药和 Biosimilar 发家,也可以走华生模式或替瓦模式,利用人口的红利发展仿制药或 Biosimilar,在实力逐渐增强以后再走武田的模式。

总之,不论是中国的药企还是日本的药企,想要做成世界巨头都必须对外扩张,相信在未来的 5 ～ 10 年内,海外扩张也将是中国企业发展的一种常态。另外,多个国际制药巨头的发展史已经充分证明,单独仿制药无法撑起一个制药帝国,因此可以断定的是,中国版的"武田"有望很快诞生,但不会来自靠仿制药出海的企业。

附:武田近年来兼并的企业一览

2005 年,2.7 收购 Syrrx 公司,获得 DPP-4 抑制剂

2008 年,88 亿美元收购 Millennium,获得硼替佐米、艾沙佐米

2011 年,95 亿美元收购奈科明,获得泮托拉唑

2011 年,0.6 亿美元收购疫苗公司 LigoCyte

2012 年,2.5 亿美元收购疫苗公司 Inviragen

2012 年,1.4 亿美元收购 Envoy 公司,获得 bacTRAP 技术

2012 年,8 亿美元收购 URL,获得秋水仙碱

2012 年,2.5 亿美元收购 Multipara,增加南美的影响力

2017 年,52 亿美元收购 ARIAD,获得小分子抗肿瘤药管线

2018 年,6.3 亿美元收购干细胞治疗公司 TiGenix

2018 年,620 亿美元收购夏尔,获得罕见病和 CNS 药物管线

参考文献

［1］Takeda. Our Corporate Symbols ［EB/OL］. https://www.takeda.com/who-we-are/company-information/history/changes-to-the-corporate-logo/

［2］Takeda. Annualreport 2005-2020 ［EB/OL］. https://www.takeda.com/investors/sec-filings/

［3］Company Histories ［DB/OL］. Takeda Chemical Industries, Ltd：http://www.company-histories.com/Takeda-Chemical-Industries-Ltd-Company-History.html

［4］Pederson JP. International Directory of Company Histories, Vol. 46 ［M］. New Jersey US：St. James Press, 2002

［5］FDA 数据库 ［DB/OL］. https://www.fda.gov/

［6］PMDA 数据库 ［DB/OL］. http://www.pmda.go.jp/

［7］高艳. 日本药品价格管理制度及其启示 ［J］. 宏观经济管理, 2015, 000（010）：84-85

［8］于宝荣, 陈柏廷. 日本医疗保险制度及介保护险制度介绍 ［J］. 中国卫生经济, 2005, 24（6）：75-76

［9］何文威, 李野, 洪兰. 日本药品专利战略浅析及对我国的启示 ［J］. 中国药房, 2006, 17（12）：887-888

［10］张成岗, 张佳萌. 全球化时代企业文化建设及其创新探微——来自日本武田制药企业文化建设的启示 ［J］. 现代企业文化, 2012, 000（011）：8-10

［11］Daemmrich A. Where is the Pharmacy to the World? International Regulatory Variation and Pharmaceutical Industry Location ［J］. Working Papers--Harvard Business School Division of Research, 2009：1-21

［12］DeSchuytner B, Kuvalanka K, Hibner B, et al. Takeda's Oncology Discovery Strategy ［J］. Jpn J Clin Oncol, 2013, 43（4）：357-361

［13］Takeda. Takeda Completes Acquisition of Shire, Becoming a Global, Values-based, R&D-Driven Biopharmaceutical Leader（2019）［EB/OL］. https://www.takeda.com/newsroom/newsreleases/2019/takeda-completes-acquisition-of-shire-becoming-a-global-values-based-rd-driven-biopharmaceutical-leader/

第十九章
礼来：不合并战略的笃行者，平稳发展乐在其中

礼来总部位于美国印第安纳州，2020年总营收为245亿美元，拥有员工约3.5万名，是全球前十五大制药巨头。礼来是现代制药的先驱，也是生物制药的先驱，早在20世纪40年代就已成为全球最大的制药公司，二战以来，礼来的规模持续不断地扩大，但因为坚守不合并的主张，其在制药巨头中的地位逐渐下滑。尽管如此，在高额的研发投入下，礼来的销售收入实现了持续增长、平稳发展、乐在其中。

一、三代人的努力成就了早期的"制药巨头"

礼来公司的发家历程可追溯到19世纪中后期，美国南北战争结束后，38岁的退役军人Eli Lilly上校回到印第安纳州，在波利斯的西珍珠街租下一栋砖房小楼开始生产药品，礼来制药的故事于1876年正式开启。在成立之初，礼来的运营资金只有1400美元，员工也只有3人，其中还包括他14岁的儿子Josiah Kirby Lilly Sr。

礼来早期的主要产品是奎宁，奎宁是人类最早获得的单体药物之一，因为卫生条件落后，疟疾横行，在很长的一个时期里，奎宁都是必需药物。因为巨大的临床需求，礼来的销售额呈现爆炸式增长，当年年底，营业额就已

经达到 4470 美元（约合当今的 100 万美元），到 1879 年，礼来的销售额达到了 4.8 万美元，3 年翻了 11 倍。为了满足日益扩大的业务需求，Eli Lilly 上校聘请了他的弟弟 James 作为销售人员，并组建了销售团队，很快就把产品卖到了美国各地。

礼来上校创办礼来公司的初衷是对当时药品质量的不满，在那个神药漫天飞、专利药遍地跑的时代，礼来是少数坚持发展高质量药物的公司。Josiah 掌管公司以后，对药品的质量更是关注，于是在波利斯创办药厂开始大规模生产处方药，并率先在标签上注明了配方的成分。1898 年，Eli Lilly 上校去世，Josiah 继承了公司，当时礼来的年销售额超过了 30 万美元，在美国已经拥有了非常大的影响力。尽管当时的 FDA 还没有完全"成形"，在行业中的威望也不高，但 Josiah 是药物联邦监管的持续倡导者，在 Josiah 的领导下，公司引入了科学的管理理念，组建了研究部门，增加了销售队伍，并开始了出口生意，到 1905 年，礼来公司的销售额已达到 100 万美元。

在业绩高速发展的同时，Josiah 主导下的礼来公司还是现代制药工业的开拓者，先后成功开发了明胶胶囊、明胶包衣丸剂、含水果香精的口服液、糖衣片和含片等剂型。除此以外，礼来公司还在生产技术上积极探索，是最早实现自动化生产的制药企业之一，1917 年时，礼来波利斯工厂每日能够生产 250 万粒胶囊，为了提高效率，礼来引入了流水线生产的概念，首个流水线生产工厂于 1926 年投产。礼来的积极探索成为后世效仿的目标，该公司开创的设备通过不断改进，至今还在应用。

一战期间，礼来相继建立了多个生产设施，而且建立了第一个生物学实验室。1923 年，礼来推出了全球第一支提取胰岛素，在胰岛素上市后的几年里，礼来又推出了一种肝脏提取物，用于治疗恶性贫血，1932 年，Josiah 卸任了总裁的职务，他的儿子 Josiah K.Lilly Jr 成为继任者，此时的礼来已经是年销售额达 1300 万美元的制药公司。

Josiah 卸任总裁以后，与他的父亲礼来上校一样，成为大慈善家，广泛活跃于各种慈善组织和基金会，被称为"印第安纳波利斯的终身恩人"，1937 年，礼来家族创立了 Lilly Endowmen（礼来基金会），该基金会经过多年发展，成为全球最大的基金会之一。除此以外，该家族还积极捐赠学校、图书馆和医院等公共设施，在旧金山大地震中也捐赠了大量药品……因为礼来家族的

"乐善好施"，早期的礼来公司几乎名利双收，到20世纪40年代初期，礼来不仅发展成为当时最大的制药公司，还成为当时美国最受人敬仰的制药企业，尤其是在美国的中西部地区，礼来非常具有亲和力。

事实证明Josiah K.Lilly Jr并不是一般的富二代，而是一位非常有才华的企业家。Lilly Jr上任以后，礼来的业务继续保持高速发展，20世纪30年代，礼来开始生产硫柳汞钠（杀菌剂），这种药物后来成为二战时期美军的标配。20世纪40年代，该公司率先实现了青霉素的量产，是当时最大的青霉素供应商之一。二战期间，礼来积极地为盟军供应药品和战争必需品，企业规模进一步扩大。在Lilly Jr担任礼来公司总裁的16年间，礼来的销售额从1300万美元增加到1.15亿美元，员工规模从1675人增加到6912人。1948年，Josiah去世，Josiah K.Lilly Jr继任了礼来的董事长席位。

二战以后，美国政府放开了对青霉素的管制，青霉素开始逐渐民用化。青霉素的民用为制药企业带来了巨大的市场空间，礼来、施贵宝和辉瑞等最早实现青霉素量产的企业都借此机会发了不小的横财，1950年时，礼来已经是一家年销售额达1.59亿美元的制药巨头。然而因为青霉素没有专利，短短几年之间，很多制药巨头都能够量产青霉素，为了防止坐吃山空，大部分制药巨头开始了新型抗生素的探索，于是制药行业迎来了抗生素的春天。

礼来在20世纪50年代推出的新产品主要是红霉素和万古霉素，这两种抗生素与青霉素的作用机制完全不同，尤其是万古霉素，因为强大的抗菌能力，至今仍是临床上对抗耐药菌的"最后一道防线"。1952年，礼来挂牌上市，家族企业之路走到了尽头，1953年，外姓人员Eugene N.Beesley首次成为公司的总裁，虽然Lilly Jr继续担任董事长，但对公司的干预越来越少，与他的父亲和祖父一样，Lilly Jr的晚年也致力于慈善事业，20世纪70年代以后，礼来家族对公司的持股比例逐渐下降，然后渐渐地淡出了人们的视野。

因为礼来家族的影响力逐年下降，礼来家族多年打造的人道主义形象在礼来的漫长发展史中逐渐被淡化。20世纪50年代末期，礼来因为大量销售成瘾性药物Darvon（丙氧酚）而开始受人诟病，20世纪八九十年代，又出现了Oraflex（Benoxaprofen）肝毒性事件和氟西汀的自杀事件，2000年之后，奥氮平超适应证事件、吡格列酮临床试验隐藏致癌风险事件和度洛西汀戒断反应事件，让礼来公司在人们心目中的形象逐渐蒙上了阴影。

二、多元化带来的腾飞

通过礼来家族三代人的努力，礼来不但成功登上了第一大制药企业的宝座，还塑造了一个非常正面的形象。成为上市企业以后，盈利的压力开始逐渐加大，但是礼来也不负众望。1954 年礼来建立了动物保健部门，业务进一步扩大，20 世纪 50 年代中后期，又推出了红霉素和万古霉素，而且代销的 Jonas Salk 脊髓灰质炎疫苗占领了美国 60% 以上的脊髓灰质炎疫苗市场，在抗感染领域，礼来的生意做得顺风顺水。1957 年，礼来推出一种非常畅销的阿片类镇痛药 Darvon（丙氧酚），虽然具有一定成瘾性，但该产品依然被广泛使用，每年为礼来带来 1 亿美元的销售额。

20 世纪 60 年代，礼来的创新药研发走入了低谷，仅推出了抗癌药长春花碱（Velban）和低血糖急救药物胰高血糖素（Glucagon），而且这两个产品都不具备成为"重磅炸弹"的潜力，营收的压力开始逐步增大。20 世纪 70 年代初期，受第一次石油危机的影响，医药化工行业陷入萧条。为了保障持续盈利，礼来掀起了一次兼并潮，渐渐多元化，业务相继扩张到农药、动物保健品、医疗器械和美容产品。1971 年，礼来以 3800 万美元的价格收购了 Elizabeth Arden，布局美容产品业务，1977 年，又收购 IVAC 公司进军医疗器械，收购 Cardiac Pacemakers，获得心脏起搏器业务。制药方面，礼来推出了 Keflex（头孢氨苄）、Nebcin（妥布霉素）、Dobutrex（多巴酚丁胺）、Eldisine（长春地辛）、Ceclor（头孢克洛）等创新药物，其中头孢克洛还成为当时最受欢迎的口服抗菌药。虽然在 20 世纪 70 年代，经历了石油危机，但礼来的公司规模却扩大了 2 倍。

头孢氨苄和头孢克洛相继成为应用最广泛的抗生素品种，是 20 世纪 80 年代礼来营收的主要支柱，1985 年的 32.7 亿美元的营收中，10.5 亿美元来自抗生素。为了摆脱对抗生素的依赖，礼来加大了创新药的研发力度，研发投入从 1981 年的 2.35 亿美元增加到 1989 年的 6.05 亿美元，几乎与当时的制药巨头默沙东持平。在此期间，礼来推出了 Nalfon（非洛诺芬）、Oraflex（Benoxaprofen）、Prozac（氟西汀）、Humatrope（重组生长激素）和 Humalin（重组人胰岛素）等新产品，为 20 世纪 90 年代的爆发做好了铺垫。最终，氟西汀不负众望地成为了礼来史上的第一个重磅炸弹，并在 20 世纪 90 年代中期发展成为全球最畅销的三大药物之一，最高年销售额超过 20 亿美元。

1990 年，礼来的总营收达到了 52 亿美元，其中 70% 来自于药品，在全球制药巨头排名中，位居第九（IMS）。在重磅产品 Ceclor 和 Prozac 的助力下，礼来的财务状况非常宽裕，于是加大了并购的力度，先后兼并了 Physio-Control Corporation、Advance Cardiovasular Systems、Hybritech、Pacific Biotech、Origin Medsystems 和 Heart Rhythm Technologies 等公司，并把相关的业务整合成医疗设备部门（诊断和器械）。在 20 世纪 90 年代初期，这些业务每年为礼来奉献了 20% 的销售额。1994 年，礼来又收购了 PCS Health Systems，后来被整合成了健康管理部门，该部门每年为礼来奉献的销售额高达 5%。

三、礼来与胰岛素的故事

如果谈及人类现代制药发展史，就不得不谈及胰岛素，而第一支胰岛素就是礼来开发上市的。早在一战期间，礼来就开始布局生物药开发，并建立了生物化学研究实验室，1919 年，生物化学家 George Henry Alexander Clowes 成为该实验室的牵头人。就在 Clowes 掌管礼来生物化学实验室的第三年，加拿大多伦多大学的科学家首次分离出胰岛素。Clowes 从这项诺贝尔奖级发现中看到了巨大的商机，于是积极与该大学的科学家合作，并获得生产许可，1923 年，礼来提取的胰岛素 Iletin 开始上市销售。

胰岛素的面世让糖尿病不再是"绝症"，数百万绝望的糖尿病患者获益，而礼来也在胰岛素产品的助力下，销售额于 1926 年首次超过了 900 万美元。因为提取胰岛素无法申请专利，几乎在礼来推出胰岛素的同时，德国 Hoechst、丹麦 Novo 公司及 Nordisk 公司也开始生产提取胰岛素。为了延长天然胰岛素的疗效，降低患者的注射次数，20 世纪 30 年代，丹麦科学家发现在胰岛素中混入鱼精蛋白可延长作用时间，而多伦多大学的科学家则找到"加锌"的方法。通过这两种手段制备的精蛋白锌胰岛素，作用时间可长达 24 ～ 36 小时。然而这种做法延长了药物的作用时间的同时也延长了药物的起效时间，餐后血糖控制效果不佳，为了解决这一问题，人们又将普通胰岛素与精蛋白锌胰岛素混合，于是预混胰岛素也诞生了。

因为胰岛素难以化学合成，长期以来，胰岛素只能从动物提取，产能非常有限。加上提取工艺落后，运输环节无法得到有效保障，胰岛素在很长一段时期里，都只是富人才能享用的天价药物。1978 年，基因泰克公司通过基因重组技术首次生物合成了人胰岛素，胰岛素的批量生产变成了可能，与此同时，通过基因重组生产的胰岛素是人源胰岛素，相比动物提取胰岛素，疗效和相容性都有优势。礼来当然也不愿错过这样天大的机会，最终获得了重组人胰岛素的生产授权。1982 年，礼来的重组人胰岛素 Humulin 获得 FDA 批准上市，礼来再次领先世界，成为首个销售第二代胰岛素的公司。

竞争总是很激烈，礼来 Humulin 上市不到两年，Novo 公司的第二代胰岛素 NovoLin 也获得了 FDA 的批准。但是 20 世纪 80 年代，因为生产工艺还不够成熟，重组胰岛素的市场并没有完全打开，直到 20 世纪 90 年代初期，Humulin 的销售额还不到 5 亿美元，而诺和诺德的 NovoLin 也没有什么起色。20 世纪 90 年代以后，重组人胰岛素开始逐渐放量，为了解决人胰岛素释放慢的问题，礼来于 1996 年推出了第一支胰岛素类似物赖脯胰岛素（Humalog），随着赖脯胰岛素的上市，胰岛素的市场竞争开始转向第三代胰岛素。赖脯胰岛素大幅降低了起效时间，成功改善了人们对餐后血糖的控制。在 Humulin 和 Humalog 的助力下，礼来的胰岛素产品从 1990 年的 5 亿美元，增加到 2000 年的 15 亿美元。

礼来不但是第一个推出胰岛素的公司，还是第一个推出第二代和第三代胰岛素的公司，因此在 2000 年以前，礼来在胰岛素市场拥有绝对的统治力，在很长一段时期内，礼来的胰岛素在美国的市场占有率高达 90%，但是这种"统治力"，在 21 世纪迅速被打破。诺和诺德上市了门冬胰岛素，让礼来在速效胰岛素市场逐渐丧失了统治地位，更关键的是礼来长期没有推出新型长效胰岛素，而赛诺菲和诺和诺德则分别上市了甘精胰岛素和地特胰岛素，两大产品很快就开辟了一片新天地。2017 年，全球 240 亿美元的胰岛素市场中，礼来的占有率只剩下五分之一，保持了大半个世纪的领先优势在短短 10 年间就被打破，虽然该公司推出了甘精胰岛素的生物仿制药，但在胰岛素领域，礼来已经不再具有优势。

四、跨世纪的礼来

自上市以来，礼来的业绩一直备受瞩目，实现了连续 31 年的销售额增长，1990 年的销售额首次超过 50 亿美元。20 世纪 90 年代初期，礼来为了追求更低成本和更高效率，推出了"三维一体"战略，将业务整合成中枢神经系统药物、抗生素、糖尿病护理、诊断器械和兽药五大板块，全面覆盖了疾病的治疗、诊断和咨询。此外，礼来还加大了全球化的步伐，海外业务在此期间得以大幅扩张。

20 世纪 90 年代后期，礼来在精神病治疗领域推出了超级重磅炸弹 Zyprexa（奥氮平），又在糖尿病领域推出了赖脯胰岛素和吡格列酮，还在抗骨质疏松领域推出雷洛昔芬和抗肿瘤领域推出吉西他滨。在这些产品的助力下，礼来的药品销售额在 20 世纪 90 年代的十年里翻了 3 倍，2000 年的销售额首次超过 100 亿美元。因为药品营收增长非常强劲，礼来相继放弃了多年以来积极扩张的多元化业务，医疗器械和咨询管理相关的业务相继被剥离，重新以纯粹制药公司的形象迎接新世纪。

跨世纪的几年间，制药巨头间出现了一股合并潮，短短 5 年间，交易金额超过 3000 亿美元。但是礼来的销售额在此期间高速上涨，海外业务遍地开花，于是公司高层经讨论评估后确定了"不合并"的发展战略，加大研发投入，加强销售能力，提高运行效率。因为礼来没有积极的合并，虽然药品销售额在 2000 年超过了 100 亿美元，但是销售额排名从 1990 年的第九下降到第十一。

因为放弃了合并的战略，礼来的研发投入开始逐年增加，2000 ～ 2020 年间，礼来的平均研发投入是总营收的 21.11%，大幅高于制药巨头的平均水平，累计投入达 837 亿美元。21 世纪的第一个十年里，礼来推出了度洛西汀、培美曲塞、托莫西汀和特立帕肽等"重磅炸弹"，与此同时，奥氮平和吡格列酮两大重磅炸弹依旧持续助力，让礼来的销售额维持上涨。2010 年时，礼来的总销售近 240 亿美元，相比 2000 年几乎翻了 2.4 倍，但在制药巨头销售额排名中依然只能屈居第十一位。

2010 年之后，礼来的奥氮平、吡格列酮、赖脯胰岛素、度洛西汀和培美曲塞等"重磅炸弹"都面临着专利悬崖，营收增长的势头再难延续，销售额在 2011 年之后出现了下滑。令礼来更加沮丧的是，奥氮平超适应证推广事件、吡格列酮致癌事件和度洛西汀诉讼案相继给礼来带来很大的麻烦。为了成功度过难关，礼来进一步押注研发，将 2012 ～ 2017 年间的平均研发投入进一步提高到销售额的 24%。不过好在礼来的研发比较"争气"，尽管在阿尔茨海默病领域多次碰壁，但在其他治疗领域收获却颇丰，2010 年以来，礼来成功自主研发了度拉糖肽、Ixekizumab、Abemaciclib、Galcanezumab 和甘精胰岛素生物仿制药，最终成功走出了专利悬崖的阴影。

因为坚守"不合并"的战略，礼来的并购表现并不积极，在实施"不合并"战略的 20 年间，礼来发动的并购交易仅十余起，总金额不足 140 亿美元。但幸运的是礼来获得了他达拉非、Olaratumab、西妥昔单抗、Florbetaben 和 Florbetapir F-18 等药物及多个在研项目。除了自主创新和并购，礼来还积极与其他公司合作，成功推出了雷莫芦单抗和巴瑞替尼。在这些产品的助力下，不但能够抵消专利悬崖带来的销售额损失，还有望在未来的 5 年里，拉动销售额以 3% ～ 4% 的复合增长率增长。

五、小结与讨论

礼来是现代制药技术的先驱，在 20 世纪 40 年代初期就已经是世界第一大药企，礼来也是生物技术的开拓者，早在 20 世纪 20 年代就已开始销售生物药品。与此同时，早期的礼来在礼来家族的带领下，建立了非常好的企业形象，成为最受人敬仰的企业之一，但是该公司在上市之后，因为盈利的压力，公司的管理风格发生了巨大的变化，一系列指控不但让礼来背上巨大的财务负担，也让企业形象逐渐蒙上阴影。因此，对于制药巨头而言，妥善处理利润和社会责任间的关系，才是真正的"基业长青"之道。

20 世纪 90 年代以后，全球药品市场高速增长，在过去的 25 年间，药品市场扩大了近 7 倍，但礼来的销售额只增加了 4 倍，因此礼来并没有跑赢"大盘"。而且在药品市场迅速扩张的同时，创新药研发成本也在高速上涨，从 1990 年的 4.45 亿美元增加到 2016 年的 26 亿美元（含失败），为了适应这种新环境，强强合并，联合开发或收购研发公司成为主流的做法。虽然礼来在"不合并"的主张下，销售额得以持续增长，但 2018 年的总资产只有 440 亿美元，并没有显示出制药巨头"范"。

事实上，这种"不合并"战略并不符合时代的发展。一方面，在瞬息万变的时代潮流中，灵活的企业往往是及时兼并朝阳产业，剥离夕阳产业，买进赚钱业务，卖掉亏损业务；另一方面，在这个创新药研发资源高度分散的大环境之下，持续不断的并购新项目才是扩大研发管线更有效的方式。同样在 20 世纪 90 年代主张"不合并"战略的默沙东，最终还是在 21 世纪的第一个十年里和先灵葆雅合并，并在第二个十年里开展了高频并购。

因为坚守"不合并"战略，礼来错过了很多机会，销售额也没有跑赢全球药品市场增长的大盘。事实证明，创新药本身就是一种高风险的"赌博"，过于"求稳"的战略会变成企业发展的桎梏。2017 年，David A. Ricks 成为新一任 CEO 和董事长，在 Ricks 的主导下，礼来的并购和合作频率明显增加，大幅增加了肿瘤管线的投资和并购力度，但 Ricks 是否能将公司拉入快车道，仍需要时间的进一步考量。

或许，礼来并不在乎这些，只求平稳发展，乐在其中。

附：礼来在过去二十年里并购的企业一览

2003 年，收购 Applied Molecular Evolution，4 亿美元

2007 年，收购 Hypnion，获得 HY10275（失败），3.15 亿美元

2007 年，收购 Icos Corp，获得他达拉非，23 亿美元

2008 年，收购创新药研发公司 SGX Pharma，0.64 亿美元

2008 年，收购 ImClone，获得西妥昔单抗销售权，65 亿美元

2010 年，收购 Alnarapharma，获得 Liprotamase，3.8 亿美元

2010 年，收购 Avid Radiopharma，获得 Florbetaben，8 亿美元

2016 年，收购 Glycostasis，获得 SmartInsulin 技术，价格未知

2017 年，收购 ARMO BioSci，16 亿美元，获得肿瘤免疫疗法管线

2017 年，收购 CoLucid Pharma，获得 Lasmiditan，9.6 亿美元

2018 年，收购 AurKa Pharma，5.75 亿美元

2019 年，收购 Loxo Oncology，获得抗肿瘤药管线，80 亿美元

2020 年，收购 Prevail，获得基因治疗研发管线，10.4 亿美元

2020 年，收购 Dermira，获得 IL–13 抗体研发管线，11 亿美元

2020 年，收购 Disarm Therap，获得 ALS 在研产品，13.5 亿美元

参考文献

［1］ Eli Lilly and Co. Financial report 1993–2020［DB/OL］. https://www.sec.gov/

［2］ Eli Lilly and Co. Who we are［EB/OL］. https://www.lilly.com/milestones-of-lilly-caring-and-discovery

［3］ Company histories.Eli Lilly and Co［DB/OL］. http://www.company-histories.com/Eli-Lilly-and-Company-Company-History.html

［4］ Pederson JP. International Directory of Company Histories，Vol. 47［M］. New Jersey US：St. James Press，2002

［5］ Borja Hernandez Raja. Open innovation in pharmaceutical industry–A case study of Eli lilly. Master of Science Thesis INDEK 2015［EB/OL］. http://www.diva-portal.org/smash/get/diva2 824465/FULLTEXT01.pdf

［6］ Swann，John P. Academic Scientists and the Pharmaceutical Industry：Cooperative Research in Twentieth-Century America［M］. Baltimore：Johns Hopkins University Press，1988

［7］ Eiden F. Ausflug in die Vergangenheit：Chinin und andere Chinaalkaloide. 1. Teil：Von der Isolierung der Chinaalkaloide bis zurKonstitutionsaufklärung［A trip to the past：quinine and quinine alkaloids. 1. The isolation of quinine alkaloids and clarification of its chemistry］［J］. Pharm Unserer Zeit, 1998，27（6）：257–271

［8］ Bliss M. The history of insulin［J］. Diabetes Care, 1993，16（Suppl 3）：4–7

［9］ The MJ. Human insulin：DNA technology's first drug［J］. Am J Hosp Pharm，1989，46（11 Suppl 2）：S9–11

［10］ Joshi SR, Parikh RM, Das AK. Insulin––history, biochemistry, physiology and pharmacology［J］. J Assoc Physicians India, 2007（55）：19–25

［11］ Indiana govenaor history Colonel Eli Lilly［EB/OL］. https://www.in.gov/governorhistory/mitchdaniels/files/Press/lillybio.pdf

［12］ Indiana historical soecity ELI LILLY PAPERS, 1937–1961［EB/OL］. https://

indianahistory.org/wp-content/uploads/eli-lilly-papers-1937-1961.pdf

[13] Dyer C. Settlement of the benoxaprofen case [J]. Br Med J (Clin Res Ed), 1988, 296 (6615): 109-110

[14] Teff H. Proposals for compensating the victims of drug injury [J]. Med Sci Law, 1984, 24 (3): 208-212

[15] Drugwatch, Prozac Lawsuits [DB/OL]. https://www.drugwatch.com/ssri/prozac/lawsuits/

[16] Falsetti AE. Fluoxetine-induced suicidal ideation: an examination of the medical literature, case law, and the legal liability of drug manufacturers [J]. Food Drug Law J, 2002, 57 (2): 247-267

[17] John M. Grohol PD. Lilly settles Zyprexa Lawsuit for $1.42 billion: https://psychcentral.com/blog/lilly-settles-zyprexa-lawsuit-for-142-billion/

[18] Dyer O. Lilly investigated in US over the marketing of olanzapine [J]. BMJ, 2007, 334 (7586): 171

[19] Drugwatch. Cymbalta Lawsuit [DB/OL]. https://www.drugwatch.com/cymbalta/lawsuits/

[20] Addition center Darvocet and Darvon Addiction, Abuse and Treatment [EB/OL]. https://www.addictioncenter.com/opiates/darvocet-darvon/

[21] Millerandzois Darvon/Darvocet Recall Lawsuit [EB/OL]. https://www.millerandzois.com/darvon-darvocet-recall-lawsuit.html

[22] Davidson MB. Pioglitazone (Actos) and bladder cancer: Legal system triumphs over the evidence [J]. J Diabetes Complications, 2016, 30 (6): 981-985

[23] Hampp C, Pippins J. Pioglitazone and bladder cancer: FDA's assessment [J]. Pharmacoepidemiol Drug Saf, 2017, 26 (2): 117-118

[24] Min T, Bain SC. The Role of Tirzepatide, Dual GIP and GLP-1 Receptor Agonist, in the Management of Type 2 Diabetes: The SURPASS Clinical Trials [J]. Diabetes Ther, 2021, 12 (1): 143-157

第二十章

百时美施贵宝：销售驱动向技术驱动
成功转型的典范

百时美施贵宝（BMS）总部位于美国纽约，2020 年拥有员工约 3 万名，但总营收却达 425 亿美元，是一家极为高效的公司。BMS 由百时美和施贵宝在 1989 年合并而成，在此之后的数年里，该公司一直是全球第二大制药巨头，但由于 2000 年以后增长乏力，相继被其他制药巨头赶超，2014 年的处方药品销售额排名跌至全球第 21 位，近年来随着 Opdivo 销售额的暴涨，BMS 开始强势回归，在 2019 年 740 亿美元收购新基（Celegene）之后，BMS 再次回到了前十大制药巨头的宝座。传统的 BMS 是一家销售驱动型公司，但随着近几年的不断转型，逐渐形成了研发驱动型公司，运行效率几乎与 "biotech" 持平，这种成功的转型经验值得广大业内同仁研习。

一、特种消费品起家

百时美施贵宝公司由百时美公司和施贵宝公司合并而成，因为百时美是 BMS 的主要元素，所以故事就从百时美说起。百时美公司（Bristol–Myers）由 William McLaren Bristol 和 John Ripley Myers 联合创立。1887 年，两位创始人各自向陷入困境的制药企业 Clinton Pharmaceutical Company 投资 5000 美元并控制了这家公司，百时美公司的发家故事正式开启。因为资金和运作经验缺乏，在最初的几年里，公司运营一直步履维艰。在那个交通不发达的时代，药品主要靠骡马运输，向医生直接售卖，为了提高产品在宾夕法尼亚州和新英格兰地区的投送能力，公司两度搬迁，最后落成于布鲁克林（Brooklyn）。1898 年，公司改名为 Bristol, Myers Company。

进入 20 世纪以后，Bristol 家族掌控了公司，发展战略也发生了显著的变化，不但积极地扩充销售队伍，而且销售模式也从传统地向医生直销改成通过批发商或药店代销。战略的转变起到非常好的效果，1900 年，公司首次实现了盈利。在此期间，百时美推出了一种名为 Sal Hepatica 的矿物盐泻药，因为口感好，推广出色，迅速在美国流行了起来。在 Sal Hepatica 之后，又推出了一种名为 Ipana 的含抑菌剂牙膏，可以预防牙龈出血。尽管在现在看来，这两款产品并没有什么奇妙之处，但在 100 年前的美国却显得极具创意。百时美公司的销售额也因此在 1903 ～ 1905 年间出现爆发式的增长，而且显得供不应求。为了扩大产能，后来又在新泽西州建立新生产工厂，以及建立国际事务部门，开始布局出口业务。

一战期间，全球经济遭到巨大的破坏，美国也因此陷入长时间的萧条，处方药业务变得无以为继。1915 年，创始人 William Bristol 的长子 Henry Bristol 接管了公司，在他的主导下，百时美放弃了处方药业务，把重心全部放在特种消费品上。在此期间，百时美以 Sal Hepatica 和 Ipana 为基础，相继推出了一系列的特种消费品、非处方药品（OTC）、洗浴用品、抑菌剂等，建立起庞大的产品线。为了增加产品的影响力，公司赞助了一个名为 Ipana Troubadours 电视节目，并喊出了"Ipana for the Beauty of Beauty"和"Sal Hepatica for the Smile of Health"的推广口号，让 Ipana 牙膏和 Sal Hepatica 成为美国家喻户晓的品牌。

经历了 20 年的磨合，百时美已经完全掌握了 OTC 和特种消费品的运营模式，"接地气"的战略布局和巧妙的商业推广，让该公司在 20 世纪 20 年代就已经成为全美著名的巨头，1924 年的毛利就已达到 100 万美元，产品销往 20 多个国家和地区。

在百时美起家的半个世纪里，对产品的销售模式已经进行了大量探索，通过销售模式的创新，实现了企业的化蛹成蝶。

二、随时局而变的多元化

百时美公司在二战以前的成功可归纳为强大的销售加巧妙的推广，其中最大的功劳来自电视广告。20 世纪 50 年代以后，多元化的潮流开始在美国流行了起来，于是百时美也开始积极地布局业务相关领域的多元化。1957 年，Henry Bristol 让出了 CEO 和总裁的岗位，公司的管理大权首次落到外姓人手中，接任者 Fredric N. Schwartz 是一位非常精干的资本运作家，在财务主管 Gavin K. MacBain 的协助下，发起了一系列的并购，为公司带来了很长一段时间的繁荣。后来有人认为 Schwartz 成功的秘诀在于巧妙地收购，他收购的目标大多都来自与百时美业务相关的新兴产业，而且是运营上不存在困难的小型公司，这些小公司经过百时美的精心包装，以及在百时美研发和销售的助力下，业务得到飞速发展。

1959 年，百时美公司收购了一家名为 Clairol 的染发剂生产商，这家公司的负责人 Richard Gelb 是创始人的儿子，虽然起初他并不是很情愿被收购，但百时美管理层给了他很大的自由发挥空间，染发剂生意也在百时美的助力下迅速做大。因为 Gelb 在管理上表现出卓越的才华，后来不但被提拔成了百时美公司的总裁，还成为百时美施贵宝集团的董事长。20 世纪 60 年代中后期，百时美又相继收购了家居用品生产商 Drackett 和婴儿食品生产商美赞臣，其中美赞臣在百时美的巧妙经营下，成为全世界都家喻户晓的知名品牌。

然而任何企业的发展历程都不会是一帆风顺的，20 世纪 60 年代末期，百时美因为一系列的新产品上市受挫而陷入了危机，于是 Richard Gelb 在 1972 年被临危任命为 CEO。染发剂起家的 Gelb 深知推广对消费品和 OTC 的重要性，于是拨了 4 亿美元来扩大宣传，与此同时还将公司的产品线扩展到医疗器械，先后收购了整形和手术设备生产商 Zimmer Manufacturing Company 和牙科器械生产商 Unitek Corporation，百时美的业绩很快就得到重振。

Gelb 的成功在于明察秋毫，能够在第一时间内响应市场的瞬息万变。20 世纪 70 年代中期，他发现人们开始忌惮含碳氟化合物的除臭剂，于是就加强了公司 Ban 牌滚珠除臭剂的推广力度，使 Ban 牌滚珠除臭剂成为全美最畅销的产品。此后不久，美国国家癌症研究所（NCI）公开发表研究结果，称其在动物实验中发现 2,4-DAA（2,4-二胺基苯甲醚）与癌症存在相关性，这使得 Clairol 的染发剂产品遭遇了"滑铁卢"。Gelb 一方面公开发表异议，以缓解消费者的抵制情绪，另一方面则马不停蹄地开展不含 2,4-DAA 的新配方研究，最终让公司成功渡过了这一次难关。

三、激烈的 OTC 市场争夺战

抗生素带来了巨大商机，一般企业都不容错过，二战期间，百时美也因为抗生素而重回处方药市场。1943 年，百时美收购了一家名为 Cheplin Biological Lab 的嗜酸乳酪工厂，并将其改造成为发酵工厂，为盟军生产青霉素。二战结束后，美国放开了对青霉素的管制，于是将该工厂改名为 Bristol-Myers Lab，生产民用抗生素。20 世纪 50 年代以后，公司虽然也曾致力于新型抗生素的开发，但处方药业务对于百时美公司而言，只是很小的一部分，而且业绩也毫无起色。相反，在电视广告的助力下，20 世纪五六十年代的百时美已经是美国屈指可数的 OTC 经销商，其 Excedrin（阿司匹林 / 咖啡因 / 扑热息痛）和 Bufferin（阿司匹林 / 碳酸钙 / 氢氧化铝 / 氧化镁）都是美国家喻户晓的品牌，两大产品占据了美国非阿片类止痛药四分之一的市场。

20 世纪 60 年代初，因为强生推出了泰诺（对乙酰氨基酚），百时美公司的 OTC 市场受到很大的挤压，70 年代中期，百时美为了应对强生的压力也推出了不含阿司匹林的新配方 Datril（对乙酰氨基酚），而且定价低于强生的泰诺。然而强生并不就此罢休，两个公司间的价格战就此打响。价格战的直接后果就是利润的下滑，公司高层开始觉察到 OTC 的生意越来越不好做了，于是再一次想到处方药业务。

20 世纪 70 年代以后，美国的创新药开始初露锋芒，很多布局创新药的公司业绩都得到了跳跃式的发展。但是百时美是一家典型的多元化公司，特长是销售，而非研发。为了迅速扩张自己的产品线，授权代卖可能是最贴实际的战略，与此同时，为了避开传统制药巨头的锋芒，公司把钱主要投向了当时的非主流——抗癌药。因为在当时人类的疾病谱中，癌症还不是最致命的疾病，所以大多数公司都把战略重心放在了抗感染和心血管病药物的开发上，而百时美是当时美国唯一一家投资癌症的企业。为了形成产品线，百时美与美国的科研院所积极合作，从美国国立卫生研究院、大学和其他公司相继获得多个抗癌药物的销售权，在 20 世纪 70 年代以后相继推出 Blenoxane（博来霉素）、Mutamycin（丝裂霉素）、Ceenu（环己亚硝脲）、CeeNU（洛莫司汀）、Bicnu（卡莫司汀）、Platinol（顺铂）、Lysodren（米托坦）和 VePesid（替尼泊苷）等 11 个药物，虽然这些产品都不是突破性药物，但在 20 世纪 80 年代，每年可为公司奉献高达 2 亿美元的销售额。因为当时布局抗癌药的企业不多，百时美虽然在研发上投入很低，但也能保障销售额的长期可持续增长。

1982 年，美国发生了著名的"芝加哥谋杀案"，不法分子通过篡改泰诺等 OTC 药物的包装而掺入氰化钾，导致了数位服药者死亡。后来调查发现，美国多个 OTC 药品都被篡改包装，百时美公司的 Excedrin 也被牵扯其中，OTC 业务受到巨大的影响，虽然公司在 1983 年重新向 FDA 提交申请，使用防篡改的包装，但摆脱过度依赖 OTC 的战略也从此被提上日程。1984 年，公司在康涅狄格州投资数百万美元，建立了一个研发中心，从此走上自主创新之路。"巨额"的研发投入也没有让百时美的高层感到失望，1986 年，自研的新药 Buspar（丁螺环酮）获得了 FDA 的批准。

1984 年，百时美公司还寄希望于布诺芬与强生的泰诺展开最后一搏。从普强公司获得了布洛芬的 OTC 授权后，推出了 Nuprin，由于 Nuprin 遭受到 American Home Products 公司 Anacin 和 Advil 两大产品的激烈竞争，生意并没有想象的好做。让百时美感觉雪上加霜的是，1986 年，西雅图再次出现篡改胶囊的谋杀事件，公司不得已召回所有的胶囊产品，使用囊型片来代替。这一系列的变故，让百时美感觉到转型之路已经是势在必行了。为了增加处方药的研发实力，百时美公司在 1986 年收购了生物技术公司 Genetic Systems Corporation（GSC），1987 年又获得艾滋病药物双脱氧腺苷（DDA）和双脱氧肌苷（DDI）的独家许可，并开展艾滋病疫苗的临床研究。

OTC 生意越来越不好做，处方药研发却长期未形成"气候"，百时美公司的未来充满了阴影。与此同时，因为婴幼儿奶粉的过度宣传，百时美被推上了风口浪尖。很多营养师认为百时美在鼓吹配方奶粉代替母乳喂养，试图干扰营养师对奶粉品牌的选择，于是该公司的配方奶粉受到了大范围抵制。这一系列的变故，促使了百时美与施贵宝间的合并。

四、关于施贵宝的故事

相比百时美，施贵宝公司的历史更为悠久，可以追溯到 1858 年。创始人 Edward Robinson Squibb 是一位海军军医，因为在墨西哥战争期间，他对流通药品的质量感到不满而自开炉灶，创办了施贵宝公司。因为致力于高纯度的药品生产，施贵宝成为南北战争期间军队用药的一大主要来源。Squibb 去世后，他的儿子于 1905 年把公司卖给了 Theodore Weicker 和 Lowell M. Palmer，虽然公司因为易主而进行了改制，但公司的名称和创始人思想被保留了下来。改制后的施贵宝公司在化学家 Weicker 和实业家 Palmer 的带领下得到飞速的发展，推出了牙膏、鱼肝油等特种消费品，并于 1938 年建立了施贵宝研究所，从事抗生素研发。1943 年，该公司在新泽西州建成了全球最大的青霉素生产基地，1951 年的销售就已达 1 亿美元。

二战以后，以抗生素业务为主的施贵宝受到激烈的竞争，为了找一个"避风港"，于是选择与化工巨头 Olin Mathieson Company 合并，并于 1956 年被改编成为集团下的一个独立部门。20 世纪 60 年代以后，Olin 集团逐渐意识到合并的利弊，因为在合并之后的十余年里，施贵宝销售额仅从 1 亿美元增加到 2.3 亿美元，利润仅有 1900 万美元，而且运营成本高，库存积压大。于是 Olin 法务律师 Richard M. Furlaud 就站出来游说公司剥离掉施贵宝，他认为制药公司的市盈率普遍在 20 以上，而 Olin 集团的市盈率只有 13，施贵宝正在被集团拖累。与此同时，Furlaud 还认为施贵宝与婴儿保健公司 Beech-Nut 合并不但可以实现产品多元化，还能在销售资源上实现互补，一方面，Squibb 强大的海外业务可以促进 Beech-Nut 产品的扩张，而且施贵宝的医药知识可以为儿科配方市场做出贡献，另一方面，Beech-Nut 经营着一个高度发达的分销网络，可以扩大 Squibb 部分产品的市场。因此，如果施贵宝独立运营并且与 Beech-Nut 合并，市盈率可以迅速提高到 18 以上，这样 Olin 的股东可以在资产重组中获利。

一方面，剥离施贵宝对 Olin 而言非常中意，另一方面，Furlaud 的方案也非常合理。经过一番评估，Olin 的股东最终同意了这一举措。1968 年，施贵宝最终被剥离出来并与 Beech-Nut 合并，Furlaud 也顺理成章地成为了新公司的 CEO。重组以后，Squibb Beech-Nut 似乎真的获得了新生，1969 年，Squibb Beech-Nut 的运营成本相比剥离前有了明显的下降，产品库存也降低了，药品销售额超过 2.4 亿美元，婴儿食品销售额达 2.41 亿美元。在业务改善的同时，Furlaud 开始大力投资新药开发，研发投入高达 2200 万美元。

虽然事实证明，Furlaud 并没有食言，Squibb Beech-Nut 在 1970 年的市盈率就达到了 24，但 Furlaud 也渐渐地意识到"互补"只在理论上可以实现，Beech-Nut 虽然为新公司奉献了 40% 的销售额，但几乎没有奉献利润。为了避免被 Beech-Nut 业务拖累，Furlaud 又考虑剥离 Beech-Nut 的业务，公司的名称也再一次改为 Squibb corporation。1973 年，Beech-Nut 的绝大部分业务被剥离，施贵宝形成了以药品为特色的产品线。1975 年，施贵宝的销售额首次超过 10 亿美元，其中 5.5 亿美元来自处方药，与此同时，新上市的 Halog（氯氟松）和 Velosef（头孢拉定）销售额增长非常强劲，市盈率也因此被拉高到 30 以上。

吃到了创新药带来的甜头，施贵宝进一步加大了研发的投入。在史克公司的西咪替丁研发成功之后，施贵宝也引入了现代化的分子筛选方法以精准地开发药物，医学研究所的研究员从巴西蝮蛇的毒液中分离出一种有降血压潜力的九肽，经过结构改良之后得到了血管紧张素转化酶抑制剂卡托普利。因为卡托普利的巨大潜力，施贵宝公司的股票在 1978 ～ 1979 年间涨了 60%。

随着股票价格的迅速增长，Furlaud 开始觉得施贵宝有望成为一个全球顶级医药巨头，于是就趁热打铁收购了几家诊断公司，以扩展公司的产品线。但遗憾的是卡托普利在临床试验中出现了一系列的不良反应，股价也因此大幅缩水。尽管 1981 年卡托普利（Capoten）获得 FDA 批准上市用于高血压治疗，1982 年又被批准用于心衰治疗，但分析师们预测该产品的最高销售额只有 3 亿美元。除了卡托普利，施贵宝另一个最有潜力的在研药物是氨曲南，但该产品也只有年销售额 1 亿美元的潜力，这距离 Furlaud 梦想的"最大医药保健巨头"依然有很大差距，这或许也就是施贵宝与百时美合并的一大原因。

五、百时美与施贵宝联姻

因为百时美和施贵宝都是纽约 Brooklyn "土生土长"的公司，具有相同或相似的文化基础，而且两家公司都有合并的意向。对于施贵宝而言，百时美在生物医学方面的强大研发实力和强大的推广销售资源可以让该公司获益，而对于百时美而言，施贵宝的产品线可以降低该公司长期以来对 OTC 和特种消费品的过度依赖，施贵宝在心血管药物研发方面的特长可以有效治疗该公司创新乏力的"心病"。

最大的阻碍是两家公司销售额的巨大差距，百时美在 1988 年的销售额已达 59.7 亿美元，而施贵宝只有 25.9 亿美元。经过拉锯战式的谈判，两家公司在 1989 年 7 月达成了合并协议，性质上是百时美收购施贵宝，新公司将命名为 "Bristol-Myers Squibb Company" 即百时美施贵宝公司（BMS）。根据协议，原百时美股东持股 55%，施贵宝原股东持股 45%，百时美原股东拥有董事会 60% 的席位，Richard Gelb 担任新公司的董事长兼首席执行官，而 Furlaud 将担任总裁并负责制药业务。合并后的百时美施贵宝年销售额将达 86 亿美元，盈利 13 亿美元，药品销售额超过 40 亿美元，成为仅次于默沙东的全球第二大制药巨头。

为了充分享受合并的红利，新公司在合并之后一方面进行了积极地整合，计划在 1993 年以前完成裁员 2000 人，全球范围内关闭 60 个药品生产基地和 6 个保健品生产基地，另一方面加大研发投入的力度，BMS 在 1989 年的研发投入就已达 7.81 亿美元，在当时的制药巨头中，几乎是最高的，1990 年，又在普林斯顿组建百时美施贵宝药品研究所，以加强创新药物的开发。

合并的红利也很快就显现出来，1990 年净利润同比增长超过 10 亿美元，达 16.91 亿美元，而且研发管线里积累了"一大堆"的重量级药物，于是公司高层制定了"在 2001 年成为全球第一大制药巨头"的宏伟目标。1991 年，FDA 批准了 BMS 的潜在重磅降血脂药 Pravachol（普伐他汀）、第二代血管紧张素转化酶抑制剂 Monopril（福辛普利）和抗艾滋病药物 Videx（双脱氧腺苷），1992 年，重磅抗癌药 Taxol（紫杉醇）获得批准，1994 年，新艾滋病药物 Zerit（司他夫定）和抗抑郁药 Serzone（奈法唑酮）再次顺利获批，1995

年，重磅降糖药 Glucophage（二甲双胍）又成功上市……对于"鸿运当头"的 BMS 而言，"2001 年成为全球第一大制药巨头"似乎已经是指日可待。

然而计划终究赶不上变化，虽然 BMS 很"努力"，但葛兰素在 1995 年收购了威康，第二大制药巨头的地位被迫易手他人。不但如此，因为汽巴－嘉基与山德士在 1996 年合并、阿斯特拉与捷利康在 1999 年合并，葛兰素威康与史克必成在 2000 年合并，以及辉瑞收购华纳兰伯特，BMS 在制药巨头中的地位迅速下滑，到 2001 年，该公司不但没有如愿以偿成为"世界第一大制药巨头"，反而从世界第二变成了世界第六。

进入 21 世纪以后，合并的红利几乎已经消失殆尽，因为 20 世纪 90 年代中后期研发投入不足，BMS 的研发管线变得日益"空虚"。而在此期间，赛诺菲收购了安万特，罗氏收购了基因泰克，默沙东收购了先灵葆雅，辉瑞收购了法玛西亚和惠氏，诺华收购了爱尔康……制药巨头的格局再一次发生翻天覆地的变化，到 2011 年，BMS 的药品销售额排名进一步下滑到世界第 13 位（数据源于：IMS）。然而这还不是最糟糕的，随着氯吡格雷与阿立哌唑两大"重磅炸弹"专利相继到期，该公司的销售额出现跳水式下滑，2013 年和 2014 年的药品销售额排名进一步下降到第 21 位（数据源于：IMS）。

六、BMS 的转型

既然在创新的道路上"迷失"，就必须为迷失而付出代价。在 21 世纪的第一个 10 年，BMS 仅成功自主研发了 Orencia（阿巴西普）、Baraclude（恩替卡韦）、Onglyza（沙格列汀）和 Sprycel（达沙替尼）等为数不多的几个新分子实体，而且这几个产品潜力有限，无法支撑销售额的可持续增长。为了解决产品线的空虚，公司只能重走 20 世纪 80 年代百时美公司的老路——授权代卖，先后获得了氯吡格雷、厄贝沙坦和阿立哌唑的美国销售权，然而代卖虽然可以让销售额持续增长，但利润率已经较 20 世纪 90 年代明显下滑。与此同时，为了增加研发投入，该公司只能多次"瘦身"，变卖大量的资产，先后将 OTC 业务卖给诺华，剥离出美赞臣，把糖尿病业务卖给阿斯利康，将艾滋病业务卖给 GSK 等，2000 ～ 2017 年间，BMS 共计甩出资产达 270 亿美元。

通过变卖资产，BMS 的研发投入有了明显提高，平均研发投入水平从 20 世纪 90 年代的 9.2% 增加到 18.8%，2010 ～ 2020 年的平均研发投入更是高达 24.3%，2000 年以来已经累计投入了 860 多亿美元。为了应对创新乏力的问题，BMS 积极与其他公司开展合作，通过联合开发的模式先后获得阿扎那韦、西妥昔单抗和 Elotuzumab 等产品。除此以外，该公司还积极并购研发公司，相继获得依法韦伦、艾塞那肽、伊匹木单抗和纳武单抗的开发权，形成了以生物药和抗癌药为特色的产品线。

BMS 的销售额在 2014 年跌入 15 年以来的谷底，2014 年之后，新上市的阿哌沙班（Eliquis）、伊匹木单抗（Yervoy）和纳武单抗（Opdivo）的销售额开始高速增长，三大产品在 2017 年奉献了近 100 亿美元的销售额。随着阿哌沙班临床证据的不断丰富，处方量渐渐甩开了竞争对手利伐沙班，而纳武单抗也因适应证的不断拓宽而销售额高速上涨，与此同时，加上阿巴西普和达卡拉韦等丙肝药物的助力，BMS 开始逐渐重获信心。

经过了近 15 年的努力，BMS 最终实现了战略转型，给人的印象从消费品变成了生物药，从销售驱动型企业变成了生物技术驱动型公司，2019 年研发人员占比高达 40%。在整个过程中，最受业界称道的是 24 亿美元果断收购了 Medarex 公司，获得 Yervoy 和 Opdivo 两大产品，虽然两大产品临床试验成为烧钱的机器，但 BMS 获得的回报也极为丰厚，不但让 BMS 成为肿瘤免疫的引领者，还让 BMS 并购新基拥有了底气。

七、BMS 的隐忧

BMS 是一家做消费品和 OTC 起家的多元化企业，所以给人的印象是销售能力和整合能力强，研发能力弱。在合并后的 10 多年里，BMS 推出的"重磅炸弹"紫杉醇、二甲双胍、普伐他汀、氯吡格雷、厄贝沙坦和阿立哌唑都不是自主研发，而这些"泊来品"的畅销让 BMS 对研发有了懈怠，导致 20 世纪 90 年代研发投入水平下滑，研发效率低下。尽管 2005 年以后，BMS 进行了一系列的战略转型，但令 BMS 风光无限的阿哌沙班和纳武单抗都并非 BMS 纯自主研发，阿哌沙班的发现始于杜邦（DuPont），而依匹木单抗和纳武单抗收购自大名鼎鼎的 Medarex。

享受了合并的红利，却让该公司在创新上迷失。面对 20 世纪 90 年代后期出现的制药巨头合并潮，该公司领导人却认为 BMS 的销售额规模已接近 200 亿美元，于是淡化了再一次合并的必要性。创新乏力，合并不积极，2000 年以后，BMS 的股价出现断崖式下跌。2000 年以后，研发成本大幅上涨，BMS 为了增加研发投入，不得不变卖资产，这或许就是该公司在家底上并没有"制药巨头范"的原因。根据该公司的年报，BMS 的总资产仅从 1989 年的 85 亿美元增加到 2018 年的 350 亿美元，债务却从 34 亿美元增加到 208 亿美元，扣除债务后的资产（Total Equity，股东权益合计）仅相比 1989 年增加了 70 亿美元。

在 2020 年以后，BMS 的达沙替尼、阿哌沙班和阿巴西普三大现金牛都将面临专利悬崖，届时纳武单抗的单核模式难以支撑 BMS 销售额的持续增长，而且随着近几年的瘦身和裁员，当年的销售机器已经不再，BMS 潜藏着很大的隐忧，以致在过去的几年里，坊间不断流出 BMS 将被 ×× 企业收购或将与 ×× 企业合并的传言。

为了处理应对这种隐忧，2015 年新上任的新帅 Giovanni Caforio 对 BMS 进一步瘦身，并在前任的基础上增加了并购和合作频率，积极拓宽肿瘤与免疫的产品线，策划了新基的并购案。兼并新基，BMS 将获得多发性骨髓瘤管线、CAR-T 管线和 ozanimod，届时新 BMS 的肿瘤与免疫管线将站稳全球第一梯队，而且销售额规模也回到前十强榜单。但是总资产仅有 350 亿美元的 BMS，要 740 亿美元"吃掉"新基，债务压力巨大，如何在巨额债务中平稳发展，是行业最为关注的话题。当年的王者，能强势归来吗？

八、小结与讨论

BMS 是一家消费品起家的企业，也是一家靠消费品和 OTC 做大的企业，在长达百年的发家历程中探索出先进的销售模式，发展了丰富的销售经验，是美国最会卖药的公司之一。正因为这种强大的销售实力，BMS 代卖的产品中，先后产生了紫杉醇、二甲双胍、普伐他汀、氯吡格雷、厄贝沙坦和阿立哌唑等"重磅炸弹"。

BMS 在创新的道路上一度迷失，这可能与公司的领导策略有关。毕竟合并之后，百时美领导了公司，新公司首任董事长 Gelb 是做染发剂起家，后来产品经理出身的 Peter R. Dolan 也对研发并没有过度感冒。直到氯吡格雷专利官司受挫，Dolan 失去了董事长宝座，接替他的 James M. Cornelius 才开始强调转型，要大力发展生物药。Cornelius 掌权的 10 年里，大幅增加了研发投入，提高了研发人员占比，显著增加了兼并频率。尽管 Cornelius 对 BMS 大刀阔斧地改革，但并没有驱动巨额并购案，在有买有卖中，让 BMS 逐渐实现了转型。Caforio 很大程度上延续了 Cornelius 的策略，通过不断地精简和瘦身，BMS 成为一家极为高效的公司，根据 2018 年财报，BMS 人均奉献销售额达 100 万美元，远超过辉瑞、诺华等制药巨头。在收购新基后，BMS 将变得更加高效，一方面新基是比 BMS 更为高效的 biotech，另一方面，双方的产品和资源都有非常好的协同性。

总而言之，尽管 BMS 在近年的创新潮流中一度迷失，但整体上是极为成功的。在 BMS 长达百年的发家历程中，BMS 人练就了非常强大的审时度势能力，能及时地将夕阳性产业转化为朝阳性产业，近年来的转型就是其中的经典成功案例。如果抛开债务不谈，在收购新基之后的 BMS 将成为新时代先进企业的标杆。

附：百时美施贵宝近年的投资与并购一览

1991 年，从 NCI 获得紫杉醇授权

1994 年，收购 Lipha Pharma 的二甲双胍销售权

1994 年，收购 Union Pharma，价格未知

1996 年，收购抗癌药经销商 Axion Inc，0.86 亿美元

1997 年，获得氯吡格雷和厄贝沙坦的销售权

1998 年，收购 Dong-A Biotech，价格未知

2001 年，收购 DuPont Pharma，获得依法韦伦和 Xa 因子研发管线，78 亿美元

2007 年，收购 Adnexus Therapeutics，获得 Angiocept，5.05 亿美元

2008 年，收购 ImClone Systems，获得西妥昔单抗的美国权益，4 亿美元

2008 年，收购 Kosan Biosciences，获得 Epothilone，1.9 亿美元

2009 年，收购 Medarex Inc，获得伊匹木单抗、纳武单抗，24 亿美元

2010 年，收购 ZymoGenetics，获得丙肝药物管线，8.85 亿美元

2011 年，收购 Amira Pharma，获得 Autotaxin，4.75 亿美元

2012 年，收购 Amylin Pharma，获得艾塞那肽，70 亿美元

2012 年，收购 Inhibitex Inc，获得 Tefibazumab，25 亿美元

2014 年，收购 iPierian 公司，获得 Gosuranemab，7.25 亿美元

2014 年，收购 Galecto Biotech，获得 IPF 药物 TD139，4.44 亿美元

2014 年，收购 F-star Alpha，获得抗癌药 FS102，4.75 亿美元

2015 年，收购 Padlock Therapeutics，获得 PAD 抑制剂在研产品，6 亿美元

2015 年，收购 Cardioxyl Pharma，获得心衰治疗药物 CXL-1427，20.75 亿美元

2015 年，收购 Promedior Inc.，获得 IPF 药物 PRM-151，12.5 亿美元

2015 年，收购 Flexus Biosciences，获得 IDO1 抑制剂 F001287，12.5 亿美元

2016 年，收购 Cormorant Pharma，获得 HuMax-IL8，5.2 亿美元

2017 年，收购 IFM Therapeutics，获得癌症免疫治疗药物 STING 和 NLRP3，13.01 亿美元

2019 年，收购新基，获得罕见病和抗肿瘤药管线，740 亿美元

2020 年，收购 Forbius，获得 TGF-beta 特异性抑制剂，10.07 亿美元

2020 年，收购 MyoKardia，获得 mavacamten 在内的心血管药物研发管线，131 亿美元

参考文献

［1］Bristol-Myers, Squibb. History Timeline［EB/OL］. https://www.bms.com/about-us/our-company/history-timeline.html

［2］Company histories.Bristol-Myers Squibb company［DB/OL］. http://www.company-histories.com/BristolMyers-Squibb-Company-Company-History.html

［3］Pederson JP. International Directory of Company Histories, Vol. 37［M］. New Jersey US：St. James Press，2001

［4］American Chemical Society National Historic Chemical Landmark . The Discovery of Camptothecin and Taxol, ACS, 2003［N］. http://www.acs.org/content/acs/en/education/whatischemistry/landmarks/camptothecintaxol.html

［5］Cushman DW, Ondetti MA. History of the design of captopril and related inhibitors ofangiotensin converting enzyme［J］. Hypertension, 1991（17）: 589-592

［6］Ferreira SH, Bartelt DC, Greene LJ. Isolation of bradykinin-potentiating peptides from Bothrops jararaca venom［J］. Biochemistry, 1970（9）: 2583-2593

［7］Wani MC, Horwitz SB. Natureasa Remarkable Chemist: A Personal Story of the Discovery and Development of Taxol®［J］. Anticancer Drugs, 2014, 25（5）: 482-487

［8］Wall ME, Wani MC. Camptothecin and taxol: from discovery to clinic［J］. J Ethnopharmacol, 1996, 51（1-3）: 239-253

［9］Maeda K, Das D, Kobayakawa T, et al. Discovery and Development of Anti-HIV Therapeutic Agents: Progress Towards Improved HIV Medication［J］. Curr Top Med Chem, 2019, 19（18）: 1621-1649

［10］Los Angeles Times. Bristol-Myers, Squibb Agree to Merge : $12-Billion Stock Swap Would Form 2nd-Largest Drug Firm［EB/OL］. http://articles.latimes.com/1989-07-28/business/fi-295_1_bristol-myers-squibb

［11］Bailey CJ. Metformin: historical overview［J］. Diabetologia, 2017, 60（9）: 1566-1576

［12］Bristol-Myers. Squibb.annual report 1993-2020［DB/OL］. https://www.sec.gov/

［13］Bristol-Myers. Squibb Press release［EB/OL］. https://www.bms.com/media/press-releases.html

［14］Drug watch.Bristol-Myers Squibb company［DB/OL］. https://www.drugwatch.com/manufacturers/bristol-myers-squibb/

［15］Fandom. The Tylenol Killer［DB/OL］. http://criminalminds.wikia.com/wiki/The_Tylenol_Killer

［16］Hanna MS, Mohan P, Knabb R, et al. Development of apixaban: a novel anticoagulant for prevention of stroke in patients with atrial fibrillation [J]. Ann N Y Acad Sci, 2014, 1329（1）：93-106

[17] Okazaki T, Honjo T. PD-1 and PD-1 ligands：from discovery to clinical application The Japanese Society for Immunology [J]. INT IMMUNOL, 2007, 19（7）：813-824

[18] Palmisano L, Vella S. A brief history of antiretroviral therapy of HIV infection：success and challenges [J]. Ann Ist Super Sanita, 2011, 47（1）：44-48

[19] FDA 数据库 [DB/OL]. https://www.fda.gov/

第二十一章

拜耳：在众多制药巨头相继放弃多元化之际逆道而行的保健巨头

拜耳是一家多元化的国际巨头，旗下拥有 200 多家公司，2020 年总营收约 494 亿美元，拥有员工达 10 万名，与此同时，拜耳也是德国当今第一大制药企业，药品销售额 191 亿美元，有 3.85 万名员工从事药品的研发生产。德国是现代制药工业的主要发源地，而拜耳是最早生产化学药的公司，拜耳的发家历程映射出整个现代制药业的变迁。在众多制药巨头相继放弃多元化的时代背景之下，拜耳逆其道而行，不但坚挺多元化策略，还进一步加强了多元化。在完成对默沙东 OTC 业务和孟山都的收购之后，拜耳实现了新世纪里的二次转型，然而这次转型让拜耳销售额上涨，也让拜耳债台高筑，究竟是对还是错？

一、从化工到制药

制药由化工衍化而来，现代制药工业起源于莱茵河上游的德国和瑞士，如果谈及现代制药的发展史，就不得不谈及拜耳。拜耳的发家历程可追溯到十九世纪中叶，1863 年，Friedrich Bayer 和 Johan Friedrich Weskott 在德国 Barmen 开办了一家染料工厂，揭开了传奇的篇章，1865 年，拜耳又收购了一家美国的染料工厂并开始向美国出口产品。得益于迅速发展的化工技术和巨大的市场需求，早期的拜耳发展非常迅速。19 世纪 80 年代，拜耳改制成了一家股份制公司，并在欧洲开办了多家工厂，以满足高速发展的市场需求。到 19 世纪末期，拜耳已经成为全球最大的化工巨头之一，产品卖到了世界各地。

1884 年，化学家 Carl Duisberg 加入了公司，在他的带领下，拜耳积极开拓创新，1888 年，在染料业务的基础之上成立了全新的制药部门。现代药是由传统药衍化而来的，虽然当时人类使用的药品基本是天然来源，但很多产品已经知晓分子结构，而拜耳是最早尝试用化学方法合成药物的公司之一。在著名化学家霍夫曼的带领下，拜耳在 1897 年合成出抗炎药乙酰水杨酸，并在 1899 年获得了专利。当时人们对水杨酸的疗效早已知晓，而乙酰水杨酸比天然水杨酸的肠胃刺激性更小，更容易服用，优势非常明显。

1899 年，乙酰水杨酸的临床试验取得了成功，拜耳于是使用"阿司匹林"为商品名推销乙酰水杨酸。同年，拜耳公司向三万名医生发放了阿司匹林的宣传资料，并陆续在世界各地开设工厂生产阿司匹林，让阿司匹林很快就成为最畅销的药物，在对乙酰氨基酚和布洛芬问世以前的 50 年里，阿司匹林几乎"独占"了整个非阿片类止痛药的市场。

在跨世纪的几年间，拜耳相继合成了止痛药海洛因，镇静催眠药苯巴比妥和抑菌剂磺胺。尽管拜耳不是首次合成海洛因的公司，但以吗啡替代品的名义进行了商业推广，在 20 世纪初期被广泛用于止咳和镇痛。后来发现海洛因比吗啡更具有成瘾性，才渐渐地退出了医疗市场。除了阿司匹林，拜耳早期最具影响力的药物当属苯巴比妥（Veronal），该产品在后来的几十年里，被广泛用于治疗失眠、焦虑、癫痫和麻醉。磺胺是人类最早的合成抗生素，1908 年，磺胺的母体解构首次被拜耳的科学家合成出来，后来人们发现该产品对肺炎有效，磺胺类药物的研究高潮被掀起，磺胺类药物也渐渐地成为 20 世纪初期最重要的抗生素。直到二战前后，青霉素实现了量产，以青霉素为代表的一类抗生素以"疗效广、毒副小"迅速发展，人们对磺胺研究的热度才稍减。尽管如此，磺胺类药物具有性质稳定、易于组织生产、价格低廉、服用方便等优点，在抗菌药物中长期占有重要的地位。

二、在政治风暴中挣扎的制药

世界大战对于德国企业而言是非常致命的，一方面是高度依赖出口的生意被战争中断，另一方面是因为德国作为轴心国角色，拜耳大量的海外资产被协约国没收。因为一战，拜耳失去了在北美地区的商标权，以致在后来的数十年里，拜耳在北美不能称之为"拜耳"，"拜耳阿司匹灵"也不属于拜耳。除了拜耳，遭遇这一现状的德国制药企业还有默克和先灵。然而令拜耳雪上加霜的还远不止这些，在一战之后，俄国十月革命爆发，该公司在俄罗斯的资产再次被充公，到 1919 年时，拜耳的营收相比 1913 年下降了三分之一。

因为受到战争的巨大破坏，20 世纪 20 年代初期是拜耳最受煎熬的几年，之前积累的货币资产全部耗光，财务一度陷入危机。随着战争硝烟的慢慢散去，拜耳等德国化工巨头开始谋划如何东山再起。但是受到一战的影响，德国化工业的领先优势渐渐退去，瑞士和美国的化工巨头正在高速赶超。为了对抗美国高速发展的化工业，以拜耳、BASF、Hoechst 和 Agfa 为代表的德国的化工巨头"强强联合"，于 1925 年组建了 I.G.Farbenindustrie AG，即 Farben 公司。各成员公司相继将资产转入 Farben，并以集团的名义进行财务预算。虽然 Farben 与现在的公司合并有很大的相似之处，但它是行业垄断性质的，并不被美国的《反托拉斯法》所认可。

Farben 基本是当时整个德国的化工行业，一形成就对其他公司形成压倒性优势。为了谋求发展，最初不愿意加入联盟的公司也只能被迫加入，或者组建自己的垄断联盟。在德国组建了 Farben 不久，瑞士的化工巨头也组建了自己的垄断联盟，渐渐地，垄断联盟成为欧洲化工巨头发展的一种潮流。20 世纪 30 年代以后，瑞士和欧洲其他国家的化工巨头为了自己的利益，相继"入会"，与 Farben 组建了泛欧洲的二级垄断联盟，共同"打压"美国的化工企业。

因为支持希特勒政府，Farben 公司获得了巨大的好处，营收从 1933 年的 4800 万马克，增加到 1943 年的 8.22 亿马克，10 年里翻了 17 倍。虽然 Farben 作为一个垄断联盟而臭名昭著，但也积极地研发和创新，为人类的化学和制药进步做了很大的贡献。从 1931 年到 1945 年间，Farben 公司获批的国际专利数达 889 件，占当时全球前 30 强化工企业总数的 1/3，而且还有多名科学家获得了诺贝尔奖，如 Carl Bosch、Friedrich Bergius 和 Gerhard Domagk 等。二战以后，Farben 公司被迫拆散成 12 家公司，Hoechst、拜耳和 BASF 获得了 Farben 公司总资产的一半，剩余的 9 家公司因为规模较小，不具备竞争力，在短短的 1 年之中，又被这三家巨头所吞并。

三、二次东山再起

Farben 因为二战的失败而终止，德国化工巨头再次遭到战火的洗礼，国内生产设施被战争破坏，海外资产再度大量流失。二战以后，拜耳公司开始着手重建，20 世纪 50 年代以后，拜耳被准许收购海外公司，海外扩张再次从头开始。尽管遭到战争的巨大破坏，但德国的工业底子依然是其他国家无法比拟的。二战以后，德国的经济涅槃后重生，很快再次成为欧洲第一经济强国，而拜耳则以德国高速发展的经济为依托而再次崛起，到 1963 年时，拜耳的员工规模发展到 8 万人，销售额达到了 47 亿马克。

20 世纪 60 年代以后，德国有限的市场空间已经无法满足拜耳的发展需求，于是把发展重心放在了全球第一大经济体美国。因为积极地布局海外业务，20 世纪 60 年代成为拜耳发展的黄金时期，在此期间，拜耳国内产品销量翻了 3.5 倍，海外产品销量翻了 7 倍，到 20 世纪 70 年代，拜耳发展成为仅次于 BASF、Hoechst 和杜邦的第四大化工巨头。20 世纪 70 年代之后，拜耳进一步加大了在美国市场布局，1973 ~ 1977 年间，拜耳每年在美国的投资规模从 3 亿美元增加到 5 亿美元，这些钱被广泛用于扩大生产或产品开发，到 20 世纪 70 年代中期，拜耳的产品线拥有 6000 多个产品。

1973 年，人类经历了第一次石油危机，石化原料价格飞速上涨，德国的经济奇迹也因此戛然而止。尽管大环境不景气，但拜耳依然在海外扩张中得到了有效的发展。为了满足业务扩张的需要，1974 年，拜耳收购了 Cutter Laboratories 和 Allied Chemical 的燃料业务，1978 年，又收购了 Alka-Seltzer、Flintstones 和 Miles Laboratories，到 20 世纪 70 年代后期，拜耳三分之二的销售额来自于海外。

20 世纪 70 年代后期，拜耳逐渐加大了对研发的投入，稳步扩大了药品和作物保护品的研究活动。1979 年，拜耳投资 8 亿马克用作农产品研究中心建设，与此同时，West Haven 的药品研发中心开始投入使用。在此期间，制药部门成功推出了心血管药物 Adalat（硝苯地平），喹诺酮类抗生素 Ciprobay（环丙沙星）和广谱抗菌药 Bayleton（三唑酮）。在这些产品的助力之下，拜耳的药品销售额大幅增长。因为北美地区经济的高速发展，拜耳的作物保护、塑料和涂料、原材料业务销售额也出现了大幅增长，到 1988 年，拜耳总销售规模首次达到 400 亿马克（约合 228 亿美元），拥有员工达 16.5 万人。

四、20 世纪 90 年代的困局

20 世纪 80 年代末期，全球化工行业出现周期性衰退，化工巨头的增长速度大幅下降，利润明显下滑，与此同时，欧洲的政治和经济出现了诸多不确定性，西欧经济严重衰退、东欧政治剧变、苏联解体……这一系列的变化对拜耳的发展造成了巨大影响。在制药方面，德国政府在 1993 年削减了药品支出，医生不得已大量开具仿制药处方来代替高价的原研药，拜耳的国内药品营收因此下降超过 20%。农业品方面，因为欧洲共同推行了"Common Agricultural"的农业政策，致力于减少欧洲农业化学品的使用量，受此影响，拜耳的农作物保护品业务也出现疲软。受这一系列的不利因素影响，拜耳在 1988 ～ 1993 年间，销售额几乎停止增长，利润则在 10 亿美元周围徘徊，平均净利润率只有 4.4%。

为了应对危机，保证利润水平，拜耳开始大规模压缩运营成本，1991 ～ 1995 年间，在全球范围内裁掉了 14% 的员工，剥离了一系列不赚钱的业务，减少了 16 亿美元的成本支出。与此同时，进一步加大了亚洲和美洲市场的扩张，以减少对欧洲市场的依赖。1992 年，拜耳将美国的控股公司整合到子公司 Miles Inc 名下。

拜耳与很多德国企业一样，在美国不能够称为拜耳，虽然"拜耳阿司匹灵（阿司匹林的商品名）"在美国是家喻户晓的品牌，但"拜耳阿司匹灵"也不属于拜耳，这或许是拜耳最大的心头之痛。因为在一战时受到美国的报复，拜耳的美国资产和商标被没收并拍卖，最终被 Sterling Drugs 公司所买下。在 Sterling Drugs 的经营之下，拜耳阿司匹灵成为 20 世纪前叶最畅销的非阿片类镇痛药。虽然在 20 世纪 50 年代以后，拜耳开始回到美国市场，但商标权一直不在自己的手里。1986 年，拜耳向 Sterling Drugs 支付了 2500 万美元，买回了部分商标使用权，但核心权益依然在 Sterling 的手里。1988 年，Sterling Drugs 被 Eastman Kodak 公司以 51 亿美元的价格收购，后来 Kodak 公司决定放弃制药业务，最终将 Sterling 的处方药业务以 16.8 亿美元的价格卖给了赛诺菲，造影剂业务以 4.5 亿美元卖给了奈科明，保健业务则以 29 亿美元卖给了史克必成。虽然拜耳在竞标中失败，但最终以 10 亿美元的价格从史克必成手中二次买回了 Sterling Drug 的北美和波多黎各 OTC 业务，直到 20 世纪 90 年代中期，拜耳在北美的商标名才算完全收回，"拜耳阿司匹灵"也因此再度回到拜耳的手中。

通过 Sterling Drug 的收购，拜耳的保健业务得到大幅的增强，在这笔收购中，拜耳不但重新获得了"拜耳阿司匹灵"，还获得了 Midol 和 Neo Synephrine 等产品，年销售额增加近 4 亿美元。收购 Sterling Drug 之后，拜耳将子公司 Miles Inc 改名为拜耳，这是 75 年以来，拜耳首次能够以自己的名称在美国运营，与此同时，将 Miles Inc 的保健业务与 Sterling 合并，整合成消费品业务部门。在收购 Sterling 的同时，拜耳还收购了丹佛仿制药巨头 Schein Pharma 29.3% 的股权，以扩大在北美地区的制药业务。除此以外，拜耳高额的药品研发投入在 20 世纪 90 年代中后期开始有所收获，其中抗感染药物 Ciprobay 在 1995 年创造了 13 亿美元的销售额，重组凝血因子 Kogenate 也开始初露锋芒，到 1997 年，拜耳的药品营收达到 48.6 亿美元，OTC 和保健品营收达 17.8 亿美元。

五、制药业务的再次爆发

21 世纪之后，拜耳将一系列业务整合成医疗保健（healthcare）、作物科学（cropscience）、材料科学（material science）等三大核心业务板块，其中医疗保健板块又下设制药、保健、动物保健和诊断器械等子部门。虽然销售额规模很大（2014 年销售额达 550 亿美元），但利润较低，在新世纪的前 18 年里，拜耳的净利润水平只有 6.7%，远低于同等规模的制药巨头。为了提高利润率，拜耳逐渐将重心转向了制药，虽然没有全面转型，但是在保障其他业务发展的基础上，力所能及地加强医疗保健业务的发展，尤其是制药业务。

加强研发是培育制药业务的重要方式，拜耳制药部门在 1997 ～ 2017 年间的平均研发投入水平为 17.55%，达到制药巨头的平均水平。在此期间，拜耳的研发效率也相对较高，相继成功研发了抗菌药莫西沙星（Avelox）、勃起功能障碍用药伐地那非（Levitra）、抗凝药利伐沙班（Xarelto）、造影剂钆布醇（Gadavist）、抗癌药瑞戈非尼（Stivarga）和 Copanlisib、肺动脉高压药物利奥西呱（Adempas）以及长效凝血因子（Kovaltry）等产品。与此同时，为了加强制药业务的发展，拜耳还在 2006 年以 199.5 亿美元的价格收购了先灵公司（Schering AG），获得了屈螺酮 / 炔雌醇（Yasmin）等激素产品线，2013 年又以 28 亿美元的价格收购了 Algeta，获得以氯化镭（Xofigo）为代表的放射性药物管线。除此之外，拜耳还积极对外合作，联合推出索拉菲尼（Nexavar）、阿柏西普（Eylea）和碳酸镧（Fosrenol），药品销售额稳步上涨，营收占比从 2000 年的 19.8% 增加到 2017 年的 48.1%，达 190.3 亿美元。

除了加强制药业务，拜耳也在积极扩张 OTC 和保健品业务。在收购 Sterling 之后，拜耳组建了保健业务部门，成为全球五大保健品供应商，销售额达 15 亿美元。2004 年，拜耳以 31 亿美元的价格收购了罗氏的非处方药部门，将 OTC 和保健品的销售规模首次提高到 30 亿美元。在此之后，拜耳又小规模地收购了 Topsun、Schiff Nutrition 和滇虹药业，进一步扩大了产品覆盖。除了业务扩张，拜耳还积极开发新品，通过申请授权，将专利到期处方药开发成 OTC。因为经营得当，拜耳 OTC 和保健品业务的销售额规模在 2013 年首次达到 50 亿美元。然而拜耳并未就此满足，又以 142 亿美元为代价"吃掉了"默沙东的 OTC 部门，2015 年之后，拜耳的 OTC 和保健品销售额规模接近 70 亿美元，占总营收的 17%。

通过 18 年的业务转型，拜耳对化工品业务的依赖程度大幅下降，药品和保健品的销售额占比从 2000 年的 26% 提高到 2017 年的 65%，盈利能力也随着两大业务的不断增强而逐步提高，2014 ～ 2017 年间，拜耳的平均净利润水平达到 14.1%，远超过 2001 ～ 2010 年的 4.4%。为了缓解巨额并购之后的财务压力，拜耳先后出售了诊断业务和医疗器械业务，在 2015 年之后，以处方药和 OTC 为核心的医疗保健业务逐渐形成，在三大板块中，医疗保健业务以 27.5% 的盈利水平遥遥领先。在医疗保健业务之外，拜耳的作物科学业务盈利能力也比较强，在 2015 年的盈利水平达 24.9%，虽然不及医疗保健业务，但远高于材料科学的 10.2%。因为盈利能力较差，拜耳在 2015 年将材料科学业务剥离。

六、新世纪的二次转型

随着制药业务的逐渐爆发，拜耳的盈利能力得到逐步增强，股票价格也随之持续上涨，市值于 2015 年 3 月底达到历史的最高峰，达 1253 亿美元。在完成材料科学的业务剥离之后，拜耳形成了以制药、保健和作物科学为核心的三大业务板块。然而在完成材料科学业务剥离不久，拜耳又对外宣布将以 660 亿美元的价格收购美国种子巨头孟山都，很快又进入了二次转型。

孟山都是美国农业巨头，是当年法玛西亚剥离出来的公司，经过十几年的发展，在种子和作物基因组学方面建立起了领先的优势，盈利能力也超过了同期的拜耳，2013 ~ 2017 年的净利润率高达 15.0%。因为全球将在 2050 年前出现 30 亿的人口增量，为在有限的土地资源下养活这些新增人口，优良、高产的转基因种子将是重点发展的对象。为了建立起种子科学的大幅领先优势，拜耳对孟山都开出了每股 128 美元的"高价"现金收购。然而面对这笔史诗级的兼并，社会质疑不断，农民们担心种子被垄断而价格上涨。为了赢得各国的反垄断批准，拜耳只能将部分种子业务和除草剂业务卖给了BASF，又剥离了价值高达 90 亿美元的知识产权及研发项目等无形资产，还支付了高达 20 亿美元的反垄断费用……

经过两年半的努力，拜耳终于"抱得美人归"，也如愿以偿成为全球第一大种子巨头。在收购孟山都之后，拜耳的种子业务能力得以大幅加强，并计划在未来的 6 年内拨款 160 美元的研发经费，用以保持种子业务的绝对领先优势。2018 年，孟山都的业务写进了拜耳的年报，拜耳的销售额再次超过了400 亿欧元，但遗憾的是盈利水平再次回到 10 年之前的水平，净利润率再次降到 10% 以下。

孟山都的盈利能力本比拜耳强，但被拜耳收购之后，盈利能力不升反降，不得不引人深思。更为关键的是，孟山都遗留了一大堆的诉讼，拜耳面临着超过 100 亿美元的诉讼索赔。令拜耳感到雪上加霜的是其处方药业务即将面临专利悬崖，兼并孟山都已让拜耳"元气大伤"，既无力大规模投入药品研发，也无法驱动高频的并购来补充管线，药品销售额下滑或许是在所难免的事。面对这样的"二次转型"，投资人自然不买账，在收购孟山都之后，拜耳的股价一直飘绿，市值一度下降至 492 亿美元。

七、小结与讨论

拜耳在处方药业务日益走向强盛之际而大规模布局 OTC、保健品和种子业务，在众多制药巨头相继放弃多元化的背景下逆道而行，不但没有放弃多元化，还进一步加大多元化的力度，其背后逻辑值得深思。或许原因是多重的，但原因之一是药品创新乏力。多元化的企业销售强而研发弱，但处方药业务的发展是需要创新驱动的，不仅需要有高效的研发，还需要有灵活多变的模式。进入生物制药时代以后，创新药研发资源逐渐向美国聚集，众多高效的 biotech 公司成为创新药研发的主力军，制药巨头需要不断与 biotech 公司交易或合作来丰富自己的研发管线，但在过去五年里，拜耳在这方面的投资、合作或并购并不活跃。尽管在过去的 10 年里，拜耳的药品销售额实现了持续上涨，但 2020 年以后，四大核心品种利伐沙班、氯化镭 [^{223}Ra]、索拉菲尼和阿柏西普将相继面临专利悬崖，研发管线中的 vericiguat、darolutamide、copanlisib、finerenone 和 larotrectinib 等几大新品可能无法弥补专利悬崖带来的销售额损失。

处方药业务充满着变数，在巨资豪赌之后换回的可能是销售额的大起大落，这对多次经历过大起大落的德国企业而言，是极不愿意看到的。相反，OTC 与保健品业务只要有足够强大的销售资源和品牌影响力就能持续稳步发展。虽然 OTC 和保健品的盈利水平远不及创新药，但风险小、投入低，拜耳只需要 4% 左右的研发投入水平就能维持业务的健康发展。因此，对于药品创新乏力的拜耳而言，OTC 和保健领域的钱更容易赚，而且强大的销售资源也在 OTC 和保健品业务上得到了更有效的利用。

因为创新乏力，拜耳逆道而行或许是无奈之举，收购孟山都也是为了规避创新药风险而另谋的出路。但遗憾的是计划不如变化，收购孟山都让拜耳"深陷泥潭"，债台高筑。拜耳在 2018 年报告的债务（net financial debt）已高达 357 亿欧元，而且还面临着超过 100 亿美元的巨额索赔，加之对种子科学高达 160 亿美元的研发经费承诺，2018 年之后，拜耳既无力大规模投入药品研发，也难以发动高频并购来扩充产品管线。在利伐沙班专利到期之后，药品销售额下降是在所难免的事，而且令拜耳感到雪上加霜的是，一直在中国热卖的老品种拜糖平（阿卡波糖）和拜新同（硝苯地平），因受中国医改的影响，销售额和利润大幅下滑，虽然专科药和阿司匹林还能长期坚挺，但利润水平与其他创新药相比远不能及，投资人不买账是在所难免的事。

尽管现代制药是由化工业演化而来的，但经过百年的发展，制药与化工之间已经产生了明显的边界，两者间的运营战略也形成了本质性的区别。很多化工巨头从布局制药到放弃制药，根本原因是不适应高风险、高投入、快节奏的创新药业务，2000 ～ 2010 年间，杜邦、BASF 和阿克苏诺贝尔等化工巨头，分别将其制药业务卖给了百时美施贵宝、雅培和先灵葆雅，最后阿哌沙班、阿达木单抗、帕博利珠单抗等超级"重磅炸弹"都以白菜价易主他人。尽管拜耳是依然坚持制药的百年化工巨头，但对这种"高风险""高投入""快节奏"的创新药似乎也是力不从心，所以对于拜耳的"二次转型"并不难理解。

虽然投资人对拜耳的"转型"并不买账，但对拜耳而言，或许是"踩坑"，并不算错误。相比创新，拜耳更擅长销售；相比创新药，拜耳更擅长种子和作物保护。做自己所擅长的事，虽然成不了制药业的领头羊，但可以确立种子科学的遥遥领先地位，在制药业务走衰的日子里，种子业务将成为主要盈利部门。

附：拜耳近年来兼并的企业一览

1978 年，收购 Miles Laboratories，获得维生素产品线，价格未知

1994 年，收购 Sterling Winthrop 的北美 OTC 业务，10 亿美元

1996 年，收购 Sclavo 的血浆业务，0.1 亿美元

1998 年，收购 Chiron Diagnostics，11 亿美元

1999 年，收购 OSI Pharma 的诊断业务，0.11 亿美元

1999 年，收购诊断公司 LIONbiosc，1 亿美元

2003 年，收购诊断公司 Visible Genetics，0.61 亿美元

2004 年，收购罗氏保健业务，31 亿美元

2005 年，收购基因公司 Zeptosens，价格未知

2006 年，收购 OTC 公司 Topsun，3.28 亿美元

2006 年，收购诊断公司 Metrika，价格未知

2006 年，收购先灵公司，199.47 亿美元

2006 年，收购基因公司 Icon Genetics，价格未知

2006 年，收购 GSK 的 Pritor 业务，价格未知

2008 年，收购 DIREVO Biotech，2.99 亿美元

2008 年，收购 Sagmel 的 OTC 业务，价格未知

2010 年，收购动物保健公司 Bomac Group，价格未知

2012 年，收购 Schiff Nutrition，12 亿美元

2013 年，收购 Algeta，获得 Xofigo，28.82 亿美元

2013 年，收购德国药企 Steigerwald，价格未知

2013 年，收购医疗器械公司 Conceptus，11 亿美元

2014 年，收购默沙东保健部门，142 亿美元

2014 年，收购滇虹药业，5.86 亿美元

2018 年，收购农业巨头孟山都，660 亿美元

2020 年，收购 Asklepios BioPharma，局部细胞和基因治疗，40 亿美元

2020 年，收购 KaNDyTherap，增强妇科管线，8.73 亿美元

参考文献

［1］Bayer AG History［EB/OL］. https://www.bayer.com/en/history.aspx

［2］Company histories.Bayer AG［DB/OL］. https://www.company-histories.com/
Bayer-AG-Company-History.html

［3］Grant T. International Directory of Company Histories, Vol. 13［M］. New
Jersey US: St. James Press, 1996

［4］Bayer AG News［EB/OL］. https://media.bayer.com/

［5］Bayer AG Annual report, 1997-2020［EB/OL］. https://www.bayer.com/en/
investors

［6］Montinari MR，Minelli S，De Caterina R. The first 3500 years of aspirin history from its roots–A concise summary［J］. Vascul Pharmacol，2019（113）：1–8

［7］Norn S，Permin H，Kruse E，et al. Pionerer bag barbituraterne［On the history of barbiturates］［J］. Dan Medicinhist Arbog，2015（43）：133–151

［8］Heroin，Morphine and Opiates（2019）［DB/OL］. https://www.history.com/topics/crime/history–of–heroin–morphine–and–opiates

［9］Tyler KL. Chapter 28：a history of bacterial meningitis［J］. Handb Clin Neurol，2010（95）：417–433

［10］George E. Shambaugh，Jr. History of Sulfonamides［J］. Arch Otolaryngol，1966，83（1）：1–2

［11］Miner J，Hoffhines A. The discovery of aspirin's antithrombotic effects［J］. Tex Heart Inst J，2007，34（2）：179–186

［12］Mann CC，Mark L. Plummer，The Aspirin Wars：Money，Medicine，and 100 Years of Rampant Competition［M］. New York US：Alfred A. Knopf，1991

［13］Kazda S. The Story of Nifedipine. In：Lichtlen PR，Reale A.（eds）Adalat［M］. Springer online，1991. https://doi.org/10.1007/978–3–642–85498–9_3

［14］FDA 数据库［EB/OL］. https://www.fda.gov/

［15］Kumar BR. Bayer's Acquisition of Monsanto. In：Wealth Creation in the World's Largest Mergers and Acquisitions. Management for Professionals［M］. Springer online，2019. https://doi.org/10.1007/978–3–030–02363–8_33

第二十二章
诺华："随机应变，多点开花"，稳步壮大的制药巨头

诺华（Novartis AG）成立于 1996 年，由汽巴－嘉基和山德士合并而成，总部位于瑞士巴塞尔，2020 年总营收 487 亿美元，拥有员工约 10.6 万名。汽巴、嘉基和山德士都是瑞士的百年化工巨头，发家历程分别可追溯到 1859 年、1758 年和 1886 年。这三家公司早期的经营范围主要是染料、化工品和药品，为了应对德国行业垄断联盟的竞争，这三家公司在 1918 年就曾结盟，组成了巴塞尔股份公司，尽管巴塞尔公司在 20 世纪 50 年代解体，但是随着时局的变化，他们又再次走到了一起。从"化工巨头"到"制药巨头"，诺华的发家历程分分合合，而这种分分合合的过程中，体现了诺华强大的整合力。2000 年之后，诺华的销售额高速上涨，迅速发展成为全球数一数二的制药巨头，然而诺华近年来的巨大成功，很大程度上归功于"多点开花，齐头并进"的模式。

一、从巴塞尔股份公司说起

20 世纪初，全球化工业最发达的国家是德国、美国和瑞士，德国化工巨头们为了防止高速发展的美国企业挑战他们的"主导地位"，于是成立了行业垄断联盟 IG Farben，即染料工业利益集团，也称法本公司。尽管法本公司的

初衷是打压美国企业，但对其他国家的化工企业也带来了致命的打击，为了应对法本公司的压力，1918 年，瑞士最大的三家化工企业汽巴、嘉基和山德士组建了同样的联盟 Basel AG，即巴塞尔股份公司。尽管只由三家公司组成，Basel AG 基本代表了瑞士的整个化工业。汽巴家业最大，在巴塞尔股份公司中持股 52%，嘉基和山德士相对薄弱，各自持股 24%。

加盟后的三家公司之间不再相互竞争，技术和知识共享，利润统一分配，虽然这与真正意义上的公司没有什么区别，但就美国《反托拉斯法》而言，这种垄断组织是非法的。尽管如此，行业垄断联盟是当时形势所趋，而且大联盟将主宰小联盟。1929 年，巴塞尔股份公司整体加入德国法本公司形成跨国性二重行业垄断联盟，不久之后，法国的公司也加入了进来，1933 年，随着英国帝国化学工业公司的加入，一个泛欧洲的行业联盟正式形成。尽管该联盟随着二战的爆发而被迫解散，但是巴塞尔股份公司却一直维持到 20 世纪 50 年代初。

在巴塞尔股份公司成立之初，因为嘉基的市场地位较薄弱，常常成为合作关系紧张的导火索，尤其是其天然染料生意在合成染料的激烈竞争下已经显得力不从心。虽然汽巴和山德士一直认为是他们在补贴嘉基，但联盟关系总体还算稳定。1939 年，嘉基研究员 Paul Mueller 博士发现了 DDT 的杀虫效应，后来被开发成广泛应用的农药，二战期间，嘉基又成功推出 Privine（萘甲唑啉）、Nupercaine（辛可卡因）等新药，渐渐扭转了弱势的局面。

二战以后，由于巴塞尔股份公司违反了美国反垄断法的相关规定，而且三家公司都不愿意放弃高速发展的美国市场，在美国政府的压力下，三家公司最终"各奔东西"。1951 年，巴塞尔股份公司宣布正式解散。

二、汽巴-嘉基再度联姻

20 世纪 50 年代以后，DDT 的市场潜力渐渐发挥了出来，后来又引进了玉米除草剂三嗪，随着两个产品的日益广泛应用，嘉基在农药领域的生意开始风生水起，公司规模因此得到快速扩大，销售额从 1950 年的 2.6 亿瑞士法郎增加到 1959 年的 7.4 亿瑞士法郎。尽管同期的汽巴发展也不错，但增长速度已经明显不如嘉基，销售额仅从 5.3 亿瑞士法郎增加到 10.2 亿瑞士法郎。

20 世纪 60 年代以后，嘉基的潜力进一步凸显出来，销售额在 1967 年超越了曾经的"老大哥"汽巴。

20 世纪 60 年代以后，多元化的潮流席卷世界各地，两家公司也进行了大范围的横向扩张，业务范围拓展至药品、染料、塑料、纺织助剂、农药和特种化学品等。20 世纪 70 年代，化工行业的发展速度明显放慢，化工品出口生意变得越来越难做，尤其是美国。为了提高竞争力，汽巴和嘉基开始考虑重新合并。当时嘉基在农用化学品方面实力较强，而汽巴则是树脂和石化产品的引领者，两家公司的领导层都认为联姻可发挥出"1+1>2"的效果，于是合并的事"一拍即合"。

解决了内部的问题，联姻之路上的最大障碍就是美国的《反托拉斯法》。虽然汽巴和嘉基都是瑞士的企业，但美国市场一直都是他们最大的"财源"，为了赢得美国政府的同意，汽巴只好把美国的染料工厂卖给 Crompton & Knowles，嘉基则将在美国持有的多个药品销售权以 2000 万美元的价格转让给 Revlon。1971 年，以嘉基接管汽巴的形式，两家公司完成了合并。"完婚"之后的汽巴-嘉基业绩表现没有让人失望，两家公司的协同效应很快展现出来，销售额在随后的几年里高速增长，到 20 世纪 80 年代后期，该公司的销售额已达到 200 亿瑞士法郎，成为当时全球最大的化工企业之一。

虽然合并给两家公司带来了诸多优势，但化工行业的衰退是行业大趋势，随着环保呼声的日渐高涨，化工巨头不得不拿出巨额资金来应对环境问题，而汤姆河（Toms river）污染事件让汽巴-嘉基成为时代批判的"典型"。为了解决汤姆河事件的后遗症，该公司不得不赔偿道歉，提高环保预算。到 20 世纪 90 年代初期，汽巴-嘉基仍然是一家多元化的老牌化工企业，核心业务包括染料、特殊化学品、聚合材料、颜料、药品和梅特勒-托利多天平，而且在多个领域都保持着领先地位。尽管该公司的销售额还在持续上涨，但利润已经开始变得差强人意。1992 年，汽巴-嘉基以 220 亿瑞士法郎的销售额位列全球前五大化工巨头，但净利润仅为 15.2 亿瑞士法郎，利润率仅为 6.9%。

三、诺华与山德士

巴塞尔股份公司解体之后，山德士也得到了很好的发展，销售额在 1964

年首次超过 10 亿瑞士法郎,主营业务包括染料、药品和化学品,其中制药业务开始崭露头角。在与汽巴–嘉基合并之前,山德士曾致力于精神病和偏头痛的药品开发,代表产品有氯氮平、奥曲肽、麦角胺及环孢素等。

20 世纪 60 年代末和 70 年代初,山德士进行了一系列重组,并开始实施多元化战略,销售额实现了高速增长,几乎翻了一番。1967 年,山德士收购了 Wander Limited of Berne 改编成营养品部门,1968 年,将染料和化学品部门整合成农化部门,1969 年该公司又收购 Durand & Huguenin 的染料工厂。

20 世纪七八十年代,全球经历了三次石油危机,化工行业因此走向萧条。石油危机引起严重的能源紧缺和原料价格上涨,很多化工企业都不得不"勒紧裤腰带"过日子,部分企业甚至在危机中死去。山德士的日子自然也不好过,不过持续地多元化战略和高速上涨的制药业务"救了他一命"。在此期间,山德士买下了很多家公司,先后组建了种子业务部门、建筑化学品部门,销售额在 1992 年达到 144 亿瑞士法郎,净利润达 15 亿瑞士法郎,利润率为10.4%。

20 世纪 80 年代以后,随着制药行业的高速发展,美国很多化工巨头(如杜邦、辉瑞)开始把重心转向制药,多元化的制药公司(如阿斯特拉、施贵宝)也开始逐渐卖掉多元化业务主攻药品研发。20 世纪 90 年代以后,乘着制药行业高速发展的"东风",汽巴–嘉基和山德士的制药业务都得到很快的发展,药品渐渐地成为他们利润的最大来源。1990 ~ 1994 年间,汽巴–嘉基和山德士的总销售额都没有显著增长,化工业务的颓势已经非常明显地表现出来,而且还经常受官司(环保)的困扰,与此形成反差的是,两家公司的药品销售额都在高速增长。1990 年汽巴–嘉基和山德士的药品销售额分别仅为 38.3 亿美元和 29.3 亿美元(IMS),而 1994 年的合计销售额达到了 133 亿瑞士法郎,大约翻了 1.5 倍。

20 世纪 90 年代中期,这两家开始意识到,多元化经营的全球性跨国药企将主导行业的未来,于是汽巴–嘉基和山德士考虑再一次合并。除了形势所趋,因为巴塞尔股份公司的关系,三家公司有非常好的互信基础,合并事宜再度"一拍即合"。然而这一次合并所面临的阻碍与当年的汽巴–嘉基联姻相比,有过之而无不及。合并的消息一经传出就遭到了欧盟的调查,为了让欧洲当局点头,只能剥离掉一部分动物保健和农业化学品业务,而为了获得美国政府的批准，只好把基因治疗的部分专利授权给了竞争对手 Rhone-Poulenc Rorer。

1996 年底，汽巴–嘉基与山德士完成了合并，并将新公司的名称确定为诺华（Novartis）。诺华一词源自拉丁语 "novae artes"，意为 "新技术"。合并之后的新公司年销售额达 362 亿瑞士法郎，总资产 580 亿瑞士法郎，现金和现金等价物 190 亿瑞士法郎，是当时全球最大的化工巨头之一。新公司由山德士原股东持股 55%，汽巴–嘉基原股东持股 45%，山德士原 CEO 丹尼尔–魏思乐（Daniel Vasella）出任新公司的董事长。

尽管在合并之前，汽巴–嘉基和山德士的制药业务都已经很强大，1990 年的药品销售额分居全球第五和第十二位，但从整体上而言，两家公司都是多元化的化工巨头。1994 ~ 1996 年间，两家公司的合计药品销售额分别为 133 亿瑞士法郎、112 亿瑞士法郎和 122 亿瑞士法郎，分别仅占总销售额的 34.95%、31.17% 和 33.65%。因此刚成立的诺华还不能称之为 "制药公司" 或 "制药巨头"。

四、山德士与环孢素

从性质上讲，是山德士收购了汽巴–嘉基，所以当今的诺华主要是继承着山德士的衣钵。当年巴塞尔股份中较弱的山德士之所以能够收购汽巴–嘉基，是因为山德士在 20 世纪 70 年代以后把重心放在了制药上，通过制药和成功的多元化业务赚了大量的钱，其中环孢素是不可抹去的一笔。环孢素的出现，让器官广泛移植成为可能，在人类医学发展史上，也是一个重要的里程碑。

1970 年，山德士微生物学部的巴塞尔实验室首次从一种名为多孔木霉的真菌代谢物中提取到了环孢素，并随后发现该物质具有特异、可逆地抑制淋巴细胞的活性。因为这种特异性和可逆性，环孢素被科学家视为全新一代免疫抑制剂。几乎在同一时期，环孢素的抗炎活性也被确定。1976 年，环孢素首次在动物模型上证实了在器官移植方面的有效性，1978 年以后，环孢素先后在肾、心、肺移植患者上开展了临床试验，并先后在多中心临床试验中证实，环孢素在肾移植方面的疗效显著优于当时的标准疗法巯唑嘌呤＋皮质醇，在心脏移植手术患者中，1 年期存活率高达 83%。

因为出色的疗效，环孢素于 1983 年获得了 FDA 的批准，商品名为山地明（Sandimmune）。为了增加山地明的销售，山德士推出了注射剂、胶囊剂和口服液三种剂型，随着临床证据的不断完善，环孢素成为器官移植的金标准。环孢素的上市，推进了器官移植的普及，销售额也逐年上涨，到 20 世纪 90 年代初期，山地明的销售额就达到 10 亿瑞士法郎，几乎占到山德士药品销售额的三分之一。

在山地明大销之后，山德士又在 1995 年推出全新的配方 Neoral，并且将适应证拓展到类风湿关节炎和银屑病等免疫疾病。根据诺华早期的财报，Neoral/ 山地明持续多年都是诺华最畅销的品种，最高年销售额超过 20 亿瑞士法郎，直到代文（缬沙坦）系列大卖后，环孢素的榜首位置才被取代。尽管环孢素无法让公司成为"暴发户"，但诺华至今还在销售该产品，年销售额近 5 亿美元，从 1983 以来的 35 年里，环孢素累积为山德士或诺华奉献了近 300 亿美元的销售收入，为整个集团后来的发展壮大做出不可磨灭的贡献。

五、制药巨头形成

合并之后，诺华按照既定的目标——"生命科学引领者"，进行了资源整合，放弃了经营百年的化工业务。汽巴 - 嘉基剥离了除制药部门和农化部门之外的所有业务，甩出特殊化学品业务组建了汽巴精化，而山德士则剥离特殊化学品业务组建了科莱恩，将美国的建筑化学公司 Master Builders 卖给 SKW Trostberg，把德国分公司 Viag 及其北美玉米除草剂业务转让给 BASF……

经过一系列的业务剥离，诺华的战略重心缩小到生物技术和基因技术的研究与应用。为了实现"生命科学引领者"的梦想，1998 年，诺华相继在美国建立了人类基因研究机构和植物遗传学实验室，转基因玉米种子在同年开始上市销售。然而刚取得进展的诺华很快就遇到了麻烦，1999 年，美国报告称诺华的转基因玉米是导致君主蝶大量死亡的原因。除此之外，公众对转基因食品的怀疑态度也让诺华的业务发展步履维艰，于是诺华不得不忍痛割爱放弃了农业部门，2000 年，诺华剥离出农化部门与阿斯利康的农业部门组成先正达，至此，以制药为核心的业务终于形成。

2000 年，诺华在纽交所挂牌上市，当年总销售额 291 亿瑞士法郎（约 172 亿美元），其中药品销售额 195 亿瑞士法郎（约 116 亿美元），占 67.4%。根据当时的 IMS 全球药品销售额排名，诺华位居第六。2002 年，诺华再度剥离了食品和饮料部门，药品销售额占比被提高到 73.5%。2003 年，诺华将所有的仿制药业务整合为一个部门，并使用以前的名称"山德士"成立子公司。2005 年收购了 Chiron 集团，组成了疫苗部门，2010 年收购了爱尔康，整合成眼科保健部门。到 2010 年，一个全面的制药巨头最终形成，销售额超过了 500 亿美元，在全球制药巨头排名中上升到第二名。

2010 年以后，诺华的仿制药、创新药销售额趋于稳定，2013 年和 2014 年相继剥离了血液诊断业务、疫苗业务和保健品业务，形成以创新药（诺华制药、诺华肿瘤）、仿制药（山德士）和眼科保健（爱尔康）为核心的三大业务部门，将药品销售额占比提高到了 80% 以上。2016 年，诺华将爱尔康的滴眼液业务转移到创新药部门，药品的销售额占比进一步被提高到 88%，随后，诺华又剥离了爱尔康，成为一家纯粹的制药公司。

六、多点开花，共创佳绩

21 世纪最初的十年是很多制药巨头发展的黄金时期，诺华在丹尼尔－魏思乐的带领下也得到非常好的发展。2000 ～ 2010 年间，诺华的销售额从 172 亿美元增加到 506 亿美元，复合增长率高达 11.4%。2010 年之后，尽管诺华经历了缬沙坦和伊马替尼的专利悬崖，但销售额并没有出现大起大落，2020 年总销售额达 499 亿美元，净利润和总资产均相比 2010 年持续稳定增长。然而诺华之所以能够成功躲过专利悬崖，一方面是高效的研发，另一方面是"多点开花"的战略奏效。

资产并购创收：汽巴－嘉基和山德士都是百年化工巨头，尽管在 20 世纪 90 年代以后的表现有些差强人意，但在长期的发展过程中积累了大量的财富。在诺华成立之时，账面上的现金和现金等价物就有 190 亿瑞士法郎，加之合并之后业务剥离又换到大量资金，这些资金为诺华的企业并购奠定了基础。在 2000 ～ 2010 年间，诺华发动了近 20 起并购，这些被吞并的企业每年为诺华贡献高达 150 亿美元的销售额。2000 年 9 月，诺华以 8 亿美元的价格收购了 Wesley Jessen, 并将其并入子公司 CIBA Vision。Wesley Jessen 在眼科领域有很强的竞争力, 在 1998 年的销售额就已达 3 亿美元。2005 年, 诺华又以 85 亿美元的价格收购了德国第二大仿制药企业 Hexal AG, 并将其主要业务并入山德士, 让山德士的销售额从 30 亿美元提高到 72 亿美元, 成为全球第二大仿制药企业。2006 年, 诺华再次出手, 以 45 亿美元的价格完成了对 Chiron 公司的收购, 并将其整合成疫苗部门。Chiron 是当时的生物巨头之一, 被收购时的年销售额近 20 亿美元。2010 年, 爱尔康的销售额也写入诺华的年报, 对诺华的销售额贡献高达 80 亿美元。除了买企业, 诺华还积极买产品, 知名产品卡巴拉汀就是从希伯来大学买来的, 该产品为诺华每年创收也超过了 10 亿美元。

仿制药生意风生水起: 21 世纪的前十年是仿制药市场高速发展的十年, 年平均增长率超过 10%, 尽管仿制药的利润没有创新药丰厚, 但开发成本低、风险小、周期短, 可以实现业务的迅速扩张。2000 ~ 2010 年间, 诺华花了不到 150 亿美元就成功打造了全球第二大仿制药企"山德士", 仿制药销售额从 2000 年的 13 亿美元增加到 85 亿美元。随着仿制药业务的遍地开花, 诺华的仿制药不但实现了"做大", 而且达到"做强"。山德士的利润水平保持在 14% 左右, 2007 年之后, 每年为诺华贡献超过 10 亿美元的利润, 创利水平并不亚于花 510 亿美元买来的爱尔康。

产品代卖: 诺华代卖产品的策略可追溯到合并之前的汽巴-嘉基, 该公司很多畅销产品都是代卖品种, 如 Transdermal-SCOP (东莨菪碱)、Transdermal-NITRO (硝酸甘油)、DynaCirc CR (伊拉地平) 等。尽管合并后的诺华产品线得到很大的丰富, 但仍然没有放弃代卖产品。代卖产品不但可以均摊销售成本, 还能进一步加强销售管线, 为其他产品培育市场, 除此之外, 代卖产品还是增加销售额最快、最直接的方式。放眼整个诺华的产品线, 不论是创新药部门还是仿制药部门, 代卖产品数不尽数, 如 Lucentis (雷珠单抗)、Xolair (奥马珠单抗)、Jakavi (鲁索替尼)、Glatopa (格拉替雷) 和 Comtan/Stalevo (左旋多巴 / 卡比多巴 / 恩他卡朋) 等, 代卖产品每年为诺华贡献的销售额高达 50 亿美元。

产品升级奏效: 产品升级策略同样可以追溯到合并之前的汽巴-嘉基, 因为在合并之前, 汽巴-嘉基就有不少改剂型的畅销品, 如东莨菪碱透皮贴、尼古丁透皮贴、硝酸甘油透皮贴、尼古丁口香糖、伊拉地平控释片等等。因受早期汽巴－嘉基的启发，诺华对产品的升级一直都非常重视，以致产品线里涌现出不少"常青树"。诺华对哌甲酯、双氯芬酸、环孢素和奥曲肽的改良历程都是产品升级的成功典范，尽管这些产品都是已销售超过 30 年的产品，但在诺华精心地改良下，这些产品至今依然畅销，每年为诺华带来 20 多亿美元的销售收入。除此之外，诺华对缬沙坦和卡巴拉汀的制剂改良也极为成功。通过改剂型、制备复方，诺华将缬沙坦的经济效益实现了最大化，在该产品 700 亿美元的销售收入中，超过 100 亿美元来自复方制剂。而对于卡巴拉汀而言，诺华通过制备透皮贴剂解决了药物胃肠道不良反应大、患者顺应性差的问题，让这个产品获得了二次生命，在艾斯能的销售额中，透皮贴占比一度高达 85%（IMS）。

巧妙转嫁风险：诺华研发的高效性一直让其他制药巨头眼红，然而诺华研发之所以高效的一大原因是巧妙转嫁风险。早在 1998 年，刚合并完成的诺华无力开展过多项目的研发，打算终止一批早期的项目，此项决定一出，很多科学家都强力争取，为了不得罪科学家，又能顺利终止项目，诺华想出一个完美的计划，那就是提供一笔启动资金，让那些强烈要求继续开展研究计划的科学家，出去成立公司与孵化项目，待项目有了眉目后再次转给诺华。最终，那些科学家拿着项目创办了 Speedel Pharma，除了从诺华拿项目，Speedel 还从罗氏等公司引进了多个项目，但只有阿利吉仑最终走向了终点，随后诺华以 8.8 亿美元买下 Speedel，阿利吉仑成功回到了诺华的产品线，并成为一个"重磅炸弹"。在 20 年之后，诺华再次对外放出消息，将"砍掉"五分之一的研发项目，或许又是故伎的重演。这个案例非常经典，除了诺华，还有多家制药巨头也在效仿。

持股分红：除了以上几大原因，诺华营收高速增加另一大因素是持股罗氏（占罗氏总股份的 6.3%）。近年来，罗氏效益的高速增长，诺华也分到一杯羹，诺华 2010 年年报数据显示，2010 年诺华从罗氏获得分红 6.48 亿美元，2009 年则为 5.93 亿美元。尽管这笔钱对于诺华来讲并不算多，但却是"坐享其成"。

七、小结与讨论

不论是从山德士溯源还是从汽巴-嘉基溯源,诺华的发家历程都超过了100年。在瑞士狭小的疆域之上,三家企业相互依赖,也相互竞争。因为瑞士疆域过于狭小,产品几乎全部依赖国际市场,而在高度变幻的国际形势中,三家企业都练就了高超的"审时度势"的本领,通过一次又一次的及时转型,不但生存了下来,还发展壮大,最终合三为一,放弃了经营百年的化工业务,转型成为一家制药巨头。在这一点上,诺华给我们最大的启示是在企业遇到危机时,要当机立断地调整战略,过多在意情怀只会错失良机,让企业深陷泥潭。

在长达百年的发家历程中,三家企业分分合合,相继从多元化到放弃多元化,在一次次战略调整中,这三家企业积累了强大的业务整合经验,处理业务如同换衣服,合身的、流行的款式及时买来,不合身的、过时的款式及时转卖。在很多人眼中,兼并、包装、整合、剥离企业都是极其复杂的事,但诺华从收购 Chiron 到变卖疫苗部门,从兼并爱尔康,到拆分滴眼液产品管线,再到剥离爱尔康让其独立上市,都做得行云流水。

对时势的发展明察秋毫,对业务的整合"快、准、狠",是诺华成功的关键。但仅有这个"关键",并不足以让诺华在众多制药企业中脱颖而出。诺华成功的原因还包括高效的研发和"多点开花"模式的奏效。从新产品研发到老产品升级,从仿制到代卖,从并购到入股,诺华几乎做得"面面俱到"。因为这种"多点开花",诺华对爆品的依赖度更低,因专利悬崖导致销售额大幅波动的风险更小,因为这种"多点开花",诺华多个产品的生命周期得到不断延续。

附:诺华收购的公司一览

2000 年,收购 Wesley Jessen,增强眼科产品线,8 亿美元

2000 年,收购 Vericore,0.9 亿瑞士法郎

2001 年,收购 Apothecon Inc,0.7 亿瑞士法郎

2001 年,收购罗氏 21.3% 有投票权股份,51 亿瑞士法郎

2002 年，收购 Lek d.d.，增强仿制药规模，13 亿瑞士法郎

2001 年，收购 Labinca SA，1.18 亿瑞士法郎

2001 年，收购 Lagap Pharma，0.63 亿瑞士法郎

2003 年，增持罗氏有投票权股份至 33.3%，13 亿美元

2003 年，收购 Idenix Pharma，6.1 亿美元

2004 年，收购 Sabex Holdings，增强仿制药业务，5.65 亿美元

2006 年，收购 Chiron Corporation，获得疫苗业务，57 亿美元

2006 年，收购 NeuTec Pharma，获得 Mycograb 和 Aurograb，6.06 亿美元

2006 年，收购 Hexal AG，增强仿制药规模，79 亿美元

2008 年，收购 Speedel，回购阿利吉仑，8.88 亿美元

2008 年，收购 Nektar Therap 呼吸部门，1.15 亿美元

2009 年，收购 Ebewe Pharma 仿制药注射剂部门，13 亿美元

2010 年，收购 Corthera，3.27 亿美元

2010 年，收购 Oriel Therap，获得呼吸治疗领域产品包，3.32 亿美元

2011 年，收购 Alcon，成为眼科巨头，合计 510 亿美元

2011 年，收购浙江天元生物，1.94 亿美元

2011 年，收购 Genoptix，增强眼科业务，4.58 亿美元

2012 年，收购 Fougera Pharma，获得皮肤治疗药物管线，15.25 亿美元

2014 年，收购 CoStim Pharma，获得 PD-1 在研药物，2.48 亿美元

2014 年，收购 GSK 抗肿瘤业务，160 亿美元

2015 年，收购 Spinifex Pharma，获得在研新药 Olodanrigan，3.12 亿美元

2015 年，收购 Admune Therap，加强肿瘤免疫治疗管线，1.58 亿美元

2016 年，收购 Selexys Pharma，获得在研药物 Crizanlizumab，6.65 亿美元

2016 年，收购 Reprixys Pharma，0.64 亿美元（19%）

2017 年，收购 Encore Vision，加强眼科管线，4.56 亿美元

2017 年，收购 Ziarco Group，获得在研湿疹药物，4.20 亿美元

2018 年，收购 AVExis，布局基因治疗，88 亿美元

2018 年，收购 Endocyte，获得前列腺癌放疗药物管线，21 亿美元

2018 年，收购 LFB Group 的细胞治疗产品，价格未知

2019 年,收购 Aspen 日本业务,扩充日本仿制药管线

2019 年,收购 The medicines Co.,获得 Inclisiran,97 亿美元

2020 年,收购 Cadent Therap,获得 CNS 药物研发管线,7.7 亿美元

2020 年,收购 Vedere Bio,扩大眼科业务,2.8 亿美元

参考文献

[1] Novartis AG. Novartis Corporate History［EB/OL］. https://www.novartis.com/our-company

[2] Company Histories［DB/OL］. Novartis AG.http://www.company-histories.com/Novartis-AG-Company-History.html

[3] Pederson JP. International Directory of Company Histories,Vol. 39［M］. Mississippi US:St. James Press,2001

[4] Company Histories. Ciba-Geigy Ltd［DB/OL］. https://www.company-histories.com/CibaGeigy-Ltd-Company-History.html

[5] Pederson JP. International Directory of Company Histories,Vol. 8［M］. Mississippi US:St. James Press,1994

[6] Holocaust. I.G. FarbenI.G.［EB/OL］. http://www.holocaustresearchproject.org/economics/igfarben.html

[7] Novartis AG. Financial report 1998-2020［DB/OL］. https://www.sec.gov/

[8] Sandoz. Financial report 1994［DB/OL］. https://www.sec.gov

[9] FDA 数据库［DB/OL］. https://www.fda.gov/

[10] Borel JF,Kis ZL. The discovery and development of cyclosporine（Sandimmune）［J］. Transplant Proc,1991,23（2）:1867-1874

[11] Rowe DJM. History of the Chemical Industry 1750 to 1930-an Outline（1998）［N］. https://edu.rsc.org/download? ac=509455

[12] Aftalion F. Recent History of the Chemical Industry 1973 to the Millenium:The New Facts of World Chemicals Since 1973. In:Kent J.A.（eds）Kent and Riegel's Handbook of Industrial Chemistry and Biotechnology［M］. Springer onlie,2007. https://doi.org/10.1007/978-0-387-27843-8_1

［13］U.S. Environmental Protection Agency. Superfund Sites in Reuse in New Jersey ［N］. https://www.epa.gov/superfund-redevelopment-initiative/superfund-sites-reuse-new-jersey

［14］Case Studies on Risk-sharing in Pharma R&D Collaborations. (n.d.) ［J］. Contributions to Management Science, 89–129. https://doi.org/10.1007/3-7908-1668-X_4

［15］Vasella D, Slater R. Magic Cancer Bullet: How a Tiny Orange Pill May Rewrite Medical History ［M］. New York: Harper Business, 2003

［16］Wood JM, Maibaum J. Discovery and Development of Aliskiren, the First-in-Class Direct Renin Inhibitor for the Treatment of Hypertension ［M］. Wiley online, 2010. https://doi.org/10.1002/9783527630943.ch10

［17］Turk B. Targeting proteases: successes, failures and future prospects ［J］. Nat Rev Drug Discov, 2006, 5 (9): 785–799

［18］Schuhmacher A, Gassmann O, Hinder M. Changing R&D models in research-based pharmaceutical companies ［J］. J Transl Med, 2016, 14 (1): 105

［19］R·詹姆斯·布雷丁. 创新的国度：瑞士制造的成功基因（瑞士）［M］. 北京：中信出版社, 2014

第二十三章

葛兰素史克：重销售模式下，老产品和 OTC 生意做得风生水起

葛兰素史克（GSK）由葛兰素、威康、史克、必成等一系列的老牌制药公司合并而成，总部位于英国，2020 年拥有 9.4 万名员工，总销售额约 451 亿美元（药品约 318 亿美元），是全球规模较大的制药企业之一。葛兰素、威康、史克和必成曾经都是诧叱风云的制药企业，但是因为近 40 年来创新的乏力，促成了这些公司一次次的合并，形成了今天的 GSK。尽管 GSK 在规模上已经是"巨无霸"，但创新乏力的现象依然存在。因为创新乏力，如今 GSK 的处方药业务遇到了瓶颈，战略重心开始向 OTC 和疫苗倾斜，并逐渐发展成为全球最大的 OTC 巨头和疫苗巨头，通过战略转型，GSK 是否能够重获"第二春"值得期待。

一、故事从葛兰素奶粉说起

尽管 GSK 号称是"三百年的葛兰素史克"，但拥有 300 年历史的，是其子公司 Allen & Hanbury，Glaxo 作为集团的最主要元素，发家历程可追溯到 1873 年，创始人为英籍新西兰人 Joseph Nathan。起初，公司并不叫 Glaxo，而是 Joseph Nathan & Company。这只是一家从事进出口生意的公司，但随着生意规模的不断扩大，Joseph Nathan 搬回了伦敦，后来他儿子在一次偶然

的机会中，接触到美国一种干奶工艺，意识到背后的巨大商机，于是就把技术买了下来，在新西兰开办工厂生产奶粉，第一桶奶粉于 1904 年正式上市销售。

Alec Nathan 是 Joseph Nathan 最具有商业天赋的儿子，他主张印刷婴儿护理指南（Glaxo Baby Book）来推广奶粉，并提出"Builds Bonnie Babies"广告口号。由于广告策略的奏效，奶粉销量飞速增长，葛兰素婴儿食品逐渐成为英国家喻户晓的品牌。一战以后，公司的奶粉生意越做越火，市场进一步扩大到印度、拉丁美洲等国家及地区。1923 年，研发实验室主管 Harry Jephcott 在华盛顿的国际乳业大会上接触到了研究维生素 D 的科学家，于是认为在葛兰素的乳制品中加入维生素 D 有潜力预防佝偻病，便回去说服公司推出了用维生素 D 强化的乳制品。含维生素 D 的奶粉销售异常火爆，随后不久，又推出了复方维生素浓缩液 Ostelin Liquid，这是葛兰素史上的第一个药品。

20 世纪 30 年代，该公司又推出了一种名为 Adexolin 的维生素 AD 复方制剂和一款名为 Oster-milk 的含维生素乳制品。这两款产品也异常火爆，上市没多久就打破了老产品的销售纪录，随着业务的不断做大，公司又决定在印度设厂，在意大利开设子公司，市场进一步拓展到了中国、马来西亚和希腊等国家。

二、从奶粉到制药

尽管 20 世纪 30 年代的 Joseph Nathan 已经成为一家跨国公司，但主营产品依然是婴儿食品和维生素。1935 年，公司高层将制药业务单独拿出来，组建了 Glaxo Laboratories Ltd。二战中，Glaxo 因销售麻醉剂、青霉素和维生素等战争药品而业务迅速做大。二战以后，Glaxo 开始采用美国的先进发酵工艺，大批量生产青霉素。Alec 退休以后，Jephcott 成为公司的董事长，母公司 Joseph Nathan & Company 在 1947 年解散，其资产相继被变卖用以维持 Glaxo 持续扩张。

20 世纪 50 年代以后，Glaxo 采取了医药相关业务多元化的发展战略，收购了一家化学和医药销售企业，又建立了动物保健部门，并在 1958 年兼并了英国老牌制药公司 Allen & Hanbury……在此期间，英国第一个糖皮质激素可的松被葛兰素合成出来并走向商业化，后来研究人员又在可的松的基础上，开发出一系列的糖皮质激素，如氯倍他索、倍氯米松和氟替卡松等等，这些产品相继被做成吸入剂和皮肤用药，为葛兰素的腾飞奠定了基础。

20 世纪 60 年代，由于缺乏强有力的新产品，Glaxo 的销售额增速放缓，而竞争对手 Beecham（必成）在 20 世纪 60 年代上市了阿莫西林等知名抗生素，发展势头非常强劲，一度想强行收购 Glaxo。因此，在很长的一段时间里，Glaxo 都在对抗恶意收购中度过。1969 年，Allen & Hanbury 的第一个哮喘药物上市，但单独一个产品并不能扭转 Glaxo 的颓势。20 世纪 70 年代以后，受到石油危机的影响，剧烈的通货膨胀让这个长期依赖出口贸易的公司遭受到致命的打击。

三、雷尼替丁带来的春天

因为创新乏力，Glaxo 的研发管线几近枯竭，产品线也很单薄，糖皮质激素一直是公司收入的主要支柱。20 世纪 60 年代以后，Allen & Hanbury 的研发团队开始主攻呼吸系统用药的研发，并在 1969 年上市了第一个抗哮喘药物。20 世纪 70 年代以后，Glaxo 又成功研发了头孢呋辛和头孢他啶两个抗生素，因此，在雷尼替丁上市以前，吸入制剂、糖皮质激素和抗生素是公司销售额的主要来源。

尽管 20 世纪六七十年代是 Glaxo "饱受煎熬"的二十年，但公司高层似乎已经觉察到创新药物的春天正在到来。1977 年，SmithKline 公司研发的西咪替丁引爆了消化道用药市场，看到巨大的市场潜力，Glaxo 也加入了抗组胺药物的淘金队伍。为了增强研发实力，1978 年，Glaxo 收购了美国 Meyer Lab，并对美国的研究中心进行整合，以跟上美国创新药研发的步伐。

熬过了黎明前的黑暗，光明最终到来！ 1981 年，葛兰素研发的雷尼替丁在英国获批上市。相比当时的市场霸主西咪替丁（商品名 Tagamet），雷尼替丁（商品名 Zantac）在疗效和患者顺应性上具有明显的优势。为了将 Zantac 的经济效益最大化，葛兰素一方面积极地开发新适应证、新剂型和新用法，另一方面则以最快的速度向全球各地提交上市申请，并与罗氏结盟，一同销售 Zantac。

不出预料，雷尼替丁很快成为一个爆品，在罗氏和葛兰素两家公司销售人员的共同努力之下，雷尼替丁在美国刚上市 6 个月就占领了 25% 的抗溃疡药市场。随着雷尼替丁新适应证、新剂型、新用法的不断获批，Glaxo 的总销售额在不断地刷新纪录，1988 年的销售额首次超过了 20 亿英镑，相比 1980 年翻了 2 倍，而其中近一半的销售额是由雷尼替丁贡献的。因为雷尼替丁，葛兰素首次坐了全球第二大制药企业的宝座。股票价格也因此不断上涨，成为当时制药界最热的牛股之一。

四、"制药巨头"保卫战

雷尼替丁的畅销足够让 Glaxo 成为"暴发户"，Glaxo 将研发投入增加到辉瑞、默沙东和百时美施贵宝等美国制药巨头的同期水平。然而，葛兰素在创新药研发方面，更像是"新手"，研发管线里储备的"干货"并不多。1989 年，阿斯特拉的质子泵抑制剂获得了美国 FDA 的批准，因为强大的抗酸、抗溃疡能力，很快就被推荐为一线疗法，雷尼替丁面临着史无前例的竞争压力。与此同时，因为史克必成合并和百时美施贵宝合并的影响，Glaxo "世界第二大制药巨头"的地位很快就被取代。

20 世纪 90 年代以后，人们逐渐意识到 H_2 受体阻断剂相比质子泵抑制剂，已经几乎没有疗效优势，而且在奥美拉唑之后，武田的兰索拉唑又来了。面对巨大的竞争压力，Glaxo 只能另辟蹊径，从 OTC 的方向寻找雷尼替丁的市场空间，在 Glaxo 的精心培育下，雷尼替丁的销售额在 1995 年才首次出现下滑，1994 年的销售额还超过了 24 亿英镑。

雷尼替丁的"挣扎"改变不了研发管线的"囊中羞涩"，尽管葛兰素后来推出了舒马曲坦、那拉曲坦、昂丹司琼、阿洛司琼等新品，但都无法接替雷尼替丁的地位，随着雷尼替丁销售额的逐渐下行，葛兰素高管感到史无前例的业绩压力，然而令公司感觉雪上加霜的是，雷尼替丁将在 1997 年面临专利悬崖，届时不但要面临质子泵抑制剂的挑战，还要面临仿制药的威胁。

因为"前景"不明朗，20 世纪 90 年代以后，葛兰素的股票渐入熊市，为了"抓住"投资者，葛兰素一方面大幅增加了研发投入，寻找了以吉利德为代表的 Biotech 进行技术合作，另一方面是努力物色可收购的目标。1995 年初，葛兰素以 5.3 亿美元的价格买下了美国的创新药研发公司 Affymax。尽管 Affymax 可以增加公司的研发能力，但远水解不了近渴，随着雷尼替丁销售额的逐渐下降，补充产品线对于葛兰素而言已是迫在眉睫。

英国的另一家药企 Wellcome（威康）最终成为葛兰素的收购目标，威康也是一家拥有百年历史的制药企业，在抗病毒和抗癌药研发方面，有很强的实力，研发部曾走出 Gertrude B. Elion 和 George H. Hitchings 等诺贝尔奖科学家。虽然威康起初并不情愿被收购，但财大气粗的 Glaxo 通过收购股票而迅速成为最大股东，既然木已成舟，威康也只好默默地接受。最终，葛兰素集团以 142 亿美元"吃掉了"威康，并改名为 Glaxo Wellcome，即葛兰素威康。

合并以后，Wellcome 公司的抗病毒药、抗癌药和麻醉药被写进了集团的年报，总销售额也因此增加了 23 亿英镑。收购完成以后，新公司迅速进行了资源整合，全球范围内大规模裁员以节省运营开支，研发和销售资源进行二次优化。合并的优势几乎是立竿见影地显现出来，在合并后的第二年，销售额达到了 83.4 亿英镑，创下了历史的新高。然而这只是短暂的"中兴"，因为两家公司的研发管线里都没有特别重磅的产品，随着雷尼替丁专利悬崖的到来，美国销售额下降，总销售额在 1997 年再次下滑到 80 亿英镑以下。短暂的"中兴"再一次让葛兰素威康做了一回世界第二大药企，但这一排名很快就因汽巴 – 嘉基与山德士的合并而易位，不仅如此，阿斯利康和辉瑞因为手握重磅产品也大有赶超之势。因此，对于葛兰素威康而言，如果不采取有效的行动，销售排名很有可能在一两年内被甩到五名之外。

五、关于史克必成的故事

史克的发家历程可追溯到 1830 年。史克公司起初是 John K. Smith 和 John Gilbert 在费城开设的一家药店，Mahlon Kline 因在销售方面的优异成绩而成为公司的总裁和股东，公司随之更名为 Smith, Kline & Company。因为 Kline 的妥善经营，生意越做越大，销售额在 1887 年就达到了 70 万美元。几年之后，该公司又与 French and Richards & Company 合并成为 Smith, Kline & French Company。

20 世纪 30 年代，史克因成功开发出多个重量级新药而成为美国的驰名企业，其中最具代表性的产品是吸入制剂 Benzedine Inhaler，销售额在 1936 年时首次超过了 800 万美元。20 世纪 40 年代以后，公司的重心放在了精神病药品的开发上，Dexedrine（右安非他命）于 1944 年获批上市，1954 年又推出了 Thorazine（氯丙嗪）。氯丙嗪是人类历史上影响最大的药物之一，上市后不断改写着公司的销售纪录。然而在氯丙嗪之后，史克在很长一段时期内都没有推出"像样"的产品。研发乏力，海外业务疲软，公司领导层对发展方向也发生了分歧，公司动荡不安，数百名员工在此期间被解雇。直到 20 世纪 70 年代，一群极具见地年轻管理人员涌现出来，才让史克公司走出了长达十年的衰退。20 世纪 70 年代初，史克开始布局多元化，动物健康、医疗诊断和消费品行业的子公司都显示了良好的回报，其中 Contac（康泰克）感冒片和 A.R.M. 抗过敏药是最成功的产品，总销售额在 1976 年达到了 6.75 亿美元。

在 20 世纪 70 年代，史克公司在 Henry Wendt 和 Robert F. Dee 两位高管的带领下，加大了研发投入，增加了海外销售人员的数量，根据产品线对公司业务进行了重新整合。这一系列的改革最终让公司走出了危机，而且西咪替丁（Tagamet）的研发项目也得以坚持了下来。1977 年，西咪替丁获得了美国 FDA 的批准，上市 3 年的累积销售额就达到了 5.8 亿美元，这几乎是史克公司在 1975 年的销售总额。1981 年，Tagamet 超越了罗氏的 Valium（地西泮）成为全球最畅销药物。Tagamet 让 SmithKline 公司的日子过得很滋润，但是这种"滋润"却只是昙花一现，1983 年，葛兰素集团联合罗氏在美国推出了西咪替丁的 Me-better 雷尼替丁（Zantac），相比西咪替丁，雷尼替丁的疗效更好，不良反应更低，而且是每日一次，Zantac 上市后很快就抢占了 Tagamet 的大量市场份额。这使得 SmithKline 公司的高管非常头疼，因为该公司当时已经对西咪替丁形成了过度的依赖，公司的股价也因西咪替丁预期的下调而逐渐走低。

虽然 Tagamet 带来的好日子不长久，但 Tagamet 取得的成功也让史克公司的财力大增，于是该公司在加大研发力度的同时到处寻找并购良机。在 Tagamet 之后，史克公司推出了替尼酸（Selacryn）和金诺芬（Ridaura）两大产品，高管们希望两大产品能够延续销售规模，但遗憾的是替尼酸出现了严重不良反应事件，最终导致了大量的索赔官司。替尼酸倒下后，公司的希望就只有金诺芬，然而金诺芬再一次让史克失望。为了缓解产品线枯竭的危机，史克再一次考虑多元化，收购了 Mediscan、Beckman Instruments 和 Acoustic Emission Technology，组建了诊断部门，"吃掉了" Humphrey Instruments 和 Allergan Pharma，建立起眼科护理部门，并在 1988 年更名为 SmithKline Beckman（史克贝克曼）。

因为管线危机，史克贝克曼决定与英国制药巨头 Beecham 同等合并，双方交易在 1989 年达成，组成了新的 SmithKline Beecham（史克必成）。合并之后的史克必成销售额达 69.3 亿美元，成为仅次于默沙东的第二大制药巨头。重组之后，史克必成放弃了部分消费品业务，剥离了眼科与皮肤护理公司艾尔建和贝克曼仪器，重组了健康保健部门，形成以牙膏、牙刷、OTC 和营养品为中心的产品线。处方药方面，聚焦于中枢神经、心脏、肺部疾病用药，抗感染药物，炎症与组织修复药物和疫苗的开发。20 世纪 90 年代以后，先后推出尼古丁咀嚼胶、尼古丁透皮贴、拓扑替康、罗格列酮，以及各种疫苗，到与葛兰素威康合并之时，史克必成的销售额达 86.1 亿英镑，但仍是一家典型的多元化集团公司。

六、史克与西咪替丁

西咪替丁是首个 H_2 受体阻断剂，因为西咪替丁的出现，为成千上万的消化道溃疡患者带来了希望，与此同时，西咪替丁是首个使用现代模型法筛选的药物，而它的发现者 James Black 也因此荣获诺贝尔奖。因为西咪替丁的划时代意义，为史克乃至整个制药发展史都产生了深远的影响。

西咪替丁的发现过程可追溯到 1964 年，那时正是史克氯丙嗪的畅销时期，也是闹新产品荒的时期。在那一年，药理学家 James W. Black 被聘请到史克英国研究所，并成为药理部门负责人。James Black 在开发肾上腺素 β 受体阻断剂方面非常有经验，进入公司后，他想把开发 β 受体阻断剂的思路顺延到组胺受体阻断剂上。当时人们已经认识到组胺可刺激胃酸分泌，但传统抗组胺药对胃酸的产生并没有影响，于是科学家们相信，组胺受体有两种。最终，James Black 把眼光聚焦在胃部组胺受体上（即 H_2 受体），并尝试找到一种拮抗剂，选择性抑制胃酸释放，进而治疗胃和十二指肠溃疡。因为在那个时代，胃溃疡还是一种致命的疾病，市场潜力巨大，于是公司就同意了他的提议。

科学家们开创性地以组胺的结构为基础，合成了一系列化合物，但因为当时对假设的 H_2 受体一无所知，该团队合成了 200 多个化合物，使用传统方法筛选，无一结构具有预期活性。20 世纪 60 年代末期是必成的"困难时期"，屡次受挫的 H_2 受体阻断剂项目差点被终止。为了开发受体模型，该团队合成了数百个组胺修饰物。试验的第一个突破点是找到了 Nα–胍基组胺，这是一种 H_2 受体部分阻断剂。于是团队又以 Nα–胍基组胺为基础，得到了 burimamide，该分子是 H_2 受体的一种特殊竞争性拮抗剂，活性比 Nα–胍基组胺强 100 倍，最终证明了 H_2 受体的存在。因为 burimamide 并不适合口服给药，科学家们以改变化合物的 pK_a 的思路对 burimamide 修饰，并合成了 metiamide。Metiamide 口服生物利用度较高，于是被推向了临床试验，但在临床试验中，该化合物虽然表现出优越的疗效，但也出现了严重的不良反应。科学家们又不得不回过头，对药物分子进行二次筛选，最终在 1972 合成的分子中找到了西咪替丁。

经过 3 年的临床试验，西咪替丁在 1976 底（英国）首次获批上市，商品名为 Tagamet。Tagamet 的上市，让消化道溃疡不再是致命疾病，销售额也飞速上涨，并在 1989 年达到了 10 亿美元规模，成为首个销售额突破 10 亿美元的创新药。

七、与史克必成联姻

20 世纪 90 年代以后，汽巴–嘉基和山德士合并，阿斯特拉也与捷利康合并，强强合并成为制药巨头的潮流。而对于股票日益下行的葛兰素威康和史克必成而言，合并、重组或许是最好的出路，同时也是提高公司在制药巨头中的地位的最佳方法。

一方面，两家公司的总部都在英国，尤其是必成和葛兰素之间是数十年的老对头，相互都比较了解，另一方面，两个公司都是由多个小"制药巨头"组装而成的大"制药巨头"，公司文化理念有诸多相似之处。产品线方面，葛兰素主打呼吸系统药物、消化道药物、中枢神经系统药物、抗病毒药物和抗肿瘤药物，而史克必成则擅长抗感染药物、抗炎药物、抗癌药物、中枢神经系统药物、疫苗和 OTC，因此两家公司在产品线上不但可以形成很好的互补，而且在销售地域上也能做到很好的协同。

因为两家公司都有合并的倾向，而且双方都期待合并后可以起到"1+1>2"的效果，剩下的争议就是股权分配的问题。经过长达 2 年的拉锯战式谈判，在 1999 年底，合并意向达成。经过对数个有"垄断"潜力的产品剥离后，两家公司在 2000 年完成了合并，新公司取名为 GlaxoSmithKline（葛兰素史克，GSK）。合并之后，两家公司拥有 11.3 万名员工，从规模而言，GSK 毫无疑问已是药界的"巨无霸"。虽说两家公司是平等合并，但相对薄弱的史克必成原股东对新公司持股 41.25%，而葛兰素威康原股东持股 58.75%，葛兰素威康原董事长 Richard Sykes 出任新公司董事长，史克必成的 Jean-Pierre Garnier 出任 CEO。

经过合并，新公司的产品线里拥有 20 多个创新药物，集成了两家公司研发和销售的优势资源，舒利迭（氟替卡松＋沙美特罗）、利必通（拉莫三嗪）、赛乐特（帕罗西汀）、安非他酮、安福达（度他雄胺）、枢复宁（昂丹司琼）和文迪雅（罗格列酮）等潜在重磅药物很快就崭露头角，总销售额在 2000 年超过了 180 亿英镑，其中处方药销售额 154.3 亿英镑，相比两家公司在 1999 年的销售总额出现了明显的提高，GSK 再次成为全球第二大药企。

八、光鲜数据背后隐藏的失意

合并的优势非常明显，销售额从 2000 年的 181 亿英镑增加到 2010 年的 284 亿英镑，总资产也从 220 亿英镑累积到 425 亿英镑。然而在这长达 10 年的狂欢之中，GSK 再次迷失，2010 年之后，销售额再次下行。而在此期间，辉瑞收购了法玛西亚和惠氏，坐稳了"老大"的位置，诺华因产品线全面爆发，坐上了第二把交椅，默沙东也因收购了先灵葆雅而重回前三，只有 GSK 的排名在默默下滑，根据 IMS 数据，2011 年 GSK 的药品销售额为 345 亿美元（含疫苗），在制药巨头中名列第七。

2000 年以后，GSK 手握舒利迭（氟替卡松＋沙美特罗）、利必通（拉莫三嗪）、赛乐特（帕罗西汀）、安非他酮、安福达（度他雄胺）、枢复宁（昂丹司琼）和文迪雅（罗格列酮）等"重磅炸弹"，本该潜力无穷，但这些产品中，只有舒利迭最终成为一枝独秀，而文迪雅和赛乐特两大超级"重磅炸弹"只是"昙花一现"。罗格列酮因心脏安全性风波，一度被FDA限制使用，让EMA建议停售，尽管后来证明这只是一个"乌龙事件"，但罗格列酮的大势已去。赛乐特更是悲催，因为该公司销售人员在未获FDA批准的条件下，引诱医生向未成年患者使用帕罗西汀，最后美国人找到证据证明未成年暴力犯罪与服用帕罗西汀相关，GSK因此受到高达30亿美元的索赔指控。而拉莫三嗪、安非他酮、度他雄胺和昂丹司琼等产品虽然有成为"重磅炸弹"的潜质，但潜在的市场需求注定他们的年销售额难以突破20亿美元。

2010年以前，GSK有舒利迭、罗格列酮和帕罗西汀等重磅药物作"支撑"，处方药销售额一度高达339亿美元（不含疫苗，下同），但随着罗格列酮和帕罗西汀的跌落神坛，以及舒利迭、拉莫三嗪、昂丹司琼、度他雄胺等重磅药物的专利悬崖，2010年以后，GSK的处方药销售额高速下滑，从2011年的299亿美元下降至2016年的217亿美元。因为GSK的再次失意，坊间不断传出辉瑞要收购该公司的传闻。

2010年以后，GSK的战略出现了明显地调整，用抗肿瘤药部门与诺华交换了疫苗部门，处方药以呼吸和抗病毒药物为核心，推出了以mepolizumab、乌美溴铵和维兰特罗为核心的新一代呼吸系统用药来弥补舒利迭销售额下降引起的损失，抗病毒药则与盐野义合作，以整合酶抑制剂多替拉韦为中心开发了一系列的HIV鸡尾酒，在节节败退的艾滋病治疗市场上扳回一城。2015年，GSK又买下了百时美施贵宝（BMS）的HIV研发管线，以确保HIV治疗市场的优势地位。随着新一代产品的不断走俏，GSK的2018年处方药销售额相比2016年已经有了明显的提升，达230.6亿美元。OTC方面，销售额规模达到102.3亿美元，坐稳了全球第一大OTC巨头的位置。疫苗方面，GSK的疫苗销售额达78.7亿美元，是全球最大的疫苗巨头之一，而且该公司在2017年上市了新一代带状疱疹疫苗Shingrix，这是一个年销售额有望超过20亿美元的重磅产品，在Shingrix的助力下，GSK有望登上世界第一大疫苗巨头的宝座。

虽然2016年之后，GSK的销售额实现了止跌反弹，总营收从2016年的316亿美元增加到2020年的451亿美元，但销售额构成发生了巨大的变化，主要销售额来源从专利药变成了专利过期的老产品、OTC 和保健品，盈利能力已经大不如前，过去五年（2016 ～ 2020 年）的平均净利润水平只有 10.14%，远低于 2011 ～ 2015 年间的 20.07%，甚至不如部分仿制药企业的水平。

九、失意与转型

创新乏力促成了几家公司的合并，但合并之后的 GSK 并没有正面去面对这一问题。虽然该公司在 2000 ～ 2020 间年的累积研发投入高达 1168 亿美元，但是平均研发投入所占营收比例仅为 14.3%，低于制药巨头的平均水平。投入不足，收获自然也就差强人意，在合并之后的第一个十年里，GSK 仅自主研发出度他雄胺、拉帕替尼、帕唑帕尼和 Retapamulin 等四个新分子实体，然而这些产品中，销售额超过 10 亿美元的只有度他雄胺。2010 年以后，虽然收获了乌美溴铵、维兰特罗和多替拉韦为中心的一系列重磅药物，但最重磅的多替拉韦却是"泊来品"。

新分子实体研发无法获得突破，就只好"另辟蹊径"，把主要目标放在改剂型（吸入剂）、OTC 和疫苗产品的研发上。为了迅速增强公司在这些领域的实力，GSK 花了大把的钱用于企业收购和品牌授权。在 2000 ～ 2018 年间，GSK 的并购投入超过 400 亿美元，但这些钱大部分被用在产品授权和风险投资公司中被其他企业持有股份的收购上，如 Shionogi Joint Venture、ViiV Healthcare Joint Venture 和 Consumer Healthcare Joint Venture 等。新企业并购上，GSK 一共买下了 17 家企业，合计支出约 200 亿美元，其中大部分被用于 OTC 和疫苗扩张上，处方药方面只象征性地收购了 Domantis、Human Genome Sciences 和 CellZome 等生物技术公司，来弥补公司在单抗研发领域的不足。

OTC 和保健方面，GSK 花足了心思，在合并后的第二年就收购了美国的 Block Drug，该公司为 GSK 的销售额贡献达 6 亿美元，2006 年、2007 年和 2009 年分别又收购了 CNS Inc、Reliant Pharma 和 Stiefel Lab，将公司的 OTC 与保健品的销售额提高到 46 亿英镑。2010 年以后，GSK 再次买下 Maxinutrition、NovaMin 和诺华对 Consumer Healthcare Joint Venture 持有的股份，逐渐确立了该公司在 OTC 领域的霸主地位，2018 年销售额超过了 100 亿美元。尽管如此，GSK 似乎尚不满足，在 2018 年对外宣布，与辉瑞的消费者保健业务合并，并在合资公司中持有 68% 的股份，交易达成后，GSK 年报中 OTC 和保健品的销售额达到了 130 亿美元，形成遥遥领先的优势。疫苗方面，GSK 不但用肿瘤部门与诺华交换了疫苗部门，还收购了 ID Biomedical、Okairos、Corixa 和 GlycoVaxyn 等疫苗研发企业，将疫苗销售额提高到 70 亿美元以上，成为全球第二大疫苗巨头，而且随着 Shingrix 走俏，GSK 有望进一步超越默沙东成为全球第一大疫苗巨头。

经过一系列的运作，GSK 逐渐实现了转型，对创新药的依赖大幅下降，变成一家卖老产品、OTC 和保健品的巨头。因为这些业务要维持销售额规模，必须要大量的营销人员去推广和销售，所以 GSK 变成了一家重销售型公司。

十、小结与讨论

GSK 由葛兰素、威康、史克、必成等一系列的老牌制药公司合并而成，从规模上讲，是制药界的"巨无霸"。因为近 40 年来创新的乏力，促成了这几家公司一次次的合并。然而合并虽然解决了产品线单薄的问题，但没有解决创新乏力问题。2010 年以后，合并的红利逐渐耗尽，危机最终再次到来。因为创新乏力，GSK 处方药产品线中，高达 55% 的销售额都是来自专利已经过期的品牌药（Established pharmaceuticals）。因为创新活力不足，GSK 的创新药布局大幅受限。GSK 出售了肿瘤部门，错失了肿瘤市场高速增长带来的巨大机遇。除了肿瘤，近年来市场增长最快的罕见病、免疫等几大领域，GSK 也没有大规模布局，而是埋头深耕市场处于成熟期甚至衰退期的呼吸系统用药和艾滋病用药。呼吸系统方面，随着舒利迭的专利到期，GSK 相比阿斯利康和勃林格殷格翰已经没有明显的优势，更可怕的是布局吸入剂的公司雨后春笋般出来，GSK 的吸入剂业务将面临史无前例的挑战。抗艾滋病市场方面，由于部分艾滋病鸡尾酒配方的专利到期，仿制药将涌入市场，市场规模将面临着衰退的风险，更为甚者，随着布局 HIV 治疗的制药巨头逐渐增多，GSK 的 HIV 业务也面临着巨大的压力。业绩靠"老产品"支撑，HIV 和呼吸两大部门前景不明朗，近年来股票价格持续走低，GSK 转型已势在必行。然而有意思的是放弃肿瘤业务多年的 GSK，又以 51 亿美元的价格收购了 Tesaro，似乎绕了个弯又回来了？

虽然这几年 GSK 的 OTC 生意做得风生水起，但利润低下的 OTC 已经明显拖累了公司的整体盈利能力。财报数据显示，2011～2020 间，GSK 的平均净利润水平只有 15%，其中 2016～2020 年更是低至 10%，几乎接近仿制药企业的水平。因为利润下降，而且还背着 544 亿英镑的巨额债务，研发投入也不得不跟着缩水，在过去的两年里，GSK 的平均研发投入只有 13.5%，研发投入的不足，处方药业务将变得更加"步履维艰"。

作为曾经多元化的巨头，或许 GSK 已经意识到，其强项并非在于研发，而是销售。是强大的销售让其专利过期的品牌药能卖出 90 多亿英镑的销售额。因为创新乏力，研发投入不足，在众多的科技公司面前，创新药无法长期保持领先的优势。而在 OTC 和保健业务上，只要有足够的品牌价值、足够的销售队伍和先进的销售策略就能持续盈利，而且经营策略几乎与专利到期的品牌药相同。这种销售驱动的经营模式，对于持续多年多元化的巨头而言，可能更加擅长。在舒利迭专利悬崖之后，从一系列的投资并购活动不难看出，GSK 的发展重心已经逐渐向 OTC 和保健品倾斜，在完成与辉瑞的保健业务合并之后，GSK 已确立遥遥领先的优势，销售额已达 130 亿美元。为了配合这种战略转型，GSK 提高了销售投入，过去五年的平均销售费用达销售额的 34.1%，大幅超过了辉瑞、默沙东和诺华等制药巨头，也超过了 GSK 五年前的平均水平。

总之，百年制药巨头都是在"重创新"与"重销售"的起落间曲折前行的。创新之路不可能一帆风顺，在创新上获突破时，公司就依赖处方药快速发展，创新上遇到瓶颈时，企业就要通过销售驱动的多元化维持生存。不论如何，GSK 这种"轻"处方药，重 OTC 和疫苗的转型结果已经在财报数据中体现了出来——过去三年的营收和利润的表现都有逐步的提高。因此，业务本身或许没有好坏，只有是否合适、是否擅长，一般创新型制药企业不愿意做的 Established pharmaceuticals、OTC 和保健品生意到了 GSK 手上就是"赚钱的机器"。

附：GSK 合并之后并购的企业或业务一览

2001 年，收购美国 OTC 企业 Block Drug，12.4 亿美元

2009 年，收购皮肤治疗公司 Stiefel Lab，29 亿美元

2005 年，收购疫苗研发公司 ID Biomedical Corporation，17 亿美元

2005 年，收购波兰药企 Polfa Poznan S.A，2.2 亿美元

2005 年，收购生物技术公司 Corixa Corporation，3 亿美元

2006 年，收购 Domantis Limited，获得域抗体研发平台，4.5 亿美元

2006 年，收购 OTC 企业 CNS, Inc，5.7 亿美元

2007 年，收购新药研发公司 Sirtris Pharma，7.2 亿美元

2007 年，收购 Reliant Pharma，获得 3 个心血管药物，16.5 亿美元

2010 年，收购 OTC Maxinutrition，2.6 亿美元

2010 年，收购阿根廷制药巨头 Laboratorios Phoenix，2.5 亿美元

2011 年，收购牙科保健公司 NovaMin Technology，1.4 亿美元

2011 年，收购生物技术公司 CellZome，1 亿美元

2012 年，收购 Human Genome Sciences，获得 6 个在研生物药，36 亿美元

2012 年，收购盐野义制药所持有 ViiV Healthcare 的股份，按多替拉韦销售额支付佣金

2013 年，收购瑞士疫苗研发公司 Okairos，3.3 亿美元

2013 年，收购诺华疫苗部门，52.5 亿美元，但 160 亿美元卖掉肿瘤业务

2015 年，收购疫苗企业 GlycoVaxyn，1.9 亿美元

2015 年，收购 BMS 的艾滋病药物，14.6 亿美元

2018 年，收购诺华所持有 Consumer Healthcare 的 36.5% 股份，130 亿美元

2018 年，收购 Tesaro，51 亿美元

参考文献

[1] GSK.Our History［EB/OL］. https://www.gsk.com/en-gb/about-us/our-history/

［2］GSK.Annual report 2003–2020［DB/OL］. https://www.sec.gov/

［3］Glaxo Wellcom.Annual report 1996–1998［DB/OL］. https://www.sec.gov/

［4］SmithKline Beckman.Annual report 1996–1997［DB/OL］. https://www.sec.gov/

［5］Company histories.Glaxo Holdings PLC［DB/OL］. http://www.company-histories.com/Glaxo–Holdings–PLC–Company–History.html

［6］Pederson JP. International Directory of Company Histories, Vol. 9［M］. Mississippi US：St. James Press，1994

［7］Ullyot GE，Ullyot，Ullyot BH，et al. The Metamorpohsis Of Smith–Kline & French Laboratories To Smithkline beecham：1925–1998［J］. BullHist Chem，2000，15（1）：16–20

［8］Burns CM. The History of Cortisone Discovery and Development［J］. Rheum Dis Clin North Am，2016，42（1）：1–14

［9］Pattichis K，Louca LL. Histamine，histamine H_2–receptor antagonists，gastric acid secretion and ulcers：an overview［J］. Drug Metabol Drug Interact，1995，12（1）：1–36

［10］López–Muñoz F，Alamo C，Cuenca E，et al. History of the discovery and clinical introduction of chlorpromazine［J］. Ann Clin Psychiatry，2005，17（3）：113–135

［11］ACS. Tagamet：Discovery of Histamine H_2–receptor Antagonists. National Historic Chemical Landmarks（1997）. American Chemical Society［EB/OL］. http://www.acs.org/content/acs/en/education/whatischemistry/landmarks/cimetidinetagamet.html

［12］Brimblecombe RW，Ganellin CR. Cimetidine and Other Histamine H_2–Receptor Antagonists. In：Williams M.，Malick J.B. eds. Drug Discovery and Development［M］. New York：Humana Press，1987. https://doi.org/10.1007/978–1–4612–4828–6_13

［13］Lawyers and settlement Paxil Suicide risks（2017）［EB/OL］. https://www.lawyersandsettlements.com/lawsuit/paxil_suicide.html

［14］Los Angeles Times.Shareholders OK SmithKline Deal Spinning Off Beckman，Allerga（1989）［EB/OL］. http://articles.latimes.com/1989–07–27/business/fi-

352_1_smithkline-beckman

[15] Hiatt WR, Kaul S, Smith RJ. The cardiovascular safety of diabetes drugs--insights from the rosiglitazone experience[J]. N Engl J Med, 2013, 369(14): 1285-1287

[16] Zeitler P, Hirst K, Pyle L, et al. A clinical trial to maintain glycemic control in youth with type 2 diabetes [J]. N Engl J Med, 2012, 366 (24): 2247-2256

[17] Duckworth W, Abraira C, Moritz T, et al. Glucose control and vascular complications in veterans with type 2 diabetes[J]. N Engl J Med, 2009, 360(2): 129-139

[18] Home PD, Pocock SJ, Beck-Nielsen H, et al. Rosiglitazone evaluated for cardiovascular outcomes-an interim analysis [J]. N Engl J Med, 2007, 357 (1): 28-38

[19] Nissen SE, Wolski K. Effect of rosiglitazone on the risk of myocardial infarction and death from cardiovascular causes [J]. N Engl J Med, 2007, 356 (24): 2457-2471

[20] Kumar BR. Glaxo SmithKline Merger. In: Wealth Creation in the World's Largest Mergers and Acquisitions. Management for Professionals [M]. Springer online, 2019. https://doi.org/10.1007/978-3-030-02363-8_13

第二十四章

卫材：从爆品发家到基业常青

卫材制药总部位于日本东京，是日本五大制药巨头之一，2020年总营收约67亿美元，拥有员工1.1万名，在世界制药巨头排名中，位居前50。卫材是典型依赖爆品迅速发家的公司，世界排名一度进入前20，但时过境迁，卫材在全球制药市场中的地位已经大不如前。尽管如此，在"爆品"后时代，卫材维持基业长青之路值得业内人士深思。卫材的核心业务是处方药，但为了实现销售额规模的延续，卫材也在日本经营OTC、保健品和仿制药，经过一番地挣扎，卫材销售额已经实现了止跌返增。卫材已经成功全球化，旗下有43家子公司分布在世界各地，过半的销售额和员工数均来自海外。虽然卫材已经高度国际化、市场化，但依然是一家家族特色浓郁的公司，具体原因还得从内藤家族说起。

一、卫材的起家之路

卫材公司的发家历程可溯源至1911年，然而1911～1938年的历史只能算内藤丰次（音，Toyoji Naito）的工作经历。1938年，内藤丰次创办了Sakuragaoka实验室，开始合成并销售维生素。20世纪三四十年代，日本政府非常重视国民健康和体魄的提升，为维生素行业的发展创造了巨大的良机。因为生意不断做大，1941年，内藤丰次创办了第二家企业Nihon Eisai。然而因为二战的原因，日本政府要求资本低于50万日元的民营企业全部关闭，

1944 年，内藤丰次将两家公司合并成为新 Nihon Eisai，即日本卫材。1955 年，内藤丰次对企业进行了改名，去掉了 "Nihon（日本）" 一词，直接叫 Eisai，也就是今天的卫材。

因为积极创新，20 世纪 50 年代的卫材发展很快，先后上市了 Chocola 系列维生素、抗哮喘药 Asthphyllin（二羟丙茶碱）和抗胃溃疡药 Methaphyllin（美沙弗林），到 20 世纪 60 年代初期，卫材已经是日本中等规模的制药企业。1961 年，日本制定了全民保险制度，日本制药行业迎来了黄金时期，制药行业的发展速度远远超过当时日本经济的发展速度。经过近 10 年的高速发展，日本制药企业开始初具规模，卫材先后在仙台、立川、横滨、静冈、金泽、京都、神户、歌山、冈山、广岛、高松和熊本等 12 个地区建立了分销网络。1966 年，内藤丰次的儿子内藤祐次（音，Yuji Naito）继任了公司总裁的职位，随后便提出了出海的战略。1969 年时，卫材已经发展成为日本第六大制药企业，开始在中国台湾开设工厂，产品陆续被销往中国台湾及东南亚。

二、卫材的出海记

1971 年，卫材的营收首次达到 1 亿美元，但受国内市场结构性经济衰退、跨国制药公司在日本资本交易完全自由化和第一次石油危机的三重影响，日本制药企业发展速度开始迅速下滑，卫材在 20 世纪 70 年代最初的几年里，销售业绩也受到巨大的影响。好在当时日本政府为了降低对进口药品的依赖，大力鼓励发展本土创新药，甚至为本土药企量身定制了 "保姆政策"。①不允许跨国药企直接在日本销售药品，只能与日本药企建立合资公司销售；②宽松、快速的审评审批政策；③实施了有利于本土创新药发展的专利制度；④创新药享受高价。因为良好的政策环境，日本的本土创新药得到飞速发展。尽管当时日本创新药在质量上与美欧还存在较大的差距，但数量上很快就看齐了。20 世纪 70 年代中后期，卫材先后推出了代谢强心剂辅酶 Q_{10}（Neuquinon）和抗贫血药甲钴胺（Methycobal），两大产品上市后立竿见影地为卫材带来了巨大的销售收入，以至于卫材在 20 世纪 80 年代初期制定了雄心勃勃的海外扩张计划。1981 年，卫材在美国的分公司成立，开始在美国销售检测设备和维生素制品。

20 世纪 80 年代的日本已经是全球第二大医药市场，但 20 世纪 80 年代的日本经济增速下行，高昂的医疗支出逐渐成为政府的重要负担，于是日本政府开始实施药品限价政策，迫使有能力的企业出海谋生。受到美国高速发展的创新药行业的影响，日本大中型制药企业也开始增大研发力度，并试图让创新药出海。1982 年，卫材在筑波大学成立了现代化研发中心，1984 年该中心成功研发的抗胃酸药替普瑞酮获批上市。

20 世纪 80 年代后期，以武田为代表的日本制药企业已经成功研发出不少高质量的 Me-too 药物，并逐渐形成了 Me-too 药物潮。1988 年，内藤晴夫（音，Haruo Naito）继任了卫材的总裁，并在坚持海外扩张战略的基础上，提出"global R&D drug maker for 21st century"的战略，先后在美国波士顿（1989 年）和英国伦敦（1992 年）成立药品研发中心。卫材的这种全球研发战略很快就见到成效，多奈哌齐和雷贝拉唑两大产品先后在 1997 年被批准上市。为了将多奈哌齐和雷贝拉唑打造成为爆品，卫材分别找到了辉瑞和强生，在两大巨头的努力之下，短短几年的时间，两大畅销产品就被卖到世界各地，卫材也因为两大"爆品"的畅销而登上世界制药企业销售额排名前 20 强的榜单。

20 世纪 90 年代以后，日本经济开始衰退，为了进一步压缩医疗开支，开始推行仿制药替代，加入 ICH，将医药市场完全打开，推行 DPC（日本版的 DRG，疾病诊断相关分组），控制医疗支出。这一系列政策的实施，让日本医药市场几乎停止了增长，日本制药巨头们为了谋求发展壮大只能加速海外扩张。因为受两大爆品的影响，2002 年卫材的海外营收首次超过本土营收，成为一家真正的跨国制药巨头。

三、爆品后时代

创新药从来都是高风险的巨赌，想要在创新药行业实现基业长青，就必须未雨绸缪地解决好专利悬崖的问题。卫材成功打造出两大爆品并不意味着卫材的研发实力能与欧美制药巨头齐平，相反，当年靠 Me-too 药物成功出海的日本制药企业的创新能力与欧美制药巨头都普遍存在差距。2000 年之后，FDA 收紧了 Me-too 药物的审评尺度，日本不断演化的限价政策也让 Me-too 药物的收益大幅下滑，为了顺应政策环境的变迁，日本制药企业只能被迫转型开始首创新药开发。由于 Me-too 药物的发展道路变得更加坎坷，日本企业的弱势也很快就展现了出来。在 2009 ～ 2018 年的 10 年间，卫材平均研发投入水平高达 22.38%，远高于 PhRMA 成员平均水平的 17%，但巨额的投入却收益甚微。因为创新乏力，专利悬崖的问题无法得到有效的解决，卫材跟众多靠 Me-too 药物成功出海的日本制药巨头一样，销售额就像是过山车，登顶之后一下子又就掉了下来。

Me-too 药物的发财路被堵死，只能押注首创新药或 Me-better 药物。令卫材自豪的多奈哌齐虽然并非 Me-too 药物，但遗憾的是阿尔茨海默病（AD）是当今最难攻克的疾病，在胆碱酯酶抑制剂和美金刚之后，持续多年无全新机制的创新药被成功研发出来。因此，尽管卫材深耕 AD 十多年，但也收效甚微，aducanumab 或许是屡败屡战后的救命稻草。为了缓解产品线的危机，卫材也只好通过并购来实现产品线的延续，2006 年，卫材从 Ligand Pharma 收购了四款抗肿瘤药；2008 年，卫材又收购了肿瘤学和急症护理的美国生物制药公司 MGI Pharma，开始押注肿瘤市场。2010 年之后，卫材又成功推出了艾日布林（Halaven）和仑伐替尼（Lenvima），逐渐形成了一条肿瘤管线。AD 方面，卫材多年深耕而收效甚微，于是就以 AD 为起点，将产品线扩大到整个神经系统领域，先后通过授权的方式获得了唑尼沙胺（Zonegran）、乙哌立松（Lwnesta）、卢非酰胺（Inovelon）、氯卡色林（Belvlq）和倍他司汀（Merislon），自研了吡仑帕奈（Fycompa），形成了以抗癫痫药为特色的中枢神经系统（CNS）管线。

尽管卫材的抗肿瘤和 CNS 管线已经成型，但这些产品都是"小众"产品，不具备打造成"爆品"的资质。为了缓解销售额压力，卫材紧贴日本近年来大力推广的仿制药替代政策，发展了仿制药，并加大了老品种甲钴胺和甘草酸的推广力度，积极发展 OTC 和保健品，努力寻找区域性授权代卖的机会。但因为新产品线的乏力，卫材本土的销售额占比再次接近 50%，对本土的依赖度相比鼎盛时期明显加大。

四、小结与讨论

尽管卫材已经上市多年，但被内藤家族持续控制的公司仍保持着家族企业的特质。这种特质让企业在面对危机之时，没有用足够灵活的方式去解决问题。相比武田、大冢、安斯泰来和第一三共等相似规模的日本制药巨头，卫材在雷贝拉唑和多奈哌齐大卖之时，没有及时开展大量并购活动来缓解研发管线的危机，也没有及时与其他企业合并来维持销售额和利润的增长。一心押注 CNS 药物研发的卫材，尽管投入了高昂的研发费用，但回报甚微。近年来，卫材销售额规模持续萎缩，虽然 2017 年之后略见起色，但又将面临艾日布林等产品的专利悬崖。相比之下，武田为了转型，并购了大量的欧美企业，从研发公司到药企，巨资并购了奈科明和夏尔，在延续了销售额持续增长的同时，建立起免疫、罕见病为特色的新产品管线。相似地，安斯泰来和第一三共等巨头，也通过合并或投资并购逐步实现了转型，尤其是第一三共的抗体药物偶联物（ADC）管线足以让人眼红。

因为日本医药市场曾经的独特机制，仿制药研发不够积极，日本制药巨头尽管产品专利到期，但专利悬崖迟迟未到来，所以日本制药巨头可以在日本市场和中国市场推广专利到期的老产品实现盈利。但近年来，日本和中国先后推出了仿制药替代的政策，尤其是日本政府，信誓旦旦地宣称要在 2020 年实现 80% 的仿制药替代率，这让依赖老产品生存的企业将面临巨大的危机。日本企业要想在危机中图存，就必须及时地转型，要么与欧美制药巨头靠拢，像武田一样靠研发和并购持续更新产品线，要么像久光、参天、盐野义一样，依赖自己的技术特色，走专科治疗的发展道路。

总而言之，百年卫材是一家非常成功的企业，但近年来的表现略显美中不足。卫材的发展道路可以为中国的企业生存发展带来诸多启示，一方面，如果不考虑时间的跨度，中国的医疗政策与日本高度相似，未来中国制药企业的发展演化过程必将可以从日本企业中找到"影子"；另一方面，卫材是日本企业中的典型，更能够折射出未来中国企业的发展道路。

2015 年以来，我国也在积极推动药品创新，Me-too 药物也是中国仿制药企业的转型首选，尽管时过境迁，Me-too 药物的出海之路变得更加艰难，但中国庞大的市场可以让 Me-too 企业们打造自己的"爆品"来积累资本向海外扩张。然而，在成功打造"爆品"后，企业如何维持基业长青，或许以卫材为代表的日本制药巨头近 20 年的得与失，已经为我们指明了方向。

附：卫材收购的企业一览

2015 年，收购辽宁天医生物，这是一家仿制药企业，0.78 亿美元

2009 年，收购 AkaRx Inc，获得 AKR-501 的开发权，2.55 亿美元

2007 年，收购 MGI Pharma，获得抗肿瘤管线，39 亿美元

2007 年，收购 Morphotek，布局抗肿瘤研发，2.75 亿美元

参考文献

［1］Eisai. The story of Eisai［EB/OL］. https://www.eisai.com/company/profile/history/outline/index.html

［2］Eisai. Financial report 2003–2020［EB/OL］. https://www.eisai.com/ir/library/settlement/index.html

［3］Sugimoto H, Yamanishi Y, Ogura H. Discovery and development of donepezil hydrochloride for the treatment of Alzheimer's disease［J］. YakugakuZasshi, 1999, 119（2）: 101–113

［4］Yamakawa K. A history of a hundred years of pharmaceutical education in Japan ［J］. YakushigakuZasshi, 1994,（3）: 446–462

［5］A contemporary history of the Japanese Pharmaceutical Industry（1980–2010） Task Force［J］. YakushigakuZasshi, 2014, 49（1）: 18–38

［6］高艳. 日本药品价格管理制度及其启示［J］. 宏观经济管理, 2015, 000 （010）: 84–85

［7］于宝荣，陈柏廷. 日本医疗保险制度及介保护险制度介绍［J］. 中国卫生经济, 2005, 24（6）: 75–76

［8］何文威，李野，洪兰. 日本药品专利战略浅析及对我国的启示［J］. 中国药房, 2006, 17（12）: 887–888

［8］范丽珠（摘）.04068 卫材公司收购 Ligand 公司的四种肿瘤治疗药［J］. 国外药讯, 2007, 000（004）: 35–36

第二十五章

太阳制药：低价仿制药时代崛起的新锐

太阳制药是全球前五大仿制药巨头之一，2020 年总营业收入约 48 亿美元，全球拥有 3 万多名员工，43 个生产基地，年产仿制药达 350 亿剂。太阳制药于 1983 年成立于印度西部的古吉拉特邦（音，Gujarat），经过 30 多年的发展，太阳制药不但成为全球首屈一指的仿制药巨头，而且还有多个创新药或创新制剂获得了美国 FDA 批准上市。相比 Teva、Mylan 等欧美仿制药巨头，太阳制药起步更晚，崛起于全球仿制药价格持续下滑的大环境中，其发家的历程更值得研究和学习。

一、太阳制药的成立

太阳制药的创始人是 Dilip Sanghvi，是印度一位药品批发商的儿子。1982 年，Dilip Sanghvi 从加尔各答的一所大学获得商学学士学位，在上大学期间，他就参与了父亲的生意，尽管 Dilip Sanghvi 可能对药品销售更为熟悉，但他更希望拥有自己的工厂，自己生产药品。在一次偶然的机会中，他了解到一种名为 Lithosan（碳酸锂）的抗躁狂症药物在印度东部地区没有销售，而碳酸锂在当时的精神科已经较常用了，生产工艺也很简单，于是他向一个朋友借了生产设备，又向父亲借了 1 万卢比，开始在古吉拉特邦的瓦皮（Vapi）生产药品，于是太阳制药诞生了。

在成立之初，太阳制药仅生产一种精神药品，雇员也只有一人，没有现代化的生产车间，更像是小作坊，然而不到一年时间，太阳制药的抗精神病药品产品线从 1 个扩充到了 5 个，销售市场也不再局限于加尔各答，第一年的销售额就已经达到 75 万卢比，第二年，太阳制药再次投入 5 万美元，建立了新的生产设施，并将产品卖到了印度东部各邦，到 1987 年，太阳制药的仿制药已能覆盖印度全国各地。

早期的太阳制药能得以飞速发展，除了创始人的睿智，也得益于印度良好的仿制药政策环境。20 世纪 70 年代，印度政府为了降低药价，出台了"取消医药、化学品专利""限制外资企业的股份""提高关税以限制进口""限制药品利润"等一系列政策，"挤走"了跨国药企，鼓励本土企业仿制药品，加之当时印度药品准入和监管门槛较低，生产仿制药非常容易，这是太阳制药在成立后 1 年内就能生产 5 种药品的根本原因。

相比其他治疗领域，精神科医生更少，更容易掌握医生资源，而且这些药物并不受当时印度严格的药品生产法规限制，利润也相对较高。然而随着企业规模的不断扩大，精神病药物已经无法满足太阳制药的发展需要，于是在 20 世纪 80 年代后期，该公司的产品线又扩大到了心血管和消化系统药物。1987 年，太阳制药推出了 Angizem（地尔硫䓬）和 Monotrate（单硝酸异山梨酯）两大心血管系统药物，两大产品的畅销为公司的快速发展做出巨大的贡献。

随着产品线的扩大，太阳制药的总营业收入也快速增长，1992 年的总营业收入已达 3.23 亿卢比，10 年内翻了 430 倍，堪称制药界的神话。随着销售额的快速增长，太阳制药开始加大研发投入，20 世纪 90 年代初期的研发投入一度超过销售额的 8%。1991 年，位于巴罗达（Vadodara）的研发设施落成，1993 年，太阳制药高级研究中心（SPARC）成立，自此，太阳制药拥有了现代化的研发中心。1994 年太阳制药挂牌上市，开始通过公开融资来快速扩大规模，同年，该公司在潘诺里（Panoli）建车间，开始生产大宗原料，在锡尔瓦萨（Silvassa）开设工厂，扩大制剂产能。

二、太阳制药的出海之路

印度的《专利法》实施以后，创新药在印度得不到有效保护，仿制药很快就被开发出来。因为印度制药企业众多，而且政府有严格的价格限制，因此 20 世纪 80 年代的印度是全球药价最低的国家之一。尽管人口多需求大，但药价低廉，市场规模较小，而且同质化的仿制药企业众多，竞争日渐激烈，有先见之明的企业开始谋划出海。20 世纪 80 年代末期，印度当时的仿制药巨头兰伯西（被太阳制药收购）建立了四个现代化的生产工厂，并成为首个获得 FDA 认证的印度企业，几乎在同一时期，印度的另一仿制药巨头雷迪博士的原料也获得了 FDA 的认证，开始原料出海。尽管当时的太阳制药实力相对薄弱，但受到"出海风"的影响，也开始布局海外业务，积极将产品卖到亚洲周边国家，1993 年，太阳制药在莫斯科和多伦多成立办事处，开始走向欧洲和北美洲市场。

1995 年，印度加入了世界贸易组织（WTO），这为印度企业的出海提供了便利，但也意味着印度的专利制度将逐渐与发达国家靠拢。于是很多印度药企充分利用专利制度调整的"10 年缓冲期"，积极研发布局新仿制药。这些仿制药中，不乏欧美刚刚上市的创新药，这些产品不但在印度本土可以"品牌仿制药（brand-genericdrugs）"进行推广和销售，而且专利到期后就是出海的利器。因为 20 世纪 90 年代是美国仿制药发展的黄金时期，早期到美国淘金的兰伯西尝到了甜头，规模迅速扩大，到 21 世纪初期，该公司在美国的 ANDA（简化新药申请）申报数量仅次于 Teva 等全球一线仿制药巨头。在兰伯西的影响下，其他印度药企的仿制药也纷纷出海。

尽管太阳制药的起步相较兰伯西、雷迪博士晚，但太阳制药的发展更快。上市后的太阳制药一方面稳扎稳打，积极扩大国内产品线，逐渐扩大销售额规模，到 2000 年时，太阳制药的总营收已达 62.11 亿卢比，相比上市之时翻了 7.4 倍，其中国内业务是营收增长的主要奉献者，达 49.3 亿卢比，占总营收的 80% 以上。另一方面则建立或收购原料生产线，积极布局原料出海。1995 年，Panoli 的原料药生产线投产，之后不久又在德国 Ahmednagar 收购了 Knoll Pharma 的原料生产基地，2000 年时，太阳制药已经拥有 5 个原料生产基地，原料药销售额达 20.6 亿卢比，占到总营收的 1/3，其中原料药出口 8.4 亿卢比，是太阳制药销售额增长最快的业务之一。除原料之外，太阳制药还在积极布局制剂出海，2000 年，太阳制药于 1997 年在底特律收购的 Caraco 药厂获得 FDA 认证，其仿制药在随后的两年内开始陆续登陆美国市场。

从出海模式上而言，太阳制药采取的战略与兰伯西和雷迪博士相似，但太阳制药能够后来居上，巧妙布局、精准并购是成功的关键。在上市之后，太阳制药发动了多起小额并购，并将这些所谓的"不良资产"，经过精准地包装，巧妙地盘活，很快就成为出海赚钱的机器。Ahmednagar 的原料生产厂和底特律 Caraco 制剂厂，经过改造后不久就获得了 FDA 的认证，而且生产的产品在短短几年内就相继登陆到美国市场，为太阳制药的仿制药大规模出海铺平了道路。

进入 21 世纪之后，美国的仿制药竞争环境已经异常激烈，价格已经低到欧美仿制药企业无利可图，但低生产成本的印度仿制药，仍具有较大的利润空间，况且很多仿制药还是印度本土已经上市的产品，技术早已吃透，二次开发 ANDA 的成本远低于其他仿制药企业。因为"质优价廉"，印度仿制药在美国很快站稳了脚跟，而庞大的美国仿制药市场为印度仿制药企的发展带来了"狂欢"和"盛宴"。

虽然平均价格在持续下降，但经历专利悬崖的原研药数量在不断增加，仿制药替代率也在不断提高，市场规模随之稳步扩大，印度仿制药企业的前景非常光明。为了实现快速布局，2000 年之后，太阳制药加快了并购的步伐，先后收购了 Pradeep Drug Company、Phlox Pharma、Bryan, Ohio facility、Chattem Chemicals、Taro Pharma 等多个企业，又从 Women's First Healthcare 买下了"niche"品牌，从瓦伦特（Valente）买下匈牙利的 ICN 业务，到 2010 年时，太阳制药已经成为全球屈指可数的大型仿制药企，225 个 ANDA 产品获得了 FDA 的批准，总营收达到了 599.13 亿卢比，10 年内翻了接近 10 倍，其中国外仿制药销售额达 289.8 亿卢比，占到总销售额的 58%，而印度本土的药品总销售额占比则下降至 42%。

2010 年之后，美国的仿制药竞争环境进一步加剧，药价进一步下滑，部分欧美仿制药巨头开始转型，但对人力成本和环保成本相对低廉的印度仿制药而言，依然有利可图，太阳制药依然延续仿制药业务扩张，先后收购了 Dusa Pharma、Pharmalucence、兰伯西、Biosintez 等企业，成为全球第四大仿制药企业，2020 年总营收达 3347 亿卢比（约 48 亿美元），10 年间翻了 5.5 倍。经过 10 年的持续扩张，美国药品业务已经是太阳制药的最大销售额来源，拥有 ANDA 品种 483 个，NDA 品种 55 个，销售额达 1054 亿卢比（约 14 亿美元）。

三、关于兰伯西的故事

20 世纪 60 年代以前，印度几乎没有自己的制药工业，药品几乎都依赖进口，即便是有少量本土生产的药品，那也是跨国药企在印度地产化生产的。由于药品行业基本被跨国药企垄断，药价居高不下，收入低下的印度人们叫苦不迭。20 世纪 60 年代以后，印度政府开始制定政策来降低药价，设法提高药品的国产化以降低对进口药的依赖。于是兰伯西应运而生，Ranjit Singh 和 Gurbux Singh 在旁遮普邦的阿姆利则（Amritsar）成立了自己的公司，试图生产药品。

1962 年，兰伯西开始投产，业务主要是与西方药企合作，进行分包和分销业务。由于初期经营不善，两位创始人欠下 Bhai Mohan Singh 超过 10 万美元的债务，于是在 1966 年将公司转给了他。Singh 是一位极富洞见的商人，他认为符合普通民众消费特征的低价药充满了商机，于是着手仿制在印度没有注册专利的西方药品。Singh 的长子 Parvinder 是密歇根大学的化学博士，他的专业背景为 Singh 实现其的商业理想奠定了基础。罗氏的畅销药物地西泮（Valium）因为没有在印度注册专利而成为 Singh 父子建立商业帝国的首个目标，1969 年，兰伯西生产的地西泮（Calmpose）上市，因为生产成本低廉，Calmpose 的成本不足 Valium 的 1/4，上市后迅速引爆了市场，当年的销售额就超过了 100 万美元。

Calmpose 的成功，证明了 Singh 商业蓝图的正确性，而且印度在 1970 年实施了《专利法》，他们可以随心所欲地仿制任何有市场价值的药物。20 世纪 70 年代以后，兰伯西在迅速布局仿制药的同时，开始重视生态链的打造，1972 ～ 1973 年，兰伯西相继建成了研发实验室和原料生产基地。由于 Parvinder 的美国教育背景，兰伯西的发展思路非常西方化，研发部门网罗了大量的高素质人才，其中不乏"海归"背景的科学家。20 世纪 70 年代后期，兰伯西制定了出海战略，产品开始卖到印度周边国家。

20 世纪 70 年代，印度为了控制药价，使用各种政治手段来打压原研药，除了专利制度调整，印度还进行了合资企业的外资股权比例限制、新药开发早期的临床试验限制，以及关税高昂的药品进口限制等。这一系列的政策让印度的仿制药（虽然是仿制药，但几乎都有品牌）得到充分的发展，到 20 世纪 80 年代，印度对进口药的依赖大幅降低，部分领域已经能够自给自足。然而印度这种"保姆"政策让本土制药行业快速发展的同时，也滋生出成千上万的仿制药企业，激烈的竞争让 20 世纪 80 年代的印度成为世界药价最低的国家之一，为了实现企业的持续发展，有远见的企业开始策划出海谋生，而且美国 Hatch-Waxman 法案的实施，为印度仿制药出海提供了可能。

尽管 20 世纪 80 年代的印度，经济水平比较落后，但印度的药品法规体系与西方有着千丝万缕的相似性，而且跨国药企虽然陆续被挤走，他们先进的生产设施和管理体系为印度药企保留了下来，这为印度药企的国际化提供了巨大的便利。不仅如此，兰伯西经过 10 余年的高速发展，积累了很强的实力，到 1989 年，兰伯西已经拥有 4 个现代化的大型生产基地，其中 Toansa 生产基地在 1988 年通过了 FDA 的认证，成为印度第一个进军美国市场的仿制药企业。

因为赶上了美国仿制药行业发展的黄金时期，20 世纪 90 年代的兰伯西在美国的生意做得如鱼得水，1995 年，该公司通过收购 Ohm Lab 来扩大在北美的业务，到 21 世纪初期，兰伯西已经是美国屈指可数的仿制药巨头，持有 ANDA 批文数量仅次于以色列 Teva。21 世纪以后，兰伯西又开始向欧洲版图扩张，先后收购了拜耳仿制药业务和 RPG（安万特的业务部门），成为德国和法国最大的仿制药企业，2004 ～ 2007 年间，兰伯西又收购了 11 家企业，全球仿制药巨头的地位逐渐形成，2007 年的销售额超过 16 亿美元，净利润超过 1.9 亿美元。

兰伯西的成功经验被称为"兰伯西模式"，被广大印度药企效仿和学习，然而就在兰伯西如日中天之时，危机接踵而来。2008 年 FDA 对外宣布禁止进口兰伯西生产的 30 多种仿制药，理由是兰伯西旗下的 Dewas 和 Paonta Sahib 两家工厂的生产过程不符合美国 cGMP 的相关规定，存在交叉污染等问题。当时的美国已经是兰伯西第一大市场，兰伯西超过 40% 的销售额是由美国市场贡献，FDA 的警告让兰伯西光明的前景突然变得阴霾遍布，而就在此时，第一三共以 46 亿美元的价格收购了兰伯西过半股权，控股了兰伯西。

收购不良资产，然后包装盘活是很多资本家惯用的伎俩，但第一三共在这笔交易中并未捡到便宜，相反，兰伯西的厄运并没有因为第一三共的收购而停止。因为 FDA 的禁令，兰伯西 2008 年的销售额增速大幅下降，净亏损 104 亿卢比。2009 年，FDA 又在核查中发现，兰伯西 Paonta 生产基地在以往提交的 ANDA 申请中，使用了不真实的材料，于是合规性问题进一步上升为真实性问题。然而造假风波还未得到妥善解决，美国联邦调查局以"长期销售掺假药物"为名义对兰伯西展开调查，兰伯西不得已同意支付 1.5 亿美元的罚款和 3 亿美元的官司索赔。

兰伯西之所以酿成如此大错，一方面是在 FDA 警告发出之时，兰伯西认为公司旗下的工厂和批文众多，两个生产基地、30 多个品规受禁的影响只是不痛不痒，导致了事情的不断发酵，另一方面是长期对药品质量不够重视，甚至认为是政治背景影响，最终 Mohali 的生产基地在 2013 年再次曝出药品安全性问题而遭到 FDA 的禁止。这一系列变故，不但让兰伯西遭到了巨大的直接损失，而且让备受期待的立普妥、代文等"重磅炸弹"首仿药资格化为泡影。2008 ～ 2013 年间，兰伯西的净利润两年正四年负，合计净亏损达 342 亿卢比，最终第一三共捡到的不是便宜，而是麻烦，于是不得已在 2014 年以 40 亿美元的价格将兰伯西甩卖给了太阳制药。

四、太阳制药的转型

尽管印度仿制药主打低价，但太阳制药也非常重视高端产品的研发，从高端原料到高端制剂，都是太阳制药出海早期的亮点。在整个 20 世纪 90 年代，太阳制药的研发投入维持在 4% 左右，对仿制药企业而言，算是比较高的，然而在 21 世纪的第一个十年里，太阳制药将平均研发投入水平进一步提高到了 9% 左右。2004 年，太阳制药建成了药物制剂研究中心，2005 年又收购了新泽西 Able 实验室的知识产权，为布局高技术壁垒的仿制药或创新制剂奠定了基础，成功拿到了多柔比星脂质体、阿呋唑嗪缓释片、布地奈德吸入混悬液等产品的仿制药批文。除了提高技术力量，太阳制药还积极培养专利团队，布局首仿药，成功拿到泮托拉唑、奥美拉唑、卡巴拉汀、阿呋唑嗪、氨磷汀、瑞格列奈、伊马替尼等多个产品的首仿药资格，被 FDA 授予了 180 天的市场独占期。

为了顺应仿制药市场的变化，2010 年之后，太阳制药的发展战略也出现了一定的调整，大幅增加了品牌药管线的建设力度，布局仿制药-专科药混搭管线，而在众多专科药领域中，眼科和皮肤科被作为重点打造的领域。皮肤科方面，太阳制药在收购 Taro 中获得了皮肤科仿制药产品包，后来又在收购 Dusa 中获得皮肤病专科药业务，2014 年与默沙东达成了 Tildrakizumab 的授权协议（2018 获批上市），并与原有的 Sotret（异维甲酸）、Duac（克林霉素/过氧化苯甲酰）和 Lulicon（卢立康唑）初步形成皮肤科管线，此后又收购了日本 Pola Pharma，进一步增强了皮肤科管线的影响力。眼科方面，太阳制药在 2010 年前后就获得氮卓斯汀、依匹斯汀等多个仿制药批文，2015 年之后又收购了 InSite Vision、Ocular Technologies，大幅加强了眼科产品线，随着 BromSite/ Megabrom（溴芬酸钠）、Cequa（环孢素）、Xelpros（拉坦前列素）等产品相继在美国上市，太阳制药的眼科品牌药-仿制药混搭产品线也初步形成。除了皮肤科和眼科，太阳制药布局的领域还有肿瘤科，自主研发了 Yonsa（阿比特龙纳米晶制剂）、Docefrez（多西他赛注射液）、多柔比星脂质体等产品，从诺华收购了 Odomzo（Sonidegib），也初步形成了肿瘤科品牌药-仿制药混搭产品线。

通过 10 余年的努力，太阳制药的品牌药管线初步成型，截至 2020 年，太阳制药共有 55 个 NDA（新药申请）获得批准，合计销售额超 3 亿美元，占总销售额的 8%。除了加强自主品牌建设，太阳制药还积极与制药巨头合作，从 GSK 买下了澳大利亚的阿片药物管线，从日本诺华一次性买进 14 个产品包，与默沙东和阿斯利康达成授权协议，在印度境内代卖西格列汀、替格瑞洛、达格列净等产品……因为这一系列成功的运作，太阳制药是近 5 年来盈利水平最高的仿制药巨头之一，2016 ～ 2020 年的平均净利润率达 13.6%，超过了拜耳、GSK 等世界品牌药巨头的盈利水平。

五、小结与讨论

太阳制药的发家思路和出海模式与其他仿制药企业并无显著不同，都是先发展国内业务，然后原料出海，最后再制剂出海。但是太阳制药能够后来居上，成为印度最大的制药巨头，是最值得深思的地方。归结太阳制药脱颖而出的原因，笔者认为可能有以下几点：一是在仿制药上，太阳制药非常重视研发，积极布局高技术壁垒的原料和制剂，勇于挑战专利，积极抢夺首仿；二是巧妙地利用了印度医药专利制度变革带来的良机，不但快速地扩充了国内的产品线，而且为出海铺平了道路；三是积极并购，擅于包装、整合，能够把低价并购来的"不良资产"迅速变"废"为宝，2014 年，从第一三共手中接管了因"造假事件"被 FDA 处罚而陷入危机的兰伯西，以小吃大，成为印度遥遥领先的第一大制药巨头；四是坚持发展原料药，自 1995 年布局原料药以来，原料药一直是太阳制药的主营板块之一，2020 年销售额达 205 亿卢比，依然是一块增长型的业务；五是"仿制药-专科药混搭"的产品线战略较为奏效，尤其是在流行品牌仿制药的国家，这种混搭不但可以节省销售费用，而且还能更好地掌控医生资源。

尽管太阳制药已经非常成功，但依然"美中不足"。2015 年以后，其销售额增长明显放缓，在过去的 5 年时间里，总销售额仅增长了 15.9%，净利润下降了 17.5%。美国仿制药市场萎缩，是太阳制药销售额增速下降的最主要原因，在过去的 5 年里，太阳制药的美国销售额下降了 22%。众所周知，2015 年之后，美国仿制药市场因为平均价格持续下跌而出现了萎缩，尽管目前低成本的印度仿制药还具有一定的利润空间，但随着遭遇专利悬崖的"重磅炸弹"数量的下降，化学仿制药的市场预期开始变得阴霾。为了顺应市场变化，很多欧美仿制药巨头都早在十年前已经开始谋求战略转型，积极布局生物类似物（biosimilar），但太阳制药至今尚未形成强有力的产品管线，这将使其失去一次享受狂欢与盛宴的良机。

除了太阳制药，在被称为"世界药房"的印度，还走出多个全球知名的仿制药企业，如雷迪博士（Dr. Reddy）、格兰马克（Glenmark）、Cipla（西普拉）、Lupin（鲁宾）、Aurobindo（阿拉宾度）、Zydus Cadila（卡迪拉）……印度仿制药之所以有如此大的全球影响力，主要是人力和环保成本低，产业链完善，出海布局早。相比印度企业，我国因为语言障碍，出海相对较晚，而且本土市场"足够大"，绝大部分企业在很长一段时间里，缺乏出海谋生的动力。然而随着医改的不断深入，我国仿制药市场将会逐渐萎缩，出海对很多企业来说，已经是势在必行。随着我国药品监管制度逐渐与国际接轨，我国药企出海所面临的障碍将越来越小，因此，在某种程度上，印度药企的成功经验值得我们借鉴，他们出海的战略战术也可以为我们提供参考。

附：太阳制药收购的企业一览

1996 年，收购 Knoll Pharma 的德国原料生产基地，价格未知

1996 年，收购 Lyka Organics，获得 FDA 认证的头孢氨苄原料和 7-ADCA 生产线，价格未知

1997 年，控股底特律 Caraco 药厂，750 万美元

1997 年，持股 MJ Pharma，获得 MHRA 认证的头孢氨苄胶囊生产线，价格未知

1999 年，收购 Milmet，获得头孢菌素和 7-ADCA 生产线，价格未知

2000 年，收购 Pradeep Drug Company，价格未知

2004 年，从美国 Women's First Healthcare 收购 niche 品牌系列

2004 年，收购 Phlox Pharma，获得欧盟认证的头孢菌素原料生产线，价格未知

2005 年，收购俄亥俄州 Bryan 的生产线，价格未知

2005 年，从瓦伦特收购其在匈牙利的 ICN 业务，价格未知

2005 年，从美国破产法庭收购 Able Labs 的资产和知识产权，价格未知

2007 年，达成以色列仿制药企业 Taro Pharma 收购协议（2010 年完成收购），扩大在北美的影响力，4.54 亿美元

2007 年，控股 KAYAKU，增强日本影响力，价格未知

2008 年，收购印度麻醉药品原料公司 Chattem Chemicals，价格未知

2012 年，从武田收购 URL 公司的仿制药业务，价格未知

2012 年，收购 Dusa Pharma，价格未知

2014 年，收购 Pharmalucence，价格未知

2014 年，与默沙东达成授权协议，获得 Tildrakizumab 的开发权益

2014 年，收购印度仿制药巨头兰伯西，增强仿制药在全球（尤其是日本）的影响力，40 亿美元

　　→ 1995 年，兰伯西收购一个获得 FDA 认证的工厂 Ohm Laboratories，价格未知

　　→ 2000 年，兰伯西收购拜耳的德国仿制药企业 Basics，成为德国仿制药引领者，价格未知

→ 2003 年，兰伯西收购 RPG，成为法国仿制药引领者，价格未知

→ 2006 年，兰伯西收购全球第五大仿制药企业 Be Tabs Pharma

→ 2006 年，兰伯西收购 Allen SA

2015 年，收购 GSK 的澳大利亚阿片药物业务，价格未知

2015 年，收购 InSite Vision，获得眼科药物产品包

2016 年，收购诺华日本 14 个专利到期的品牌药，2.93 亿美元

2016 年，收购 Ocular Technologies Sarl，增强眼科产品线，4000 万美元

2016 年，收购 JSC Biosintez，增强俄罗斯影响力，3600 万美元

2016 年，从诺华收购 Odomzo（Sonidegib），预付款 1.75 亿美元 + 里程金

2017 年，收购 Seciera，增强眼科产品线，价格未知

2019 年，收购日本 Pola Pharma，增强全球皮肤科产品线，价格未知

参考文献

［1］太阳制药. 太阳制药年度报告（2000 年 –2020 年）［EB/OL］. https://sunpharma.com/investors–annual–reports–presentations/

［2］Sunsigns. Dilip Shanghvi Biography, Life, Interesting Facts［DB/OL］. https://www.sunsigns.org/famousbirthdays/d/profile/dilip–shanghvi/

［3］李扬，池慧. 印度医药专利战略及其对我国的启示［J］. 中国药事，2012（05）：529–533

［4］李宁娟，高山行. 印度仿制药发展的制度因素分析及对我国的借鉴［J］. 科技进步与对策，2016（19）：47–53

［5］Thakur V, Ramacha S. Pharmaceutical Business Strategy：A Generics Perspective［J］. JIPR, 2012（17）：486–496

［6］Agarwal NB. Pharmaceutical Medicine and Translational Clinical Research// Pharmaceutical Regulations in India［M］. Massachusetts US：Academic Press，2017. doi：10.1016/B978–0–12–802103–3.00013–4

［7］Encyclopedia. Sun Pharmaceutical Industries Ltd［DB/OL］. https://economictimes.indiatimes.com/sun–pharmaceutical–industries–ltd/infocompanyhistory/companyid–9134.cms

［8］Pederson JP. International Directory of Company Histories，Vol. 57［M］. Mississippi US：St. James Press，2004

［9］Pederson JP. International Directory of Company Histories，Vol. 70［M］. Mississippi US：St. James Press，2004

［10］陈文静，臧运森，汤少梁. 印度太阳药业发展经验及其对我国药企发展的借鉴［J］. 中国新药杂志，2017（04）：19-23

［11］秦关. 在模仿中消解领先者的优势兰博西世界级企业之路［J］. 21世纪商业评论，2008（3）：46-51

［12］FDA. Regulatory Action Against Ranbaxy［DB/OL］. https://www.fda.gov/drugs/enforcement-activities-fda/regulatory-action-against-ranbaxy

［13］Reuters. Judge OKs classes in case accusing Ranbaxy of delaying generics［N］. https://www.reuters.com/article/ranbaxy-violations-fda-idINSGE5BN09Z20091224

［14］Ranbaxy. Annual report 2008［EB/OL］. https://sunpharma.com/wp-content/uploads/2020/12/ranbaxy_ar2008_3deluxe.pdf

［15］王莉. 印度医药企业的国际化模式及启示——以兰伯西实验室有限公司为例［J］. 对外经贸实务，2010（7）：77-79

［16］任晓明. 印度仿制药产业现状及发展策略浅析［J］. 全球科技经济瞭望，2013，28（002）：10-15

［17］谈俊. 印度制药产业创新能力探讨及其对中国的启示［J］. 时代经贸，2012（35）：107-108

［18］FDA. FDA数据库［DB/OL］. https://www.fda.gov/

第二十六章

Alvogen：快速崛起的仿制药公司

Alvogen（安沃勤）成立于 2009 年，是美国的一家新兴仿制药巨头。在美国仿制药的盛宴江河日下的大背景下，安沃勤在成立后第 8 年的销售额就突破了 10 亿美元，堪称药界的传奇。而安沃勤的成功，一是源于创始人罗伯特·魏斯曼（Robert Wessman）的精明和卓越的领导力，二是源于对产品和区域市场的精准定位，三是强大的企业文化。总而言之，安沃勤的发展与崛起是一部很好的教材，值得中国的制药企业揣摩学习。

一、传奇的创业经历

罗伯特·魏斯曼在冰岛雷克雅未克长大，曾在冰岛一家银行工作，因在德国帮助一家陷入困境的冰岛航运公司（Samskip）扭亏为盈而声名远扬。29 岁时（1999 年），他接管了雷克雅未克一家名为 Delta 的药厂，这是一家资金流动性极差的小仿制药公司。但是在他 1000 万欧元的个人担保贷款下，这个公司得以盘活。2002 年，Delta 与冰岛另一家相似规模的仿制药公司 Pharmaco 合并，魏斯曼成为新公司的 CEO，经过数年的精心打造，多达 30 次的并购，这家最初只有 90 人的小药厂成功发展到 11000 人，销售额超过了 16 亿欧元。而这个曾经名不见经传的公司就是大名鼎鼎的 Actavis（阿特维斯）。魏斯曼于 2008 年离开了阿特维斯，并创立了索特投资（Salt Investments），用于收购、合并、改良和转售仿制药资产。

在 21 世纪的第一个 10 年里，一系列并购事件致使行业剧烈整合。到 2008 年，前十大仿制药企业控制了全球 50% 以上的销售额，竞争尤为激烈。"在仿制药行业里，没人看好初创公司。行业同仁看我的眼神就像看疯子一样，"魏斯曼回忆道。索特成立后不久，席卷全球的金融危机爆发了。冰岛经济受重挫，银行纷纷倒闭，而魏斯曼手中价值 2.5 亿美元的资产（包括其持有的阿特维斯股权）也因此几乎化为乌有，为索特筹资的希望变得相当渺茫。为改变困境，魏斯曼在 2008 年 11 月拜访了在阿特维斯工作时曾一起合作过的小型美国仿制药厂，以 90 万美元的预付款和 200 万美元的尾款，获得了生产和销售 21 种在研仿制药的期权。

获得产品之后，魏斯曼所需要做的就是寻找生产基地，经过几番周折，魏斯曼找到了诺维奇制药（Norwich Pharmaceuticals）。这是一家有 125 年历史的老旧工厂，当时的收入仅为 3700 万美元，几乎没有利润，还需要 5000 万美元的设施升级费。在了解了魏斯曼在阿特维斯所取得的成就之后，这家药厂的老板对魏斯曼充满了信心，同意引入新的股权来为设备翻新提供资金支持。但前提是魏斯曼必须担任董事长一职，收购公司 40% 的股权和为公司带来新的产品包。最终，魏斯曼同意个人注入 1000 万美元用以收购股权，并以 25% 的利率发行 4000 万美元的债券。在随后的几个月内，魏斯曼就以 22% 的利率从私人贷款人处筹集到了 2000 万美元的贷款。这样，到 2009 年秋天，魏斯曼手上有一个需要 5000 万美元投资的老工厂，21 个尚未付清款项的仿制药品和价值 3000 万美元的股权。这是个极具挑战性的状况。

2009 年 6 月，魏斯曼在纽约的一家餐厅会见了一群投资者，并描述了他对一项新事业的愿景。为了展示自己的想法，魏斯曼抓起一张餐巾纸，开始画图表和要点来说明公司独特的卖点。他的愿景包括使用纽约一家有 125 年历史的老工厂作为进入美国市场的平台，同时也作为一个基地，以扩大业务到中欧、东欧和亚太地区。同时，在这张餐巾纸上，魏斯曼也规划了未来的安沃勤，将进入生物类似药、OTC 的领域（图 26-1）。

在公司创立之初，魏斯曼首先招募了 6 名阿特维斯在任或前任高管。没签合同，没谈报酬，就连商业计划书都只是这张写在餐巾纸上的框架，但这 6 人就这样加入了他的公司。为了扩充产品规模，2009 年 10 月中旬，他派出团队前往马德里参加世界制药原料展，以寻求药品授权，到 2009 年底，他们已获得了 50 个产品授权，与此同时，魏斯曼也加快了招兵买马的速度。

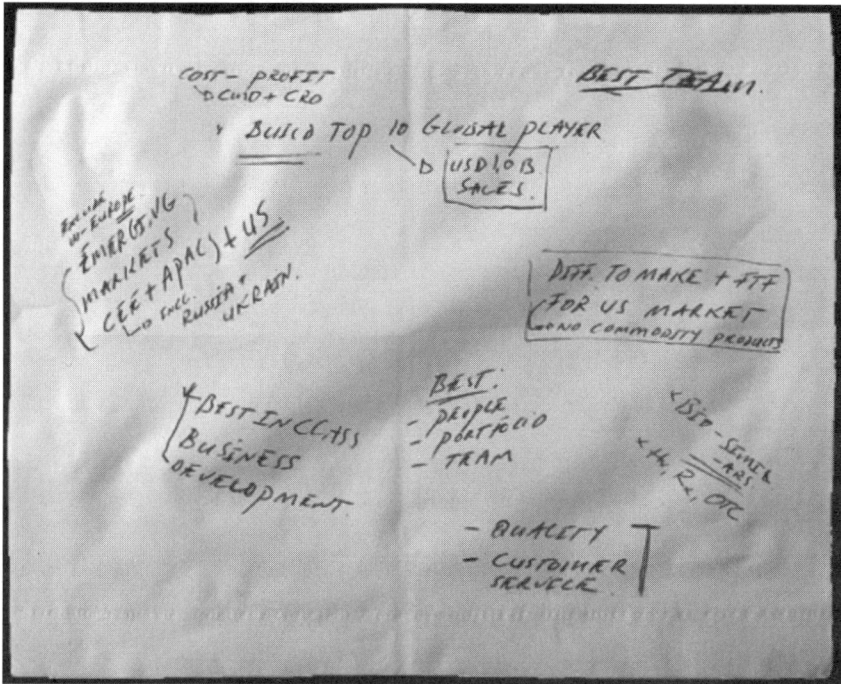

图 26-1　魏斯曼在餐巾纸上画图表和要点以说明公司独特的卖点

2010 年 2 月，他在佛罗里达州的基拉戈召开了为期 3 天的战略启动会议，参会者的 34 人中，24 人此前曾在阿特维斯工作。基拉戈会议为安沃勤的发展确定了明确的战略方向：为供给不足的区域市场打造适合其需求的高附加值产品。由此，安沃勤确定同时进入美国、亚太和中东欧三个区域市场，建立针对每个市场需求的高附加值产品组合，自主研发难以生产的药物，瞄准战略增值收购，通过建立战术联盟来保证生产制造与业务发展的灵活性，保证低成本。

二、对产品和区域市场的精准定位

从建立伊始，严谨的产品立项就是安沃勤增长的因素之一。不仅如此，为了保障安沃勤的发展，魏斯曼及其团队还制定了"星图"（STARMAP），用以呈现安沃勤战略的五个核心要素组成（图 26-2）。

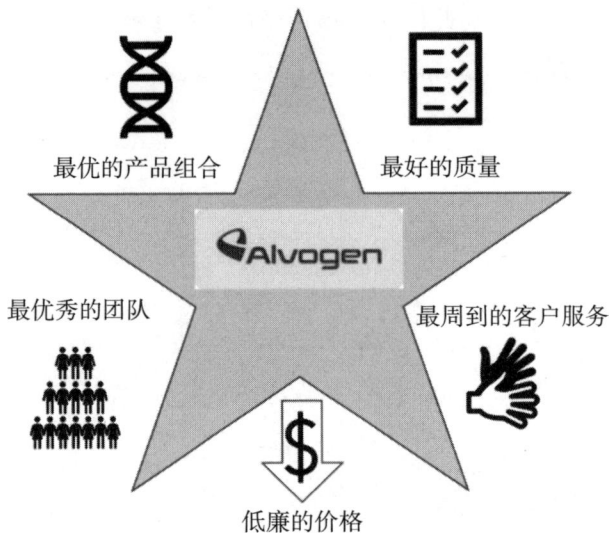

图 26-2　魏斯曼及其团队制定的"星图"以呈现安沃勤战略的五个核心要素

1.最优的产品组合：为每个区域市场都量身定做一套产品组合。尽管安沃勤主要专注于"难以生产类"仿制药（如长效注射剂、缓释药物、外用药等）、全新生物类似药和专利药品，但不同区域的"产品组合"差异很大。例如，安沃勤在亚太区域的首要产品是肿瘤类药品戈舍瑞林（Goserelin），在美国则是流感类药品奥司他韦（Oseltamivir）。

2.低廉的价格：重要性仅次于产品组合。安沃勤团队认为，在这个行业，如果价格不具有竞争力，那再优秀的员工、再好的产品组合都缺乏市场竞争力。

3.最好的质量：决不允许出现质量缺陷。若能提供优于竞争对手的产品质量，安沃勤就可以脱颖而出。

4.最周到的客户服务：致力于成为市场上最可靠的供应商，这就要求他们想客户之所想，杜绝缺货现象。在这一点上，魏斯曼非常严格，决不允许出现断供的情况。

5.最优秀的团队：招聘时，集中关注那些技术过硬、能够从无到有快速建立团队和流程的实干家。在正式创立企业前，魏斯曼和其核心团队的一大首要任务就是为一个将来价值达数十亿美元的安沃勤设计企业文化和人才需求。魏斯曼想要的是具有团队精神、重视质量和灵活性、愿意不断提升自我和工作能力的人才。安沃勤希望每一位员工都能感到有足够的自主权，并清楚自己应该有的表现。例如，员工会在制定任务时表示：在 × 个月内，我们要实现从 A 到 B 的突破。而这位员工的任务就是决定实现这一目标的最佳路径。在安沃勤，授权和信任至关重要。

为了实现星图中的各个要素，需要安沃勤考虑是仅做某个区域市场，还是布局全球的药品市场？如果聚焦区域市场，那选取哪个区域？如果布局全球，那么一开始应该如何去着手？针对不同的市场策略，应该以什么样的产品策略来匹配？

事实上，从建立之初，公司创始人魏斯曼就立志把安沃勤打造成全球领先的新一代制药企业，在全球各大洲都有生产研发营销的实体机构。美国作为全球最大的药品市场和最严格的药物监管体系，是安沃勤提供产品质量和服务的试金石。因此，魏斯曼一开始就在美国设立研发、生产和商业基地，而且在公司成立的第一年，通过交易获得了 Par Pharmaceuticals 的制剂研发团队，从而具备了强大的仿制药研发能力。

亚洲地区是全球经济增长最快的经济体区域，所以在 2010 年，也就是公司成立不到一年的时候，安沃勤亚洲有限公司在中国香港成立，负责整个中国乃至亚洲的业务，开始其在亚洲地区的业务拓展；中国大陆、中国台湾、泰国是业务增长最快的地区。

安沃勤在亚洲的业务不仅仅局限于制药，其在母婴营养、母婴护理等业务方面也颇多建树。在母婴产品领域，安沃勤旗下拥有"Alvogen 安沃勤""CUMART 聪满""PUREICELAND 纯净冰岛"三个品牌，分别为"Alvogen 安沃勤"专业的母婴营养产品、德国"CUMART 聪满"有机婴幼儿奶粉以及来自北欧冰岛的"PUREICELAND 纯净冰岛"系列营养品和母婴护理用品。

中国是安沃勤重点关注的市场，早在 2009 年 12 月，魏斯曼就在上海设立办事处，并在办事处成立时宣布，将在 5 年内在中国市场投资 2 亿～ 3.5 亿，把中国作为安沃勤 API 和成品药的全球采购基地，为公司其他区域市场服务。到 2018 年，又与长春高新成立了以引进、研发、生产基因工程药物为目的的合资公司'安沃高新'，并和国内销售巨头扬子江药业签署了商业合作协议。

中东欧地区的药物市场和西欧有很大的不同，经过认真分析，魏斯曼认为中东欧地区是仿制药的"蓝海地区"，具有很大的潜力。因此 2010 年初安沃勤在罗马尼亚（欧盟成员国）的布加勒斯特设立了办公室，用于覆盖中东欧地区的市场。后来，还逐步在波兰、俄罗斯、克罗地亚、马其顿、阿尔巴尼亚、哈萨克斯坦等处都设立了办事处，为中东欧的药品可及做出了重要贡献。这个区域的布局非常有特点：欧盟是生物类似药时代的先行者！早在 2006 年 04 月 11 日，EMA 便批准首款生物类似药，即生长激素 Omnitrope（somatropin）。截止到 2020 年，EMA 已批准 53 款生物类似药，2 款生物类似药上市申请被驳回，其中包括 19 款单克隆抗体、16 款 G–CSF 类、5 款 EPO、2 款融合蛋白（依那西普）。直到 9 年后的 2015 年 03 月 06 日，非格司亭 Zarxio（filgrastim–sndz）在美国获批，才揭开美国生物类似药序幕。FDA 已批准 27 款生物类似药上市，其中 18 款单克隆抗体、2 款融合蛋白（依那西普）、5 款 G–CSF 类、1 款 EPO 类。又过了 4 年，到 2019 年 02 月 22 日，中国首款按照生物类似药标准申报的汉利康获批并成功商业化，这意味着中国生物类似药时代正式开启。那年一共有 4 款生物类似药在中国获批，均为单克隆抗体，目前均已经商业化。

记得写在那张餐巾纸右下角的 BIO–SIMILARS（生物类似药）吗？生物类似药是魏斯曼商业计划中极为重要的一环！2012 年，安沃勤与 Hospira 签订生物类似药合作协议，以便实现生物类似药在中东欧地区的销售。到了 2014 年，安沃勤在欧洲与 Hospira 合作上市了生物类似药英夫利昔单抗。2016 年，又成立专注于生物类似物的子公司 Alvotech，并在冰岛启动当时最先进的生物类似物生产厂。

到 2018 年，中东欧年销售额已接近 2 亿欧元。这一年，安沃勤把中东欧业务出售给位于捷克的仿制药公司 Zentiva 集团（原属于赛诺菲，后以 19 亿欧元出售给了美国私募股权机构 Advent）。

在短短几年内，安沃勤在美国、欧洲和亚洲，都建立了一流的管理、开发及制造能力；其分支机构遍布全球 40 多个国家和地区；拥有 200 项研发及注册产品，100 多项产品已经上市，在全球居于领先地位，产品范围涵盖肿瘤、心血管、呼吸、神经科和肠胃等诸多领域。

作为一家全球知名的制药公司，Alvogen（安沃勤）拥有完善的全球领先的质量控制标准，对其产品的整个生产过程和检测要求极其严格，完全按照制药的标准来监控产品生产制造的每一个环节，拥有完善的质量跟踪审查体系，以保证其产品的安全性及高品质。

三、强大的企业文化和能够贯彻文化的团队

布局全球的市场格局给安沃勤的企业文化管理带来了巨大的挑战：如何在不同的地方能够贯彻执行最好的质量、控制成本以保障低廉的价格、最周到的服务等"星图"中强调的文化，确保每位员工对于公司的战略和优先任务有一致的理解，并督促他们尽职尽责，为公司的规模化发展出一份力。每年安沃勤都会汇编当地和区域的策略与财务计划，以进一步丰富"星图"内容。公司还将"星图"整合到安沃勤学院（Alvogen Academy）的课程中，并与业务绩效"仪表盘"和追踪器相连。员工每年参照"星图"制定工作目标。基于各自角色的不同，员工的工作目标可能集中于"星图"五个维度中的不同领域。40% 的员工奖金取决于各自"星图"目标的完成度，其余则取决于销售额（20%）和 EBITDA（40%）指标。全公司上下都是这一制度。例如，经理的任务是招聘最好的人才（或者把他们培养成最好的人才），时刻跟踪管辖区域内的客户满意度，保证绝无断供现象出现等等。

安沃勤的年度预算和年度目标也参照"星图"制定，并反映在"仪表盘"上。"仪表盘"是一个在线平台，其中包含财务、雇佣、供应链数据、客户服务和员工调查等信息。"星图"的每个领域都包含 48 个关键绩效指标（KPI）中的一个或多个。数据可以按国家或地区进行细分。魏斯曼反复强调，人应当把时间花在正确的事情上。作为安沃勤的员工，单单忙碌是不够的。他们需要把精力放在对 KPI 影响最大的事情上。"仪表盘"就时时刻刻督促我们将目光聚焦在 KPI 上。

从最初的 6 名员工开始，魏斯曼就希望能打造一个既能引领安沃勤的早期成长，又能对一个全球销售额已突破十亿美元的安沃勤进行管理的团队。为保障每一级管理层对企业文化的一致性，公司需要从产品、产品组合、市场、质量到供应链，每一个关键要素都需要一顶"帽子"来覆盖……也就是一个能对一项职能负责的人。除了与职能相关的专业知识外，他们还必须拥有必备的创业技能和态度，才能招募到从行政人员到公司实验室化学家在内

的各式人才，以组建能给予自己支持的组织。甚至早在2010年基拉戈会议上，高管们就意识到：安沃勤的未来掌握在他们还未雇佣的人手中。

因此，新领导层的首要任务之一就是在没有传统人力资源部门支持的情况下，招募人才，促进组织的发展。整个招聘流程都遵循魏斯曼常说的一句格言："争取第一次就把事情做好。如果确实没做好，就尽快改正。"因此他们重点关注有成功经验的成熟人才，尽量避免经验不足、薪酬较低的候选人。

随着安沃勤的发展，魏斯曼不断调整领导层，调派有经验的高管前往支援新市场，招聘本地人才，或更换关键团队成员。在一个资本有限、竞争激烈的环境中从零开始建立一家仿制药企业，这其中牵扯到的努力、技能和运气是不可低估的。公司从一开始就对成员的个人成长和奉献提出了高要求。怎样在高速发展中还能让团队延续公司所需的企业文化，是一件不容易的事。到2018年的时候，当年参加2010年2月基拉戈会议的成员有大约60%已经离开了安沃勤。魏斯曼说过："假设我们在造车的过程中发现，最初选择的发动机不够大，或者轮胎不合适，那我们就必须做出更换。作为一位领导者，你的职责就是保证汽车每天都能有出色的表现。很多人当时离开了原来不错的岗位，就为了加入我们的创业公司，并且一直忠于公司愿景。而现在，我们却要告诉他们，公司已经没有他们的一席之地了，这绝非易事。但如果这些员工已经不适合公司的规模化发展了，你却还迟迟狠不下心，那结果就只能是企业成本暴涨，而组织失去发展重心和实行问责制。"

为一家快速发展的公司招聘人才并不是科学般精准的一件事，有些其他环境中发展起来的成功人士也许拥有无可挑剔的过往成绩，但当他们进入创业环境中、感受到了前所未有的发展速度时，还是会像受惊的小鹿一样惊慌失措。他们做决策的速度不够快，无法适应流动的非正式结构，也无法在等级结构或正式职能之外很好地发挥作用。他们对快速发展的创业文化有着不切实际的美好幻想，也不去改变自己在过往工作中养成的固有行为方式，因此难以适应。安沃勤时常关注有创业经历且现任大型企业的高管，认为他们会是完美人选。尤其是那些在通过并购形成的大型企业中就职的高管，他们也许会有创业背景，学过一些大型企业工作技能，但仍期待回归短小精悍、能高效运营的组织。

为了能够快速传递安沃勤的企业文化，魏斯曼经常会在新员工入职第一周就走进他们的办公室，询问业务进展情况。一位高管评论说："魏斯曼会毫不犹豫地往下跳过好几个级别，随时直接去找任何人获取信息，你要时刻做好准备。"魏斯曼表示："我的主要职责之一就是激励安沃勤员工。很多人会说，'我们已经表现得很好了，为什么还要做更多？'所以我的工作就是给全公司的人指明方向，激励他们再加把劲。"为此，安沃勤的办公室海报和企业内部博客也经常会出现竞技运动和极限运动的形象。

安沃勤各分部的空间布局和配色方案几乎一模一样，都采取了象征"阳光"的黄色主色调。安沃勤的品牌推广团队与各区域当地的文化推崇者以及营销团队合作，进行了系统性的内部品牌建设。例如，大厅、办公室、联合办公空间和食堂都有一抹相同的黄色，象征着"一个公司，一种文化"。

全球和本地宣传活动、安沃勤学院（Alvogen Academy）和内部社交媒体活动传递出的一致信息加固了企业文化。文化不仅仅建立了一个令人愉快的工作场所，也通过一致的价值观留住了关键人才。同时文化还能系统性地沟通和强化关键行为与被赋能的决策过程，赋予整个组织足够的速度、灵活度和员工参与度，做到比竞争对手更快、更高、更强。2016年的一项调查显示，安沃勤有90%的员工认为他们对于企业愿景和文化有"很好"或"非常好"的理解。强大的企业文化传递，保障了安沃勤在快速发展时仍能坚守高质量，避免出现兰伯西（Ranbaxy）那样的风险事件。

四、迎接资金上的挑战

在最初成立的10年中，安沃勤数次遇到资金短缺的挑战。在公司刚刚成立的2010年，摩根士丹利（Morgan Stanley）提议以18%的利率加认股权证的方式发行5000万美元的债券，然而，董事会迟迟不愿批准这一提议。魏斯曼只好下最后通牒："要么买断我（即魏斯曼退出），要么批准这项提议。我们别无选择了，公司还在全力扩张。"最终董事会同意了，前提是魏斯曼亲自承销，万一摩根士丹利无法筹集到全额资金，他将补足差额。几周后，债券发行结束，借用魏斯曼的说法是，"足额认购"。

2012年，安沃勤再次出现资金短缺。魏斯曼认为股权融资耗时太长，而且会稀释股权，降低经营团队的话语权。曾经有一次，几位高管为如何在不稀释股权的情况下得到资金绞尽脑汁地想了几个小时后都绝望不已。突然，魏斯曼笑容满面地走到白板前，提议把安沃勤的美国业务分成两部分，其中一部分是由生产和营销资产组成的子公司，抵押给信贷集团获得贷款，而亏损的研发部门作为另一个子公司。这样估算可以筹得 1.5 亿美元，即生产营销子公司 EBITDA 的 3.5 倍，所得资金可用于支持安沃勤其余部分的运营，如以 1.08 亿美元的公允市场价格买下安沃勤在卢森堡的自有知识产权。两个月后，起初不看好这项提议的摩根士丹利最终将 1.5 亿美元债券的利率定在了 10.5%。这笔资金是在安沃勤资金链即将断裂的两周前到位的。当时，安沃勤在美国的产品销量正在迅速增长，这种增长带来的现金流给了投资者很大的信心。这种把良好现金流部门分拆抵押的方式，使得通过债券融资成为现实。由此获得的 1.5 亿美元融资使安沃勤可以实施更加积极大胆的发展计划。

2013 年，魏斯曼遭遇了一场严重的自行车事故，脊柱两处被撞断，还差点丧命。长达 3 个月的时间，魏斯曼躺在床上几乎动弹不得，但他仍然用勉强缝合起的双手给安沃勤团队发邮件。这种坚强的毅力也鼓舞了安沃勤的高管团队。事实上，安沃勤前几年的财务运营经常是在高额贷款利率和抓住市场机遇以获得现金流两股强大压力纠缠下进行的。

2011 年，安沃勤产品首次进入美国市场，从美国这个主流市场获得现金流。到 2013 年，其业务已遍及三大区域的 35 个国家和地区，安沃勤还在当地进行快速收购，招募当地人才专注服务于当地需求。2015 年，安沃勤的销售额达 6.43 亿美元，EBITDA 达 1.9 亿美元，员工约 2000 人。同年，由 CVC 资本合伙人（CVC Capital Partners）牵头，包括新加坡投资公司淡马锡（Temasek）和瓦特拉医疗合作伙伴（Vatera Healthcare Partners）在内的投资者组成的财团从早期投资者手中以超过 10 亿美元的股权估值收购了安沃勤。安沃勤终于有机会还清了所有债务，而管理团队在这次交易中进行了股权再投资，因此仍有极大动力要促进企业的发展。领导层和股东们从安沃勤建立之初就明确表示拒绝上市，因为他们相信私营企业更加敏捷、发展更快。2018 年，安沃勤的销售额达 12 亿美元，EBITDA 达 3.9 亿美元。在疫情冲击的 2020 年，安沃勤在将中东欧版块业务出售给 Zentiva 集团后，仍在全球 20 个国家和地区拥有超过 1700 名员工，销售额约为 10 亿美元。

附：安沃勤发展大事记

2009 年，公司成立，罗伯特·魏斯曼作为公司董事长兼 CEO

　　获得 Par Pharmaceutical 研发部，从而具备了强大的仿制药研发能力

　　启动亚洲区的运营

2010 年，在罗马尼亚的布加勒斯特建立中东欧办公室

　　启动位于美国新泽西周松溪（Pinebrook）的研发中心

　　启动印度公司，并与 Orchid 公司合作

　　收购 Keri Pharma

2011 年，在泰国上市首个产品

　　首个提交达菲（Tamiflu）仿制药

　　在波兰、俄罗斯、克罗地亚、马其顿、阿尔巴尼亚、哈萨克斯坦等国设立办公室

　　在中国启动新的 OTC 产品线

　　在印度启动新的临床基地

　　美国销售团队达成销售目标

2012 年，印度班加罗尔的 CRO 启动建设

　　修建塞尔维亚包装中心

　　与 Hospira 签订生物类似药合作协议，实现生物类似药在中东欧地区的销售

　　在亚太地区实现首个仿制药产品的销售

　　收购 Kunwha 控股权

　　Norwich 获得 CMO 领导力奖

2013 年，收购罗马尼亚仿制药公司 Labormed

　　收购美国 Naprelan® 权益

　　成为台湾美时制药（Lotus Pharmaceuticals）的控股股东，并通过美时制药在大陆的已注册产品，正式进入大陆市场

2014 年，在欧洲与 Hospira 合作上市了生物类似药英夫利昔单抗

　　Pamplona 成为安沃勤的股东

　　收购韩国 Dream 制药公司

2015 年，韩国 Dream pharma 和 Kunwha pharmaceuticals 合并，更名为行安沃勤（Alvogen Korea）

在美国上市治疗阿尔兹海默症药物卡巴拉汀贴剂

CVC 资本控股安沃勤

2016 年，收购美国 County Line Pharmaceuticals

在中东欧首次上市戈舍瑞林（Zoladex）

成立专注于生物类似物的子公司 Alvotech，并在冰岛启动当时最先进的生物类似物生产厂

在欧洲上市格拉替雷仿制药

在美国上市达奥司他韦胶囊仿制药

2017 年，收购俄罗斯本地药企 Omega Bittner，极大的丰富了在当地的产品组合

首次上市奥司他韦干混悬剂的仿制药

提交来那度胺在美国的 ANDA 申请

在韩国减肥产品系列中使用 Qsymia（含有苯丁胺和托吡酯的缓释剂）

2018 年，通过专利和解，安沃勤获得纳洛酮的生产资格

与 Prestige BioPharma 独家合作曲妥珠单抗在中东欧市场的商业化

与 Theramex 签订独家合作关系和分销协议

与 Pfenex 结成联盟，促进其特立帕肽生物类似物的商业化

在欧洲获批上市来那度胺仿制药

Alvotech 和长春高新各出资 1 亿美元成立合资公司，将生物类似药项目引进中国

2019 年，安沃勤和美时制药在选定的欧洲国家推出了首个来那度胺胶囊的仿制药

推出治疗阿片成瘾药物丁丙诺啡 / 纳洛酮（Suboxone）仿制药

安沃勤和 Covis 制药公司达成哮喘药物分销协议

出售中东欧业务给 Zentiva 集团

美时制药（Lotus Pharma）在中国台湾登陆主板市场

宣布特立帕肽 (PF708) 在韩国、以色列和加拿大的独家商业化协议

和阿联酋公司 Yas Holding 宣布在中东和北非地区仿制药的许可和分销协议

与加拿大 JAMP 制药就加拿大关键生物仿制药的商业化达成独家合作关系

2020 年，在欧洲提交帕唑帕尼的仿制药申请

2021 年，泰国最大的上市集团 PTT 公司投资安沃勤子公司美时制药

私募机构 Aztiq Pharma Partners 投资安沃勤美国子公司

五、小结与讨论

作为在 2008 年金融危机之后才成立的仿制药公司，安沃勤的快速崛起，与罗伯特·魏斯曼的个人魅力和创业精神是密不可分的。据魏斯曼的同事们总结，他的常用词包括：大梦想、辛勤工作、战胜逆境、决心、挑战、非凡、战斗精神、无穷的创造力、勇气、竞争优势、快速增长、现象级、成就、更好的东西、自信、雄心、快速、潜力、渴望成功、达到顶峰、逼自己一把、最前线、卓越、达到新高度、打破障碍和积极进取。

安沃勤抓住了细分市场的药物需求，快速整合资源，通过对人才、质量、服务、产品组合、以及成本控制的高度协调，既采取并购合作手段，又加强自身研发能力，注重开发与依靠低价竞争的普通仿制药不同的复杂专业仿制药，如贴片或透皮制剂、吸入剂、液体制剂、缓释制剂和其他高科技给药技术的产品。

作为一家全球知名的制药公司，安沃勤拥有完善的全球领先的质量控制标准，对其产品的整个生产过程和检测要求极其严格，完全按照制药的标准来监控产品生产制造的每一个环节，拥有完善的质量跟踪审查体系，保证产品的安全性及高品质。

安沃勤的仿制药研发战略均是围绕"专业仿制药"，包括生物类似药的价值链上游，因为价值链上游的竞争较少，进入门槛更高。这些门槛包括先进的配方或制造技术、更为严格的产品处理要求、复杂的管制障碍或知识产权壁垒等。通过这类"专业仿制药"和生物类似药延展的技术平台，为患者提供多种适应性的复合治疗服务方案，从而实现从仿制药品到医疗服务的增值。安沃勤迅速崛起的道路，对我国的制药企业有很强的借鉴意义。

参考文献

［1］Europeanceo. Robert Wessman：bringing success to struggling businesses［EB/OL］. https://www.europeanceo.com/business-and-management/robert-wessman-bringing-success-to-struggling-businesses/

［2］Worldfinance. The story of Alvogen and the founding of a pharma empire［EB/OL］. https://www.worldfinance.com/markets/the-story-of-alvogen-and-the-founding-of-a-pharma-empire

［3］Isenberg D，Kerr WR Brownell A. "Alvogen：Scaling Entrepreneurship." Harvard Business School Case 819-038（2019）［DB/OL］. https://www.hbs.edu/faculty/Pages/item.aspx? num=54868

［4］Worldfinance.I took my napkin，and off we went'：Robert Wessman's billion dollar vision［EB/OL］. https://www.worldfinance.com/videos/i-took-my-napkin-and-off-we-went-robert-wessmans-billion-dollar-vision

［5］安沃勤官网［EB/OL］. https://www.alvogen.com

第二十七章

凡利亚：医药界枭雄的沉浮

凡利亚又被业内译为瓦伦特（Valeant），即如今的博士康（Bausch health），是加拿大的一家公司，2020 年销售额 80 亿美元，拥有 2.1 万名员工。凡利亚曾是加拿大的一家仿制药企业，经过十年的转型，该公司已经成为一家以专科药为特色的品牌药公司。在发家模式上，凡利亚与华生（艾尔建）有几分相似，但在战略战术上别出心裁，望凡利亚的发家故事能够为国内企业的转型提供一些参考。

一、皮尔森的时代：剑走偏锋，千金散尽暴利复来

在国际制药巨头的众多发家模式中，有一种独特的商业模式是将一些具有明确疗效的老药买下，经过重新包装，再以原来价格的数倍或数十倍价格重新销售。虽然这种行为受到了市场指责，但企业赚得盆满钵满，而开拓和践行这种发家模式的企业叫凡利亚，是一家注册在加拿大魁北克省拉瓦尔的跨国制药企业。

凡利亚的历史最早可以追溯到 1960 年，在后来的 40 多年里，虽然得到良好的发展甚至并购了其他企业，但总体来说表现平平。直到 2008 年，两个人的先后出现，使这家公司天下闻名。首先出场的是职业经理人——来自麦肯锡的麦克尔·皮尔森（Michael Pearson），他出任了凡利亚公司的 CEO，并给这家传统的医药公司带来了新的气象。皮尔森具有长期"四大"管理咨询公司的

经验，对于医药行业循规蹈矩，药理毒理一二三四期临床这种"漫长"且"结果不确定、投入易打水漂"的研发过程难以忍受。皮尔森要迅速出业绩不能等待这种漫长且不确定的过程，管理咨询就是要短期内解决痛点，所以他认定坚决不能做研发这种劳心劳力的事情，而是把精力集中在易于出业绩的营销上。他认为只要把营销渠道打造好，很快就能显现出业绩，让股票随之上涨。

　　然而巧妇难为无米之炊，凡利亚既然不做研发，哪来的新产品、好产品？皮尔森给出的答案是"买"。尽管此前，已经有辉瑞的成功模式可借鉴，但钱又从哪里来呢？辉瑞有很充裕的资金，而且资产良好，所以融资能力也是超强，而凡利亚不过是 2002 年才在纽交所上市的资本市场的小角色，如何融资是摆在皮尔森面前的最大问题。此时，皮尔森在麦肯锡长期的并购工作经验在此刻提供了很大帮助，更重要的是他邀请到华尔街大佬们的支持。皮尔森的想法是融资借钱，靠借钱支持大量的收购，通过收购那些市场不大但有一定垄断地位的药物，然后再大幅提价以实现暴利，最终推动公司股价上涨以形成继续融资能力。

　　皮尔森巧妙的商业规划使得凡利亚在众多"小"制药企业中迅速脱颖而出，而且华尔街的成功融资让皮尔森开启了一连串滚雪球式的蛇吞象表演，2008 年之后，皮尔森发起了上百次收购，公司市值从 2010 年 1 月的 20 多亿美元上升到 2015 年 7 月的 880 亿美元，短短五年时间让股价翻了 18 倍，而且还不算期间的股权稀释和扩股（表 27-1）。

　　皮尔森入主凡利亚后开展了一系列收购，这其中有一个插曲，即 2010 年处于信任危机的 BioVail 公司收购了凡利亚，但合并后的公司保留凡利亚作为公司名，且仍由皮尔森领导。同时，公司把总部从美国加州搬到了加拿大，以享受个位数的低税率。

表 27-1　凡利亚在皮尔森任内的主要收购案例（1 亿美元以上）

时间	企业名称	所在地	年销售	收购金额	进入领域	备注
2009 年 1 月	Dow Pharma	美国	4500 万美元	2.85 亿美元	皮肤病（包括护肤品）	
2010 年	被 Biovail 合并	美国	16.5 亿美元	33 亿美元	神经领域	合并后公司名仍采用凡利亚

续表

时间	企业名称	所在地	年销售	收购金额	进入领域	备注
2010 年 5 月	Aton Pharma	美国新泽西	8000 万美元	3.18 亿美元	眼科药物	
2011 年 3 月	PharmaSwiss	瑞士	1.8 亿欧元	4.81 亿美元	品牌仿制药及 OTC	
2011 年 8 月	Sanitas 87.2%流通股	立陶宛	约 1 亿欧元	5 亿美元		
2011 年 12 月	iNova	澳大利亚	约 2 亿澳元	6.25 亿美元		
2012 年 1 月	Probiotica Lab	巴西	1.5 亿巴西元	1.5 亿美元	体育营养品	
2012 年 6 月	OraPharma	美国	9500 万美元	4.56 亿美元	口腔	原强生 Janssen 旗下
2012 年 8 月	Medicis Pharma	美国亚利桑那	7.2 亿美元	26 亿美元	皮肤病药物（护肤品）	
2013 年 1 月	NaturProdukt	俄罗斯		1.63 亿美元		
2013 年 3 月	Obagi Medical Products	美国南加州	1.2 亿美元	3.44 亿美元	皮肤病	
2013 年 5 月	Bausch & Lomb 博士伦	美国纽约州	30 亿美元	85.7 亿美元	眼科眼保健	进入全球前 15 名
2014 年 1 月	Solta Medical	美国北加州	1.45 亿美元	2.5 亿美元	医疗运动器械	
2015 年 4 月	Salix Pharma	美国	11.3 亿美元	110 亿美元	肠胃药物	成为加拿大市值最高的上市公司
2015 年 10 月	Sprout	美国		10 亿美元 + 里程碑	女性保健	

　　凡利亚在并购中获得的代表性产品如下：

　　（1）博士伦的隐形眼镜及其防护产品系列　85.7 亿美元收购博士伦时，凡利亚对外宣称在与买家交涉出售非核心资产，不过其后这部分成为其关键资产和核心资产，目前估值高达 200 亿～ 300 亿美元。

　　（2）利福昔明片（Xifaxan）　这是一个非常典型的老药新用的案例，2004 年获得 FDA 批准上市，先后被批准用于旅行者腹泻、肝性脑病和腹泻型肠易激综合征。凡利亚收购了 Salix，将利福昔明收入囊中，定价高达 1713 美元一盒（56 片装），年销售额一度接近 20 亿美元。

　　（3）安非他酮（Aplenzin）　抗抑郁药，凡利亚通过多次涨价强推该药，30 片一盒的价格曾高达一千多美元，虽然是颇受指责的一个产品，但每年为该公司奉献销售额超过 5 亿美元。

　　（4）盐酸二甲双胍控释片（Glumetza）　是经典糖尿病治疗药的改良型产品，也是受诟病比较多的一个产品，2015 年该药物价格上涨了 8 倍，在 2013 年 1 月该药的价格为 896 美元（90 片），到 2015 年 7 月，价格暴涨到了 10020 美元（90 片）。该产品在 2014 年的销售额为 3.08 亿美元，2016 年的销售额上升到 4.06 亿美元。

　　（5）艾氟康唑（Jublia，10% 外用溶液）　主要用于治疗灰指甲等外用真菌感染，该药最高价格曾涨到 500 美元一瓶。

　　（6）肉毒杆菌（Dysport）　用于美容瘦脸，该药主要与艾尔健的同成分产品保妥适竞争，不过 Dysport 在美国的市场份额中最高仅占到了 14%，而保妥适市场份额一直占据 8 成以上的份额，两者差距巨大。

　　（7）异丙肾上腺素注射液（Isuprel）　这是一种急救药，也是一个因涨价过多而饱受市场指责的产品，在 2017 年之后几乎不再销售。

　　（8）氟班色林（Addyi）　号称"女性伟哥"，全球第一款用于治疗女性性欲功能减退障碍的药品，FDA 批准后两个月被凡利亚收购，定价为 800 美元 / 月，起初也是预期年销售额将达到 10 亿美元的重磅产品，然而产品上市后市场表现一般，年销售额仅 1000 多万美元。

　　（9）Provenge　是美国 2010 年 4 月 29 日批准的第一个癌症治疗性疫苗，用于治疗无症状或症状轻微的转移性去势抵抗性前列腺癌患者。不过该疫苗的市场表现平平，2015 年被凡利亚收归旗下，在凡利亚的努力下该药物的销售也依旧乏力，2017 年 6 月，该产品以 8 亿美元的价格卖给了江苏三胞集团。

（10）布罗达单抗（Siliq, brodalumab） 2017 年获 FDA 批准上市，用于治疗银屑病。该产品最初由安进研发，之后阿斯利康和日本协和发酵麒麟株式会社获得了开发权益，但在临床试验中出现受试者自杀事件，安进和阿斯利康先后宣布放弃开发。2015 年 9 月阿斯利康以 4.5 亿美元的价格将其转让给凡利亚，2016 年 7 月，由于凡亚利资金交付问题，阿斯利康将该产品在欧洲的开发和商业化独家权利由凡利亚转交给丹麦利奥公司，而凡利亚保留了美国市场的权利。

（11）盐酸纳曲酮与盐酸安非他酮复方缓释片（凡利亚仅获得 Contrave 欧洲的销售权） 这个产品由 Orexigen 开发，2014 年 9 月获得 FDA 批准，而武田负责这个药物在美国的销售。适应证作为低热量饮食和运动同步使用的慢性体重管理药物（减肥药）。Contrave 也含有黑框警告，提醒医务人员和患者，本品有增加自杀的念头和行为的风险，不过在美国上市后销售一度火爆。

从凡利亚收购的产品上看，大部分是品牌老药，这些老药的价格长年以来已经形成了一个较为适中或较为低廉的价格，在市场上形成了固定人群使用习惯。由于凡利亚不做研发，在买下这些产品后一般直接将研发砍掉，同时将这些老药的价格提高。有丰富的收购后管理咨询经验的皮尔森，明白要做出业绩，首先得拿人开刀，通过减员增效，其中一家企业被皮尔森收购两个多月之后就裁员 1/3，裁员的时候也请了一个咨询公司来借刀杀人，给每个部门按人头下达裁员指标。

因为不做研发，凡利亚在 2011 ～ 2020 年间的总研发投入仅 30 亿美元，不仅如此，皮尔森甚至关掉了整个研发部门和部分质控部门。然而这一操作让公司遇到了麻烦，凡利亚在 2014 年收到了 FDA 产品质量的警告信。通过裁员提高了收购后的公司效益是节流的手段，但这个收益是有限的，故皮尔森还得开源。但凡利亚放弃了研发，没有新产品，开源就是空谈，于是只能提价，而且是大幅提价，如将原价每瓶 20 美元的抗感染药物多西环素（doxycycline）半年时间猛涨到每瓶 1849 美元。最让市场诟病的是两个经典产品，一个是心脏药异丙肾上腺素注射液（Isuprel）在两年内将价格从 4489 美元提高到了 36000 美元，另一个是糖尿病用药盐酸二甲双胍控释片

（Glumetza），价格两年间从 900 美元提高到 10000 美元。

综上，我们可以看出皮尔森的商业模式就是利用债务融资进行收购，收购后"砍掉"研发和裁人以降低成本，通过提价和强化销售提高利润带动股价上涨，然后再融资收购循环。皮尔森在 2014 年以前的收购步伐进展的十分顺利，不过可惜的是上百起收购的上千个产品中可圈可点的却为数不多。虽然因为盘子扩大推动股价持续上涨，但由于没有创新拉动，公司只能靠传统产品的自然增长，因此质的变化不大。这其中最重要的收购是 2013 年以 85.7 亿美元收购著名的隐形眼镜巨头博士伦，凡利亚借此跻身全球前 20 强制药巨头。

二、助攻手阿克曼：做大做强，野蛮收购中饱私囊

2014 年，皮尔森欲收购医美和眼科巨头艾尔建（Allergan），然而艾尔建是美国前 500 强企业，以凡利亚的规模想要"吃下"艾尔建，又是一次典型的是蛇吞象，不过鉴于此前博士伦的成功收购经验，已经没有什么可以阻挡皮尔森。此时，另一个主角登场了，他就是华尔街的著名操盘手比尔·阿克曼（Bill Ackman）。

阿克曼在介入凡利亚前，刚刚在康宝莱（Herbalife）的诸狼资本大战中以空头略微领先，当时的阿克曼意气风发，但这次他的目的不是来做空，而是看多凡利亚。皮尔森迅速建仓成为凡利亚第一大股东，并在重仓持有后卖力鼓吹凡利亚的模式。稍后，凡利亚和阿克曼宣布联手以 456 亿美元价格恶意收购行业巨头艾尔建。而从资本市场角度看，凡利亚收购艾尔建是一次典型的"门口的野蛮人"式的恶意收购，不过这很符合华尔街的资本大鳄的胃口，众多大鳄纷纷入场。在这笔收购公开之前，阿克曼就偷偷买入了艾尔建的股票，最终股价因消息的公布而暴涨，阿克曼一下子字面浮盈了 12 亿美元。虽然最终 Actavis 以 705 亿美元截胡了这笔交易，但阿克曼在艾尔建做多仓位上赚取了 22.8 亿美元。

皮尔森对外常说，我们不是不做研发，我们的在研产品线就是其他公司，凡利亚的研发投入仅占其收入的 3%，因此可以基本忽略其研发投入。没有研发提供后续产品，那就不得不持续不断地来缓解产品线的危机，而一般的产

品无法满足凡利亚越来越大的胃口，他需要以越来越高的溢价去收购市场更大的产品，但优质的资产是稀缺的。实际上，回顾来看，凡利亚希望通过恶意收购优质资产的行为一次也没有成功。

三、鼓破万人锤：债台高筑，"政""资"双压跌落神坛

虽然凡利亚收购艾尔建遭到了截胡，但这也阻挡不住皮尔森想不断收购新目标的步伐。2015 年 1 月，凡利亚以 145 亿美元的现金和债务洽购到了 Salix，股价当天暴涨 15%。同年 8 月，凡利亚制药的股价达到了历史最高点 263 美元，如果阿克曼在此时卖出的话，收益率超过 100%，但这似乎还没有满足他的胃口。然而就在此时，凡利亚这块肥肉也引起了其他人的兴趣，有人做多，就会有人看空。凡利亚这几年不断地收购，动辄几亿、十几亿，甚至百亿的资本流转已出现隐患，而且从理性角度看，市值在短短五年内就从 20 亿暴涨至 880 亿，其中明显存在着高杠杆，稍有风吹草动就会崩塌，而这股风很快便来了。

2015 年正值美国大选，9 月份已进入总统候选人竞争阶段，各个候选人都要想尽浑身解数来讨好选民，而最近一两年药价的高速上涨令民众、保险公司和政府都有所关注，药价随之成为美国大选的一个重要竞选议题。解决这种民生问题对候选人而言，是一个相对容易得分的选项，只是如何把握好"度"的问题。由于不能得罪幕后的金主，美国本土以药物研发企业为代表的第二大游说组织成员企业不能作为首要攻击对象，而不做研发的外来户凡利亚就被抓做了典型。

当时凡利亚刚刚完成对 Salix 的收购而意气风发，正在竭力寻找下一个猎物。由于该公司对美国制药企业的虎视眈眈，恶意收购手段野蛮，不按套路出牌，高抬药价而"扰乱"市场……这一切都给政客提供了对其开刀的理由。9 月份，美国资本的代言人、民主党总统候选人希拉里开始将矛头指向了凡利亚，要求该公司公布研发投入作为新药定价的理由。希拉里在其竞选发言中对高昂药价给美国人民以及美国的医疗保险制度带来的负担进行痛斥，特别提及了凡利亚的涨价行为带来的恶劣影响。此前，凡利亚两个心脏病急救药物异丙肾上腺素注射液（Isuprel）和硝普钠注射液（Nitropress）在一年内就

涨价 525% 和 212%，希拉里表示对这种昧着良心的价格欺诈（price gouging）行为极为愤怒，认为高昂的药价给美国人民以及美国的医疗保险制度带来了负担。希拉里称一旦自己当选，将采取有力措施来打压这种擅自提高药价的行为。

9 月底，作为同一阵线的助攻，19 位民主党领袖共同呼吁法院传唤凡利亚，调查该公司的药物定价策略。而正在此时，纽约时报曝光皮尔森曾将艾滋病药物价格一夜之间上涨 5500%，影响进一步扩大。几级政府联合发难，美国联邦检察官办公室也要求凡利亚提供病人援助项目、药物分销和定价决策等信息。10 月份，德银的分析师发现凡利亚不只有这一两种药物价格在上涨，他们分析数据发现该公司的 54 种药品价格在 2015 年平均上涨幅度达到了 66%。10 月 14 日，凡利亚发布消息证实其收到了联邦法院的传票。

在社会舆论和政治高压下的时刻，与高达 880 亿美元的市值相对应的是凡利亚净资产只有 63.4 亿美元，疯狂地收购给凡利亚带来的债务高达 300 多亿美元，杠杆比率接近 5 倍。政治的压力已经风起云涌，资本也不介意再落井下石。同在 2015 年 9 月，著名的做空机构香橼（Citron）发布了做空的质疑报告——凡利亚会不会是医药行业的安然？安然（Enron）于 2001 年倒闭，是资本市场有名的大事件。因为这个报告，制药界的安然的名头就压在了凡利亚头上，这或许也是其后来将公司名称改为旗下重要资产博士康的缘由。

在安然事件中，走出一位非常有名的操盘手吉姆·查诺斯（James Chanos），查诺斯因当年做空安然而一战成名。安然之后的多次空头经验更是让查诺斯名声大噪，在 2008 年金融危机中，查诺斯再次击中靶标做空赚取了 50% 的利润。这一次，查诺斯又盯上了凡利亚。其实早在 2014 年，查诺斯就已经着手做空凡利亚，在发力的关键性时刻，墙倒众人推，瞬间凡利亚股票在"一夜之间"暴跌了 39%。

香橼调查凡利亚指向的是一种类似于"院外药房"的神秘地带，称其利用旗下一家名为 Phillidor 的药房建立药品邮购网络，绕过了之前拒绝其进入加州的监管层，将高价的药品销售给患者。尽管大型制药公司常通过掌控一些特药药房来管理和分销产品，但香橼的调查指控凡利亚在这个事情上有会计欺诈行为。在美国，保险公司总是希望使用便宜的仿制药来降低支出，但医生常会考虑病人情况而开具一部分品牌药或改良药的处方，如果通过特药药房把药直接卖给病人，基本可以直接绕开医保路径，甚至有时还可能从保险公司报销一部分。制药公司通过这个渠道既可以绕开保险限制因素来给药品涨价，同时可以提升销量。

香橼提出这个质疑后，尽管凡利亚直接反驳称 Phlidor 是一个独立公司，但华尔街日报在其后的调查中发现凡利亚的雇员曾长期参与 Philidor 的经营，最后，在一次紧急召开的投资者电话会议中，凡利亚被迫承认在此前以 1 亿美元的价格买下了 Philidor。尽管如此，凡利亚强调两者是独立经营的，并宣称将成立特别委员会，调查公司员工在未经许可的条件下，是否存在私自参与 Philidor 经营的情况，要切断与 Phildor 的联系，同时终止其运营。

调查的结果让 Philidor 在一个月内就倒闭，但香橼似乎并不就此满足。随后又对 Phillidor 背后的利益链条进行了深入调查，最终发现 Philidor 也只不过是个分销商，后面还有一大堆特药药房网络，而这些药房有些甚至是不存在的"幽灵药房"。显然，凡利亚为了保业绩有利用这些幽灵特药药房做假账的嫌疑，这就坐实了凡利亚的会计欺诈行为。因为这件事，皮尔森在医药行业塑造的光辉形象在一夜间跌落神坛，而空头继续发力使凡利亚股价再跌 12.3%。

由于丑闻的压力，皮尔森在 2016 年 5 月份从凡利亚黯然离场，其一手打造的高杠杆并购的商业模式也随之破产，摆在凡利亚面前的道路只有转型回归到医药行业的传统老路：做好产品创新和捡起产品研发。2016 年，新一届管理班子上台后重新调整公司策略，并将原来公司以销售获利提振公司股价为导向的企业愿景："Focusing on our key stakeholders while delivering consistently high performance"（专注核心利益相关方提供持续优异表现）调整为以产品为导向新愿景："To improve people's lives with our healthcare products"（用我们的医疗健康产品改善人民的生活），希望这个新愿景能使公司焕然一新，再造一个"新凡利亚"。自此，凡利亚从一个炒股型制药公司回归传统制药公司，这个回归性转变确实起到了效果，股价在 2017 年之后开始逐渐回升（图 27-1）。

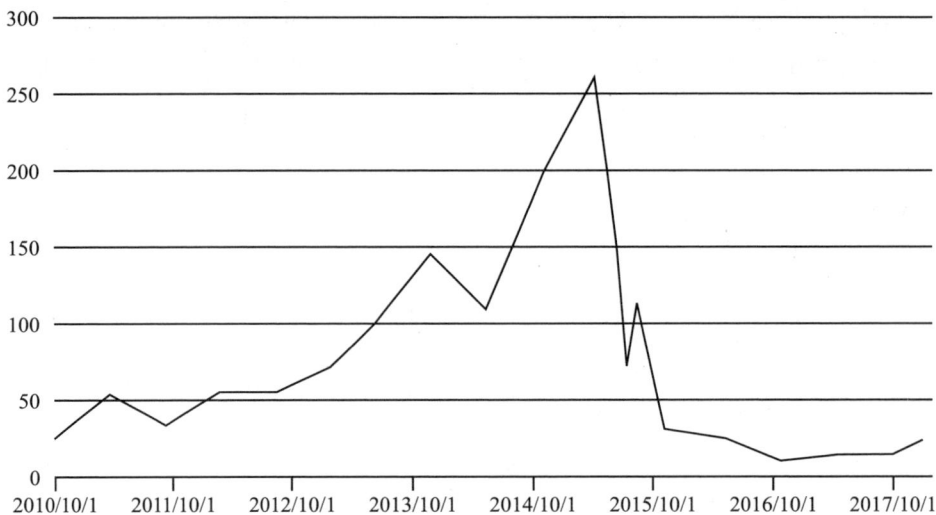

图 27-1　凡利亚药品国际股价变化（NYSE：VRX）

四、后续的后续：尚未结局

2016 年，致力于打造"新凡利亚"的管理层将公司业务分为逻辑清晰的三个板块：博士伦板块 2016 年销售收入 46.07 亿美元，同比持平；品牌药板块（如 Salix 的肠胃药、皮肤类药物等）2016 年销售收入 31.48 亿美元，同比下降 12%；多样化板块（主要是仿制药）2016 年销售收入 19.19 亿美元，同比下降 15%。博士伦板块被公司归入"稳定增长"的板块，预计 2017 年到 2020 年能实现 4%～6% 的销售增长，当时资本市场一直希望该板块被拆分出售，以缓解财务危机，阿克曼入主凡利亚董事会后就一直在撮合这个事情，但考虑出售博士伦后，该公司将再次变得名不见经传，所以董事会最终顶住压力；品牌药物板块被归入"增长"板块，也是公司将重点投入研发的板块，当时预计 2017～2020 年能够实现 8%～10% 的销售增长，这个当初花费了 110 亿美元打造的板块显然没有达到预期，但几个核心产品仍然有良好的利润空间和市场潜力；多样化药品板块被归入"现金产出"板块，这个板块在短期内看不到增长的希望，当时预计 2017～2020 年会面临 8%～10% 的负增长，公司对这一板块定位是出售部分业务以缓解财务危机。

虽然凡利亚顶着 300 多亿的债务压力，但是债务问题并非是核心问题，而且从某种程度上讲，也不是股价重挫的原因，医药企业的经营和销售策略才是核心问题。从这几年出现问题的医药公司来看，如果核心产品的销售不出问题，问题会在发展中被逐步荡平，而经营一旦出问题，人心散了，队伍就不好带了。熬过2015年的危机之后，2016年的凡利亚仍然在激流冲击下奋力挣扎，这次的主要问题是产品线老化。在摒弃了举债并购的模式后，引入新产品只能回归研发，但是该公司早已"砍掉"研发团队，想要把研发再捡回来也不可能是一蹴而就的事。

经过一段时间的过渡，凡利亚在2016年从竞争对手培里戈（Perrigo）挖来了新的CEO约瑟夫·帕帕。帕帕上任伊始表示："我要做的第一件事是稳定公司，然后我必须扭转局面，并且推出一些新产品。我必须保证要照顾到公司债权人的利益，但更重要的是产生真实的股东回报。"帕帕上任后卖掉了一部分资产来缓解债务压力，在2016年12月以13亿美元的价格将CeraVe等三个化妆品品牌卖给了法国欧莱雅，同时以8.2亿美元的价格将肿瘤药业务卖给了我国的三胞集团，然而武田开出百亿收购Salix未果。帕帕的表现受到了资本市场的欢迎，公司逐步企稳回升，在2018年的采访中，帕帕表示："我们这两年正处于一个多年计划里，最重要的是，在过去两个季度里，我们自2015年以来首次实现了有机增长。"

2018年6月，凡利亚宣布将更名为博士康（Bausch Health Companies），用其核心业务博士伦的品牌来摒弃凡利亚的恶名。7月，公司采用新股票代码：BHC。公司总部仍旧设在加拿大魁北克省的拉瓦尔，2019年的公司营业额为84亿美元，但债务总额下降到约为240亿美元（图27-2）。

虽然凡利亚的改名让公司焕然一新，而且走在了转型的路上，但该公司多年不做研发，产品线和研发管线都没有什么亮点，2015～2020年间的药品销售额持续下跌。尽管近年来获得了几个新产品，但无法驱动未来销售额的高速增长，因此凡利亚已经逐步成为一家平庸的制药企业。

五、过秦论：凡利亚带来的启示

凡利亚从2008年兴盛到2018年衰落，也就十年时间。凡利亚的成功，在于皮尔森以咨询行业做项目的思维考虑医药行业，他不愿意遵循传统医药

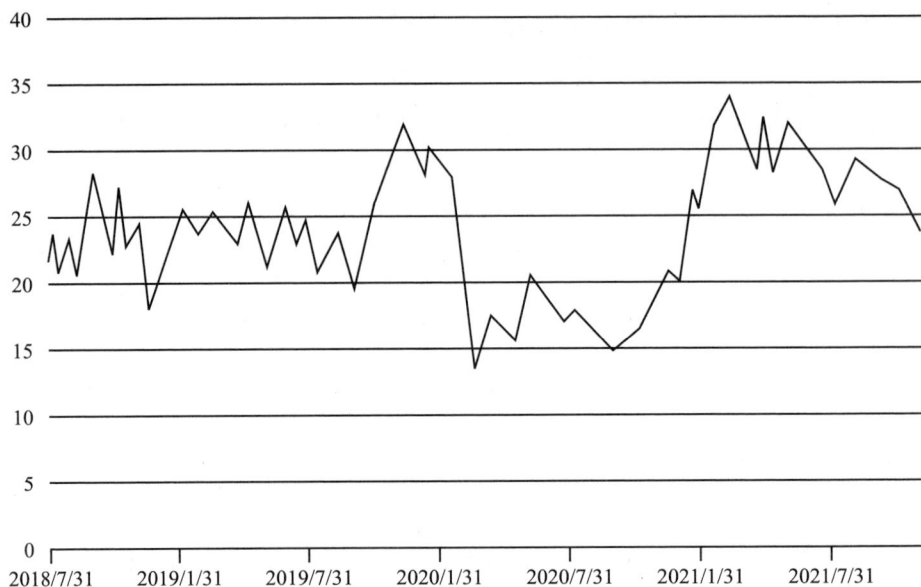

图 27-2　博士康的股价变化图（NYSE：BHC）

行业的常规模式而开拓了全新的模式。因为没有研发所以产品必须来自收购，但凡利亚也不是什么都收，该公司主要收购专利过期但销售依然稳定，且有一定品牌影响力的经典产品，这样既不会严重影响现金流，又能够坐地起价以获取高额利润，进而通过炒高股价以便再进行融资收购，循环往复，螺旋式上升。

凡利亚的故事为国内医药企业的多元并购带来了诸多启示。大多数的并购目标都希望产生"1+1>2"的增强效果，或是延伸管线，或是补足短板，虽然这两种方式从结果上看都能扩大企业的规模，但盲目的收购，短期内是增加了资产的规模，如果现有布局得不到有效强化或是无法形成新的增长潜力，随之而来的效果可能是负面的。基于这些因素，我们建议国内医药企业在多元化并购后，应当适时整合产品线，将不适宜的鸡肋产品及时剥离，因为厘清后的管线价值可能超过原有混堆的市场价值。对于我国制药企业而言，如果还没有建立清晰的产品管线就看不到企业未来的发展潜力，并购后整合产品线才是一种资源优化与释放价值的有效途径。

凡利亚带给投资者的教训是，如果不懂医药就不要以价值投资的心态去投医药股，近几年价值投资模式被一些人奉为圭臬，但投资医药行业的人如果连行业基本术语都搞不懂的话怎么谈的上是价值投资，从美股这几年的战绩上看，不论是在凡利亚的投资上，还是艾尔建、梯瓦制药的投资上，美国华尔街大佬已经屡次失手，赔光倒尽也不是新闻。

对于医药行业本身来说，短期的并购确实能给企业带来短暂的辉煌，如凡利亚的革新型并购模式，依靠提高收购后药品价格、推高股价、不断地贷款、不断地融资再收购，这种循环模式给现金流带来巨大考验，一旦某个环节出现问题或者是资金链断裂，公司就会出现空前危机，因此，在并购后单纯依靠营销和节省运营成本并不能给企业带来长久发展，并购后的整合强化产品线，特别是以创新产品为核心的并购和并购后的不断创新才更具有生命力，基因泰克模式持续加大研发才能使企业走向持续发展的健康之路。

参考文献

［1］Pederson JP. International Directory of Company Histories，Vol. 25［M］. Mississippi US：St. James Press，1999

［2］Lu YC. The Valeant Pharmaceuticals Case. Seven Pillars Institute（2017）［EB/OL］. https://sevenpillarsinstitute.org/valeant-pharmaceuticals-case/

［3］Arnold J，Froehlich K，McBride M，et al. Valeant Pharmaceuticals international，inc. Cengage（2011）［EB/OL］. https://www.cengage.com/management/webtutor/ireland3e/cases/valeant.pdf

［4］Valeant. Annual report［DB/OL］. https://www.sec.gov

［5］Bausch health. News［EB/OL］. https://www.bauschhealth.com/news-room

［6］FDA 数据库［EB/OL］. https://www.fda.gov/

第二十八章
他山之石，跨国药企的经验对中国制药企业的启示

前 27 章内容，对百年的行业发展史和跨国巨头的兴衰进行了深入浅出地分析和讲解，经过 27 章的研习，我们应该能够清楚了解到制药行业相较其他行业的独特性，巨头们别具特色的发家模式、成功和失败的案例，以及各种经验和教训，应该成为他山之石，为我国企业创新点发掘和战略制定提供启示或警示。

任何企业想要获得成功，以及实现基业长青，就必须能够基于自身的情况，建立符合时代发展的战略，这不仅包括短期战略，还应包括中、长期战略，而且在内部因素或外部环境发生变化时，企业还应该能够实时、及时地调整自己的战略。因为制药行业的独特性，企业在规划战略时，除了需要考虑自身内部因素及政治、经济、社会、技术等常规外部环境因素外，还需要结合治疗需求的变化和人类疾病谱的衍变。对于战略的制定方法，诸多高校的 MBA 课程或专业书籍都有详细的介绍，本文没有必要再长篇赘述。制药企业所需要做的就是利用战略规划的各种专业工具，能够准确地找到、权衡分析各种内部因素和外部环境为企业的发展带来的影响，规划出既能够顺应时代发展，又有利于自身发展、能够贯彻执行的战略。

随着医改的逐渐深入，药品的大幅降价让很多制药人不知所措，甚至抱怨"仿制药因集采而无利可图，创新药（主要指 me-too 类产品）又因医保

谈判变得一地鸿毛"。然而，仔细研究过中国医药市场的人都知道，在集采和医保谈判之外，新品上市、院外处方、电商渠道逐渐成为市场的主要增长点，我们应该基于市场增长向量快速布局，实时调整战略，精细化分析和切割市场，建立符合市场增长的特色产品包。

不论是仿制药还是创新药，"排他性"是决定利润高低的一个关键要素。进入市场或即将进入市场的竞争对手越多，利润就越微薄，因此，通过法律、专利、技术、特有销售渠道资源为产品构建壁垒，建立起排他性是制胜的关键。因此，与其整天就药品降价而怨天尤人，不如增加一点"智商投入"，在产品战略上多做"文章"。

一、跨国巨头为我国企业战略制定或调整带来的启示

（一）为发展路径选择带来的启示

1."第一阵营"可通过多途径打造管线

为了便于分析，我们将已走上创新之路，且具有较高市场份额的企业归为第一阵营，具有一两个优势产品，且年销售额达 10 亿~30 亿元的企业归入第二阵营，其余中小型企业可归为第三阵营。第一阵营的企业以恒瑞、复星、石药等企业为代表。在 Torreya 发布的 2020 年版《全球千强药企报告》中，恒瑞以 690 亿美元估值位列 21，但作为龙头的恒瑞，从近期公布的年报可知，该公司的创新药收入尚未超过仿制药，依然是以仿制药为主的公司。研发方面，虽然恒瑞的创新药管线国内其他企业已无法企及，但仍缺乏具有国际竞争力的突破性产品。2021 年，恒瑞一改靠研发"单打独斗"的模式，开始寻求创新合作与产品并购。

恒瑞的这一举措虽然肯定了多途径打造产品管线的意义，但恒瑞并非模式的开创者，此前已有很多成功的案例，其中辉瑞是这方面的集大成者。1996 年，辉瑞 900 亿美元收购了华纳－兰伯特，建立起包括立普妥在内的 8 个年销售额超过 10 亿美元的重磅产品管线；2002 年，以 600 亿美元的价格收购法玛西亚获得了西乐葆等多个重磅产品；2009 年，又以 680 亿美元收购惠氏，大开大合的收购使其年销售额超过 10 亿美元的产品达到了 17 个，并且获得了疫苗和生物药管线，为后续的持续增长带来了新动力。

2010 年之后，部分制药巨头逐渐压缩了研发人员规模，通过投资、兼并、合作等多途径配合研发来打造产品管线。一方面，这是为了顺应研发资源多元化和分散化的趋势，另一方面是制药巨头因流程和制度限制了研发的灵活性，研发效率远不及中小型企业和初创型 biotech。投资、兼并、合作不但可以灵活调配资源，还能在一定程度上满足制药巨头研发团队所不能满足的胃口，已经逐渐成为制药巨头打造产品线的主流方式。

虽然这种"多渠道"打造管线的模式有诸多优点，但对企业本身也有较高的要求，一是对现金流要求较高，只适合规模较大、资产状况良好的企业；二是企业必须拥有第一时间获得情报的能力，并在全球范围内建立起强大的 BD 团队；三是企业本身要有很强的产品管线，否则投资并购来的产品不能实现价值的最大化；四是企业本身应有强大的研发资源，否则项目难以快速有效的推进。因此，这种多渠道打造创新药管线的模式只适合第一阵营的企业。

2. "第二阵营"可聚焦改良或出海

相较第一阵营的企业，第二阵营的硬实力要弱很多，他们虽然积累了一定数额的资本，但不敢轻易在创新药上尝试，随着集采范围的不断拓宽，部分企业开始"病急乱投医"，甚至开始毫不相关的多元化。对于这一类型的企业而言，制剂改良或是既能看清精髓又能实操的路径。为此，本书第四章讲述的 ALZA 案例或许在国内拥有众多拥趸，他们希望借鉴 ALZA 的成功经验，开发高壁垒的改良型产品，以提高产品附加值，避开激烈的仿制药价格战。然而事实上，我们看到的情况往往是东施效颦，因为多数企业只学其形而未学其神，从头到尾的思想都未摆脱仿制的"桎梏"。

ALZA 是创新制剂的集大成者，不是胡乱改剂型者，更不是高端抢仿者。虽然我们不否认"高级抢仿"的现实意义，但目前吸入制剂、渗透泵制剂、脂质体、纳米白蛋白、口腔膜剂的热度已与 biosimilar 类似，甚至有蜂拥而上的态势，最后是否会落得像布地奈德（吸入混悬液）和紫杉醇（结合白蛋白）一样被集采的境地还不得而知，但笔者可预知下一个进入白热化竞争的剂型又将可能是水凝胶剂和巴布膏剂。

ALZA 的改良突破了跟随策略本身，从其透皮给药的产品布局上看，从东莨菪碱透皮贴到硝酸甘油贴，到可乐定贴、芬太尼贴、尼古丁贴、睾酮贴……无一不是以满足临床需求为核心，而其电促渗技术虽然马失前蹄，但以今天技术重新审视，未尝不是一个有价值的新赛道。除此以外，ALZA 在渗透泵、脂质体、植入剂，以及创始人在 ALZA 被收购后重新开创的吸入剂，无一不是开创性的新思路结晶。在此，笔者善意地提醒那些致力于走改良型创新的中国药企，与其集中在几个已知领域转圈子，看着别人的产品上市而临渊羡鱼，不如重新思考改良型创新的要义，到底是为"改"而改，还是要为"良"而改。

当然，改良型创新也不是"第二梯队"企业的唯一选择，仿制药出海或许就是一条出路。本书第 17 章讲述的 Teva 是仿制药出海的集大成者，该公司从原料出海到制剂出海，再到小规模仿制药企业兼并，都是我们研习和借鉴的标杆。事实上，我国是全球第一大原料出口国，原料出海之路对于很多企业而言已经实现，在过去的三年里（2018~2020），FDA 每年批准的中国企业 ANDA 数量都在 100 个左右，多个企业的仿制药出海也开始初具规模，除欧美之外，少数企业在非洲也开辟了市场，销售额也成为营收中不可忽略的一笔……工信部《2020 年中国医药工业经济运行报告》数据显示，2020 年医药工业累计出口交货值达 3019.5 亿元，同比增长达 40%。

另外，在仿制药出海取得成就之后，再通过收购品牌药实现从仿制药企业到仿创结合型企业转型，再到品牌药企业转型也是一种可行的路径，本书第 12 章讲述的华生制药就是最典型的成功案例。华生也是从仿制起步，通过不断扩大仿制药管线，引入新技术形成改良型创新，在保持旧有业务增长不滑坡的同时，不断合并融合，渐渐培养起品牌药管线，最后通过改名（艾尔建）并剥离其仿制业务而实现了全面转型。虽然早期的 Teva 也是可以与华生对标的案例，该公司也为打造自己的品牌药管线努力了几十年，但近年来该公司用品牌药赚的钱去养仿制药，并购不量力而行，在借鉴经验的同时，应引以为戒。

总之，无论是 Teva、华生（艾尔健），还是太阳制药的案例都表明，单纯的仿制不可能让制药企业成为巨头，第二阵营的制药企业已经形成一定规模，不要再为"不创新等死，做创新找死"纠结，找准适合自己的路，赶快踏上征程并一如既往地走下去，不然就可能被晒成咸鱼！

3. 中小企业重点探索特色模式

不是每个公司都像安进、基因泰克、百健、艾迪等 biotech 一样，有诺奖级科学家坐镇，也不是所有成功的 biotech 一开始就能够在技术上引领潮流，通过模式创新，一样能走出通天大道。

本书第 3 章讲述了 Medicines 将比伐芦定变废为宝的故事，这是小企业在创新之路上的摸索，也是一种新的创新模式的诞生。第 5 章的新基是从老药新用起家，也是一种鲜明模式的代表。Medicines 和新基的早期情况与我国很多科创板上市的小公司十分类似，他们的发展历程对于中小企业实现融资后如何成长极具指导意义。此外，两个企业的故事表明，小公司要更敢于冒险，新基选择了一个曾经臭名昭著的老药沙利度胺的新用途，风险可谓极高，但团队对于产品的疗效有充足的信心，扎实投入，打动了监管部门最终修成正果，而 Medicines 选择的是别人已经失败的产品，通过来回与 FDA 周旋，在屡败屡战的 NDA 过程中迎来了惊喜。

对于广大中小型制药企业而言，仿制药依然是安身立命之本，尽管当前大环境对仿制药利空，但仿制药依然大有可为。一方面，笔者认为未来 10 年里，我国人均用药量将会有巨大的增量，另一方面，消费升级必然会带来新的增长点。另外，院外处方、OTC，乃至电商都会带来新的机遇，关键是我们要考虑如何利用现有资源抓住机遇，形成竞争优势。因此，对于广大中小型药企而言，应该精准切分市场，精准立项，根据细分市场的特点建立特色产品包，同时积极升级产线，优化产能，加强核心产业链的控制，以实现成本的最优，另外，还应积极技术升级，通过技术壁垒和专利建立起产品的排他性。

除了精细化布局仿制药，中小型企业还应该积极探索模式创新，不论是技术创新、运作模式创新还是销售模式创新，只要能走通，能形成特色，能抓住盈利点，能形成竞争力都是可行的。近年来，国外兴起了诸多微创新，除了上文提到的临床再定位、老药新用、老药新批（其他国家老药，不改适应证拿到美国注册）、氘代药物、PEG 修饰、手性拆分、制备前药、开发代谢物都是他人已走通的案例，甚至有的企业专门为获得 FDA 的优先审评券而开发新药……除了技术的创新，在运作模式上，我们还可以充分利用 MAH 政策带来的红利（研发与生产解绑），加以资本的杠杆，创造出全新的模式，凡利亚、早期的阿特维斯和安沃勤都是可以参考的成功案例。另外，随着慢病精细化管理的呼声日益提高，我们完全可以抓住这种特定的市场需求建立起全新的销售模式……

对于中小型企业而言，资源是非常有限的，任何创新都可能付出惨痛的代价，因此在创新布局的时候千万不可盲目跟随，要做到精准、专注，集中优势资源以实现突破。

（二）为产品线搭建带来的启示

1. 产品线规划的意义

纵观本书的案例，多数跨国制药企业在其发展壮大后，都形成了几条清晰的产品线，企业在这些核心领域中，通过梯队研发，不断布局新品，以巩固"护城河"，终为企业创造了持续数年甚至数十年的财富。我国制药医药企业虽然起步晚、规模也较小，但大部分企业的长期战略也在向"以产品为导向"的过程递进。

在过去的四十年中，多数能够跻身到国内领先地位的制药企业，往往是靠一个或少数几个爆品实现的。这些企业的早期战略规划，通常是决策人画一个靶心，然后由内外部团队将其逐级分解，然后逐步落实形成企业的战略。然而随着我国医药市场的逐渐复杂化、精细化，这种粗放式的战略很容易"跑偏"。因此，对于此类企业而言，"如何基于爆品打造有效的管线"，"如何在爆品时代实现基业长青"是值得深入探究的课题，另外本书第24章，卫材的案例正好也可以为这一类型的企业提供参考，在有必要的情况下，还需要为"高智商"的战略制定而付费。

2. 设计产品管线的考量

排名在前二十的老牌制药巨头辉瑞（第2章）、阿斯利康（第6章）、罗氏（第9章）、赛诺菲（第10章）、默沙东（第11章）、艾伯维（第13章）、强生（第16章）、礼来（第19章）、百时美施贵宝（第20章）、拜耳（第21章）、诺华（第22章）、葛兰素史克（第23章）在近二十年的发展历程中，有些企业不断推陈出新，通过兼并或研发强化产品管线（辉瑞、阿斯利康、艾伯维、默沙东、百时美施贵宝、诺华），或转型或多元化（罗氏、强生、雅培）实现了二次腾飞，但也有一些企业逐渐出现疲态（拜耳、葛兰素史克）。无论是起是伏，但成功阶段的企业都具有鲜明的管线特色，企业在一条赛道上不断丰富产品储备，对重点产品不断赋能，才实现了企业可持续发展。

全新产品线的搭建必须要考虑资源的稀缺性、技术的可及性、创新性和前瞻性，以及未来产品线的协同性与可延续性，对于创新药而言，资源的稀缺性和技术的可及性是产品布局的出发点，对于仿制药而言，更应该重视协同性和可持续性。

资源的稀缺性：产品的稀缺性很大程度上决定了产品的价值，例如，在10年前，PD-1抗体是稀缺资源，10年前就拥有PD-1抗体的企业大可布局一条以PD-1抗体为核心的抗肿瘤药管线，但时至今日，PD-1赛道已经异常拥堵，在抗肿瘤领域没有核心优势的企业我想已不会轻易去布局。基于资源稀缺性的原理，跟随的资源注定不会是稀缺资源，从源头上就注定了激烈的竞争。因此，在产品布局时，要深度评估，深挖特色，做好产品定位后立项，切莫道听途说。在笔者看来，大家都说好的产品绝对要被做"烂"，盲目跟风只会浪费资源。

技术可及性：技术的可及性是创新药布局的第二大考量。毕竟稀缺的资源都是源头创新，即便不是，也是fast-follow，如果没有相应的技术实力做配套，一切都是纸上谈兵。在产品布局时，企业需要与科学家深度沟通，了解拟布局项目的难点，对项目的技术可及性和潜在的风险性做全面的评估。

创新性：制药与化工、消费品行业的本质区别就是创新。创新药的发展，以科学技术的革新为动力，只有持续不断的创新才能不断获取行业稀缺资源，建立起市场的排他性。尽管有做空资本家在鼓吹创新药研发难，风险大，利润被高昂的研发投入不断稀释，但笔者在研究跨国巨头的发家历程中早已经发现，尽管最近几年的平均研发投入已经超过销售额的18%，但跨国巨头的平均利润水平相比20世纪90年代有明显的提升。另外，因为资源的稀缺性，一个几十人的biotech估值可高达百亿元，而一个年销售额几十亿的老牌仿制药企业市值却只有几十亿元，这也充分体现了创新的价值所在。

前瞻性：创新药从立项论证到开发上市，往往需要几年甚至几十年之久，因此，在布局全新的领域之时，必须前瞻性地思考未来十年潜在的技术革新、人类疾病的变迁与治疗趋势的变化。

协同性：对于创新药而言，一个产品或可以撑起一条产品管线，但形成产品集群后可以节约资源，增加竞争力。而对OTC和仿制药而言，一个产品往往无法撑起一条产品管线，有必要引入战略立项的概念，以便多个产品同时协同布局。集采之后，我国的仿制药市场出现了明显的分化，对于定位为集采的品种，可以不考虑销售管线的搭配问题，另外因为 MAH 制度的实施，生产线的匹配度甚至都不再是产品布局所要考虑的核心问题；对于定位为非集采的品种，尤其是特色品种，保持治疗领域的聚焦还是必要的。此外，仿制药竞争尽管已经白热化，但可以通过提升技术壁垒让其变成相对稀缺的资源，故研发技术和生产线的协同性也有必要重视。对于 OTC 而言，不但要做到产品聚焦，而且要注重品牌树的建设，OTC 的运作方法在一定程度上类似于快销品，产品线的升级与延续也极其重要。

延续性：产品管线规划的另一个立足点是基于制药企业既往的成功经验和渠道，延续现有成功并向下一个成功发展。企业在培育成熟的领域，通常会有充分的资源，如果不将其最大化利用就是在浪费资源，另外，一支成熟的营销团队对既往的领域更为熟悉，而对全新的领域需要长时间的适应，因此在产品线布局时，延续性是一个必不可少的考量因素。

3. 产品管线规划的方法

从本书的案例中可以看出，无论是百年巨头还是业内新贵，企业发展到一定阶段，必然要从既往无序的发展向重点领域的全面覆盖而过渡，因此，判定适宜的赛道并形成产品管线优势极为重要。

通过市场增长向量矩阵，我们可以清晰、直观地看到产品管线的意义和逻辑。对于现有产品现有市场，可通过增加用药人群基数（增加适应证、口味、包装、剂型、规格）或提高购买频率（促销活动、赠药活动、医生教育、患者宣传、价格策略）来提高市场渗透率，以实现产品效益的最大化。然而市场并非一成不变，当有新的竞争对手进入时，这种"保守"的策略就暗藏着巨大的风险，这时企业必须开发新产品或新市场以谋求新的增长点。开发新市场非常容易理解，扩大销售范围（如出海）就是简单可行的策略，而在现有市场的情况下开发新产品，这是产品线搭建的第一层意义。而第二层意义在于，在现有市场开发新产品也无法获得新的增长点之时，企业就有必要布局新的治疗领域，逐步多样化。从制药巨头的管线设计不难看出，只有很少的公司扎根于高度专注的领域，大部分企业都拥有多样化（多个治疗领域）的产品管线（表 28-1）。

表 28-1 市场增长向量矩阵

	现有产品	新产品
现有市场	市场渗透	产品开发
新市场	市场开发	多样化

从另一个维度讲，产品都有生命周期，只有不断地推陈出新，才能牢牢控制市场占有率。在一个既定的产品线领域，波士顿矩阵是产品线规划和延续的理想工具（图 28-1）。

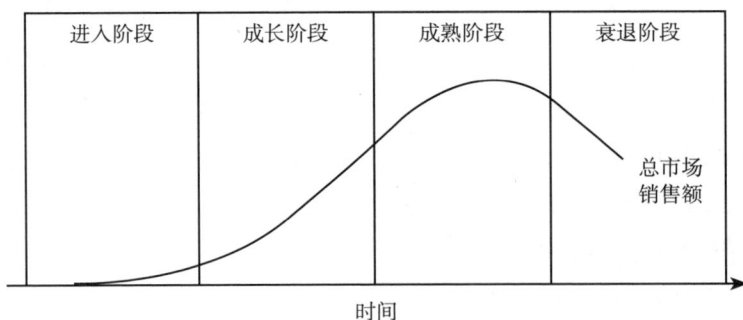

图 28-1 产品的生命周期

基于波士顿矩阵的原理，新上市的产品通常都是问题产品，需要高投入来开发市场，经过一定时期的市场开发（如学术宣传、患者教育），该产品就会转化为明星产品，成为公司盈利和提高市场影响力的利器。待产品进入市场成熟期以后，企业可以减少资源投入，将产品从明星产品转化为金牛产品，此时企业可通过降低销售费用、涨价的方式最大限度的赚取产品的利润，成为企业布局新品或扩大再生产的保障。当市场出现可替代的新品或产品面临专利悬崖时，产品的生命周期走到了终点，金牛产品又会转化为瘦狗产品，对于瘦狗产品，企业要做的是最大限度地收割利润，尽可能地转移资源。

综上，基于波士顿矩阵的原理，一条成功的产品管线应该呈月牙形分布，即成功的月牙环，而不是散乱地分布，在有明星产品和金牛产品的同时，还应重点培育潜力产品（矩阵中的问题产品），在现有产品外，还要新产品的布局，以实现产品线的升级和延续（图 28-2）。

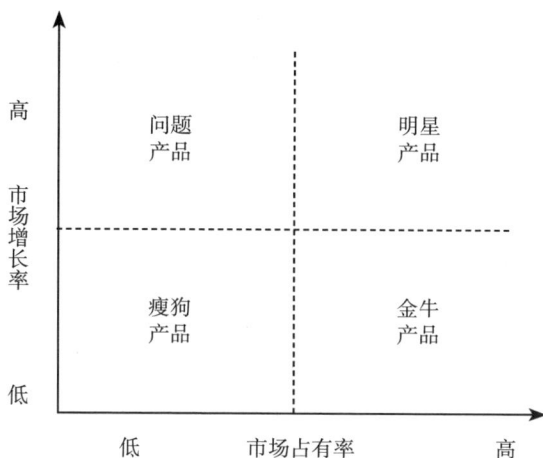

图 28-2　波士顿矩阵（BCG）

在既定领域的产品线规划时，笔者通常会征求销售部门的意见，让他们来确定产品线的主力品种（明星产品、金牛产品）、待发掘品种（问题产品）和陪衬品种（瘦狗产品），最终根据销售的需求、治疗趋势、研发趋势等因素和实际可布局的情况，筛选出短期、中长期和长期可布局的产品。如果出现无产品可布局的情况，则可建议公司将整个业务单元剥离或打包出售，通过资源置换的方式引入新的资源。关于这么做的必要性，在此前第 2～27 章中，可以找到多个案例来阐释。

综合上述，企业要思考如何将有限的资源，有效地分配到更加具有潜力的产品布局中去，以形成梯队的、可持续的产品管线，以便在未来的竞争中形成新优势。

二、基于我国药企本身的战略考量

医药企业的发展离不开持续的研究和开发，由于新药研发周期长，需要企业建立持之以恒的发展战略。在过去相当长的一段时间里，由于我国的医药法规政策不够完善，行业出现过一个野蛮的成长阶段，部分制药企业家依靠个人的气魄、投机以及努力成就了一堆传奇，在那个阶段，企业的发展战略是以决策人拍脑门的思路替代了理性评估，只要敢想敢干就可以形成所谓战略。好比在一个上升的电梯里，无论你往什么方向运动结果都会向上，而企业在大国成长的黄金期也很容易达到经营目标，但这种企业到了调整阶段就可能会出现迷失。

基于跨国巨头诸多案例的启示，企业在战略制定时，要充分分析自身的因素、外部的环境、因地制宜地制定好战略。

（一）我国制药企业的现状

新中国成立以后，为了满足广大人民的医疗需求，我国建立并发展了自己的制药工业，逐渐形成以哈药、华北制药、新华制药和东北制药为代表的国有企业，为我国人民的用药提供了基本的保障。就如序言中蒋华良院士所述，改革开放以前，我国医药产业是由政府主导的公益性和普适性发展阶段，而改革开放以后，随着民营企业的诞生和跨国企业的引入，我国医药市场机制逐步形成。在高速增长的经济的依托下，在高度未满足的临床需求下，我国的制药工业得到飞速发展。2009年，我国实施了全民医保制度，医药市场呈现出爆炸式增长，年增长率一度超过20%，到2020年，我国规模以上医药制造业总营收达2.8万亿元，在GDP中的占比近3%。

虽然我国医药工业已成型多年，但很长时期都是在解决药品可及性的问题，长期以低端仿制为主。改革开放以后，尽管随着民营企业的诞生和外资的引入，这一现状得到明显缓解，但制药工业的基础依然十分薄弱，还形成了"以药养医"的特定历史形态。在这种历史形态下，仿制药被贴上"商标"或"品牌"，像原研药一样推广和销售，制药行业的竞争更像是"仿制药销售"间的竞争。2015年之后，我国GDP增长减速，国家加大了"新一轮医改"的力度，将提高药品质量、降低药品价格提上前所未有的高度，随着仿制药一致性评价和集中采购制度的不断推进，仿制药不再是市场的主要增长点。在技术升级和价格下降的双重压力下，仿制药企业整合、转型已是迫在眉睫。

由于长期的低水平仿制，我国制药产业的特点是企业数量多而竞争力不强，产品同质化严重，我国有4000多家制药企业，然而只有恒瑞、扬子江等为数不多的几家企业，能进入到全球销售额排名百强榜单。为了改变这种现状，早在十几年以前，国家就把"创新"放在了战略的高度，2008年，"国家科技重大专项"中"重大新药创制"专项启动并实施，中央共计投入233亿元（2008~2020），以促进我国医药产业从"以仿制为主"到"实现自主研发"

的历史性跨越。尽管"重大专项"为创新药研发提供了巨大的支持，但早期的支付机制为创新药企业所带来的红利有限，加之 2008~2017 年是我国医药市场飞速增长的 10 年，绝大多数企业并没有改变"一如既往"的运营模式，直到新注册审评制度和新医保支付制度的实施，我国的创新药发展才被提上前所未有的高度。除了政策的直接鼓励和引导，近 10 年以来，随着"千人计划"和"万人计划"的逐渐实施与推进，大量创新人才被引回到国内，我国创新环境正在逐步形成，另外高度活跃的资本市场，为我国创新药的发展起到巨大的推进作用。

在诸多国家政策的引导和促进下，我国创新药发展取得了历史性突破，过去三年（2018 ～ 2020）中，就有三十余个本土创新药获批上市，百济神州的泽布替尼还实现了中国创新药在美国市场的零突破。尽管如此，相比美国、日本等发达国家，我国的创新药发展还存在诸多问题，一是总体研发投入不足，资源过于分散，国家统计局数据显示，2020 年我国规模以上医药制造企业的研发总投入仅为 785 亿元，整个行业的研发投入只相当于默沙东和罗氏等一家企业的水平，平均投入水平是 3.13%，远低于跨国制药巨头的平均水平；二是产品以相对低质量的 me-too 类药物为主，其中还不乏 me-worse；三是"跟风"现象突出，创新药存在过于"扎堆"的现象，PD-1/L1 靶点和 GLP-1 靶点都有上百家企业在研发，这种"高质量、高成本的重复"（低质量的重复一般指仿制药"扎堆"）势必浪费巨大的行业资源；四是产业链不够完善，核心技术和核心设备依然需要进口；五是基础研究薄弱，校（院）企脱节、缺乏源头性创新。

综合上述，在短短十年、二十年内，大部分企业要完成从仿制到创新的转型不现实，完成对欧美日的赶超也不现实。对于绝大部分制药企业而言，我们应该清晰地定位自己，不要盲目跟风，虽然急需转型，但除了押注创新药，模式创新，技术升级和开拓海外市场都是有效的转型方向。

（二）我国制药企业所面临的环境与形势

国际环境：尽管局部还存在着不确定性，但全球化已是不可逆转的大趋势。随着加入 ICH，我国医药市场必将快速与国际接轨，这对我国企业而言，有机遇也有挑战。机遇在于信息交流、技术合作、资源共享会变得更加通畅，可以为产品引进、出海或即将出海的企业提供便利；挑战在于随着市场的逐渐开放，外资会加速涌入，我国制药企业面临着前所未有的竞争压力。IQVIA数据显示，过去三年来，我国本土企业的销售额增速已经远不及跨国企业的增速。面对这样的国际形势，我国制药企业有必要加速标准升级，以达到发达国家水准，在提高产品竞争力的同时，谋求产品输出。需要指出的是，产品输出对象不一定是美国、日本等发达国家，但是有了发达国家的标准，我们的产品可以轻松输出到中东、东欧、拉美和非洲等仿制药的蓝海市场。

技术环境：21世纪是生物技术的时代，然而生物技术与制药的边界变得越来越模糊，日新月异的生物技术革命，必将带来制药的根本性转变。随着人工智能辅助药物设计与筛选技术、核酸跨膜递送技术、抗体药物偶联技术、CAR-T技术、CAR-NK技术、干细胞治疗技术、溶瘤病毒或细菌、PROTAC技术、外泌体包载技术的不断成熟，创新药研发的"瓶颈"将再一次被打破，前所未有的新型疗法将快速涌现，创新药企业在加强技术建设的同时还应加强情报部门建设，及时有效的获取、分析前沿技术的情报，是获得竞争优势的必要条件。对于仿制药企业而言，应积极技术升级，提高产品技术壁垒，以提高产品竞争力。此外，利用人工智能技术建立智能制造、智能营销、智能管理系统，也是降本增收的关键所在。

政策环境：可以用"鼓励创新"和"腾笼换鸟"两个词来最简洁地概述我国的政策环境。2015年7·22事件之后，审评制度改革、医保制度改革、加入ICH、药品管理法和专利法修订等一系列重大举措的主旨都是"鼓励创新"，两票制改革、一致性评价、带量采购、取消省增补医保等一系列举措又是为"腾笼换鸟"服务，而"腾笼换鸟"又倒逼企业创新。鼓励创新加倒逼创新，毫无疑义的是创新药企业非常利好，仿制药企业利空，然而这也并不意味着仿制药再无机会。一方面，国家在积极推进"健康中国2030"战略，国民人均用药量将会在未来10年里大幅增长，尤其是慢病领域；另一方面，既然是"腾笼换鸟"，我们设法跳到新的笼子里去即可。尽管集采品种的销售额大幅缩水，但我国医药市场依然是以较快（相对发达国家）的速度增长的，企业在关注集采的同时，也应该重视处方外流、电商销售渠道所带来的机遇。

经济环境：尽管最近几年我国GDP增速下滑，但经过多年的持续高速增长，我国已经跨过全球平均线，进入高收入国家行列。到2030年，我国

GDP 有望超越美国，收入水平相较当前翻 1～2 番，届时降价的呼声可能不再如此强烈，治疗消费升级也将逐渐成为广大患者的诉求。因此，我们要重视从"基本满足"到"治疗升级"所带来的机遇，积极升级我们现有的产品，以差异化切分低、中、高端市场。经济增长为我们带来机遇的同时也带来了挑战，随着居民收入的不断提高，高质量的生活诉求势必导致人力成本和环保成本的大幅上涨，我们在产业布局的时候，有必要做到未雨绸缪。

社会文化：在过去很长的一段时期里，国民收入低但药价高，尽管这几年"看病难""看病贵"的问题得到逐步解决，但"有病不医""讳疾忌医""只治不防"的意识形态已经形成。老百姓不懂药、健康意识差，不良分子们通过广告推销的方式误导医生、误导患者，这是过去几年医患紧张的根本原因之一。在这种社会意识之下，企业要谋求长远发展，必须重视企业文化建设、重视企业对社会的责任、树立令人尊敬的形象，注重品牌价值的塑造。除此以外，还应该重视我国人口结构的改变，不要忽视"一老一小"带来的机遇，老年病护理和儿童疾病护理将会是未来行业重点讨论的话题，早布局早获益，晚了注定只能是"接盘侠"。

综上，企业有必要实时地对内部因素和外部环境做权衡分析，以便战略的制定和调整。以上内容仅是抛砖引玉，可能会顾此失彼，也可能会时移世易。

（三）对我国药企战略的建议与考量

1. 贸然多元化风险大

很多企业一味地强调转型，但并未抓住转型的精髓。有的企业从中药直接跳到大分子、细胞治疗，也有的企业从药品向器械扩张，还有的企业则转做化妆品、功能食品和医美产品……很多轰轰烈烈的"转型"最终却赔了夫人又折兵。事实上，笔者从不否定多元化的意义与潜在价值，但多元化带来的风险包括运营成本升高、资源被分散、决策效率降低、现金流压力大，贸然进入不熟悉的多元化领域容易错选产品，错误用人，让企业深陷泥潭。《哈佛商学院管理与 MBA 案例全书》中举了一个非常经典的案例，曾经名噪一时的沈阳飞龙公司就因为贸然多元化而折戟沉沙。其总裁反思提到，过于强调多元化，涉足了多个不熟悉的领域，有些事情管理者不熟悉，也没有熟悉人来实施，所以产生了很多"盲目""模糊"的决策，很多决策更是基于"大概""大致""好像""估计"等非理性判断。笔者相信，沈阳龙飞公司的案例已经在制药企业中出现，而且未来还会再现。

2. 兼并是一种趋势

由于医药产品从开发到上市的周期较长，门槛较高。因此，企业补充产品线最快捷的方式为并购。本书中提及多家公司的壮大就是通过不断的并购整合而成的，并购整合也将是我国医药行业的形势所趋。随着资本市场逐步成熟，国内通过资本助力加速并购发展已经为众多企业摆脱困境，形成新的发展的契机，比如医疗器械类上市公司乐普收购帅克获得氯吡格雷而进入医药行业，振东集团收购北京康远得到碳酸钙 D3 系列而增强 OTC 管线……

行业的竞争犹如大浪淘沙，淘尽黄沙才现真金。以往重销售、轻研发，甚至不做研发的药企，已经明显感到后劲不足。对于这些企业而言，亡羊补牢可能为时已晚，并购企业和引进新品或是最有效的方式。通过并购不但有望解决企业短期因市场或政策调整而导致的销售额波动，而且可丰富产品线以促使企业从关系营销主导的模式向关系营销与学术营销并重的方式转变。

就并购目标的选择上，企业应该有战略性考量。一方面，并购可以满足企业的战略性扩张，比如收购一家欧洲企业，我们在欧洲可能就有了立足之地，并购一家生物公司，我们就能够实现向生物药的逐步转型，而收购一家研发公司，可能会大幅增强我们的研发管线，建立起特色的技术平台；另一方面，并购也可以为企业的产品线查缺补漏，增加协同效应，降低运营成本。

对于我国中小型企业而言，并购应注重两个层面的需求。一是强化主导产品，力求通过并购对核心产品形成新的支撑，为目前已经形成核心优势领域补充"配套产品"，形成以科室为目标的产品线。这种布局的考虑是基于对于营销资源利用最大化，让主导产品出现波动时能够及时形成补充和缓冲。另一个层面是，为企业打造可持续发展的新领域，也就是介入战略性新领域。这要求标的能够独立支撑营销体系的发展，形成重磅产品的新领域。而这种并购考量的产品选择，应当适用在刚需市场，要么难以替代的领域，要么临床需求未被满足的领域，同时产品还要具有良好的可成长性。另外，生产线产能利用的最大化也是并购中常见的考量要素。通过并购增加部分常规品种，以增加生产线的产能利用率，从而降低在生产过程中的隐性成本。另外，苦于长期竞争，企业需要打造产业链优势，也可通过并购向上下游企业来实现对核心产业链的控制。

基于笔者的总结，成功并购的三要素除了选择合适的标的，还应该包括相对准确的估值和巧妙的包装与整合。估值不当或有操盘手暗箱操作，都会让所选标的背离其原有的价值，如不及时停止就可能成为失败的案例。Teva收购阿特维斯（艾尔建仿制药部门）就因为定位不清晰、估值有误，导致收购后出现了累积250多亿美元的商誉减值，而阿特维斯在收购艾尔建的过程中，因为凡利亚及其操盘手的"从中作梗"，最终导致成交价远高于预期价，最终也出现了60多亿美元的商誉减值……

在资产的并购之后，只有有效的包装整合，才能充分发挥合并的红利，以实现并购资产价值的最大化。事实上，并购后的资源整合可能比并购本身更为重要。近年来，国内企业的并购步伐正在加快，华润、复星等公司都采用了大手笔的并购，但在并购后的整合上，我们还没有看到有明显的变化，收购后的企业仍然各自为营，并没有形成合力。这可能与国内并购的经验有关，也缺乏跨区域整合的人才。

总之，并购与研发都是丰富产品管线的有效手段，既往我国制药企业通常根据自己的营销能力选择市场未被充分挖掘的产品，收购后导入自己的营销体系使之产生二次飞跃，但随着我国百强制药企业间大规模重组拉开序幕，并购后如何进行资产重组与剥离，如何实现研发资源的有机整合，如何实现供应链的最优化配置，将逐渐成为我国制药企业必修的课题。

3. 引进与输出都是潮流

尽管并购是解决产品核心竞争力不足有效而迅速的手段，但随着企业并购整合进入到全新的阶段，越来越多具有战略价值的产品将会被竞争对手纳入囊中或难以被收购，特别是由于创业板的登陆，很多拥有潜力产品的企业都可以追求自主上市，即便是情愿被收购，那也是水涨船高。因此，很多企业除了积极收购国内创新项目或初创公司外，也将目光转向国外，从全球范围内寻找适宜培育的青苗产品，甚至从学术源头上找突破性源头产品。青苗产品的早期投入相对较低，相比一个处于临床阶段的收购标的，青苗产品只需投入几十分之一的资金即可介入，相同的资金可同时介入多个青苗产品，虽然风险较大，但通过分散使得风险相对降低。

在此之前，以品牌药引进为特色的企业（如康哲、再鼎、亿腾）已经形成规模，大中型制药企业（如丽珠、罗欣）也在积极引进产品强化管线，biotech（如信达、百济神州）也在到处寻找标的以增加自己的研发管线，还有的小型 CSO 正在试图从国外引进国外低价仿制药参加集采……产品引进已然成为一种潮流，但在引进项目上，企业应在自身发展战略指导下，通过引进实现产品管线的布局或强化。产品选择之时，应优先考虑对已有核心产品的管线的战略补充，强调产品管线的后劲，重视对既有核心产品的升级替代，重视对现有关键技术吸收，积极关注潜在的新兴学术苗头。

在引进来的同时，我国企业也在积极走出去。据经济观察网不完全统计，荣昌生物、百济神州、天境生物、基石药业、君实生物、信达生物等企业，近两年均有交易总额不低于 10 亿美元的 license out（对外许可）交易，诺诚健华、誉衡药业、艾力斯也有交易总额不低于 8 亿美元的 license out 交易。特别是荣昌生物与美国西雅图基因 2021 年 8 月达成了高达的 26 亿美元的海外市场的开发和商业化权益合作，高达 2 亿美元的首付款一方面极大缓解了初创公司的资金压力，另一方面加快了其新药临床研究的进度。2021 年 1 月，百济神州与跨国制药巨头诺华就替雷利珠单抗在多个国家的开发、生产与商业化达成总交易金额超过 22 亿美元合作与授权协议，百济神州获得的首付款达 6.5 亿美元。另外，科睿唯安数据显示，2019 年中国企业在国外开展的临床试验的数量首次超过 100 个，相比 2017 年翻了一番，其中在美国开展的有 58 个，相比 2017 年的 26 个也翻了一番，这也充分说明了，我国药物创新正在加速出海。

除了创新药出海，仿制药出海也是可行、可靠的策略。虽然欧美的仿制药竞争已经白热化，但我们可以借鉴安沃勤的策略，有选择的进入蓝海市场，根据各个市场的差异建立特色产品包。

4. 强化研发能力

尽管项目引进、投资并购、产品代卖都是有效的产品线补给手段，但由于优质产品资源总是稀缺的，加之企业自身发展的特殊性，通过并购和引进

参考文献

［1］工业和信息化部，中国医药企业协会. 2020 年中国医药工业经济运行报告［EB/OL］. http://lwzb.stats.gov.cn/pub/lwzb/zxgg/202107/W020210723348608097291.pdf

［2］人民日报海外版，中国政府网. 重大新药创制"科技重大专项收官［EB/OL］. http://www.gov.cn/xinwen/2021-02/02/content_5584285.htm

［3］国家统计局. 2020 年全国科技经费投入统计公报［EB/OL］. http://www.stats.gov.cn/tjsj/tjgb/rdpcgb/qgkjjftrtjgb/202109/t20210922_1822388.html

［4］曲云波. 市场细分［M］. 北京：企业管理出版社，2010

［5］罗勃特·G.库珀，斯科特·J.埃杰特，埃尔库·J.克兰施米特.新产品组合管理［M］. 沈阳：辽宁教育出版社，2005

［6］普罗伯特技术路线图［M］. 北京：清华大学出版社，2009

［7］董宇斌. 面向用户的产品规划设计法［J］. 管理观察，2019（02）：40-43

［8］游康. 基于生命周期理论的企业市场营销战略分析［J］. 商场现代化，2018，6（15）：46-47

［9］苗玉贺. 恒瑞医药公司发展战略研究［D］. 济南：山东大学，2020

［10］刘睿智，胥朝阳. 竞争战略、企业绩效与持续竞争优势——来自中国上市公司的经验证据［J］. 科研管理，2008，V29（006）：36-43

［11］哈佛商学院管理与 MBA 案例全书编写组. 哈佛商学院管理与 MBA 案例全书［M］. 北京：中央编译出版社，2017

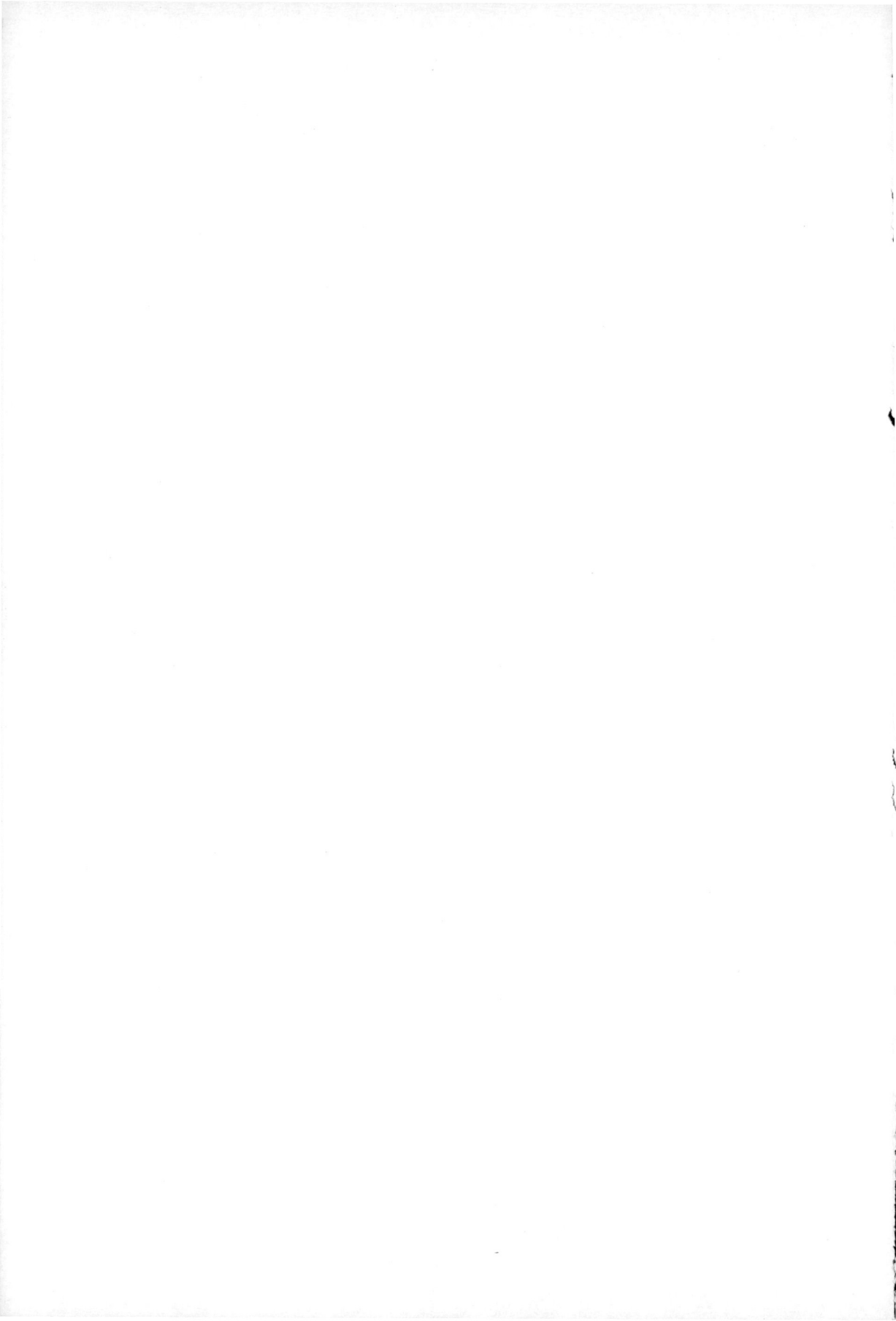